JN161958

各科専門医が答える

新 今必要な病気の知識

ここが知りたいQ&A

JA長野厚生連
長野松代総合病院 編

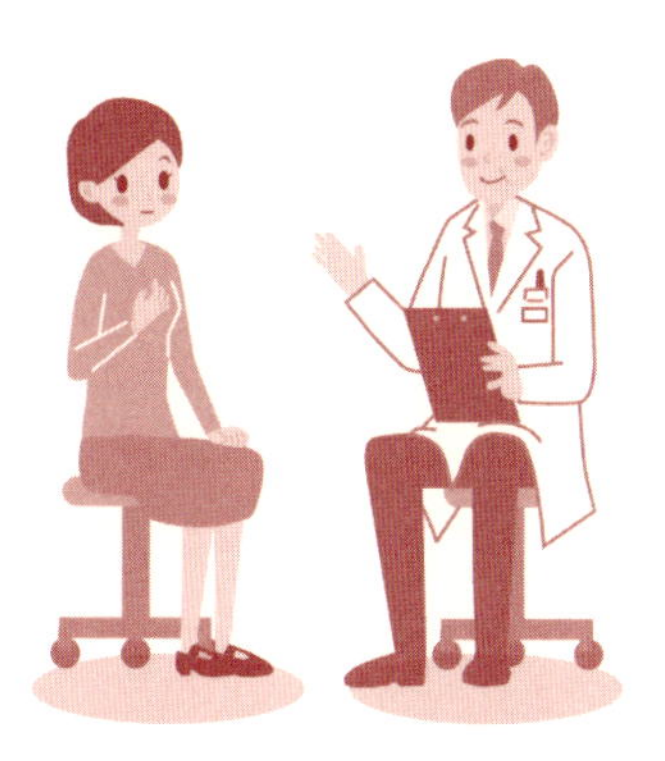

信濃毎日新聞社

迫りくる人口減少社会における地域医療の模索

2025年には3人に1人が65歳以上、5人に1人が75歳以上となる超高齢社会となります。その結果医療と介護を必要とする人が急増し、現在の医療・介護サービスの提供体制の改革が必須。

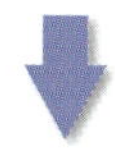

政府（厚生労働省）の地域における医療及び介護の総合的な確保を推進するための提言（2013年）がされ、関係法律の整備等が開始。

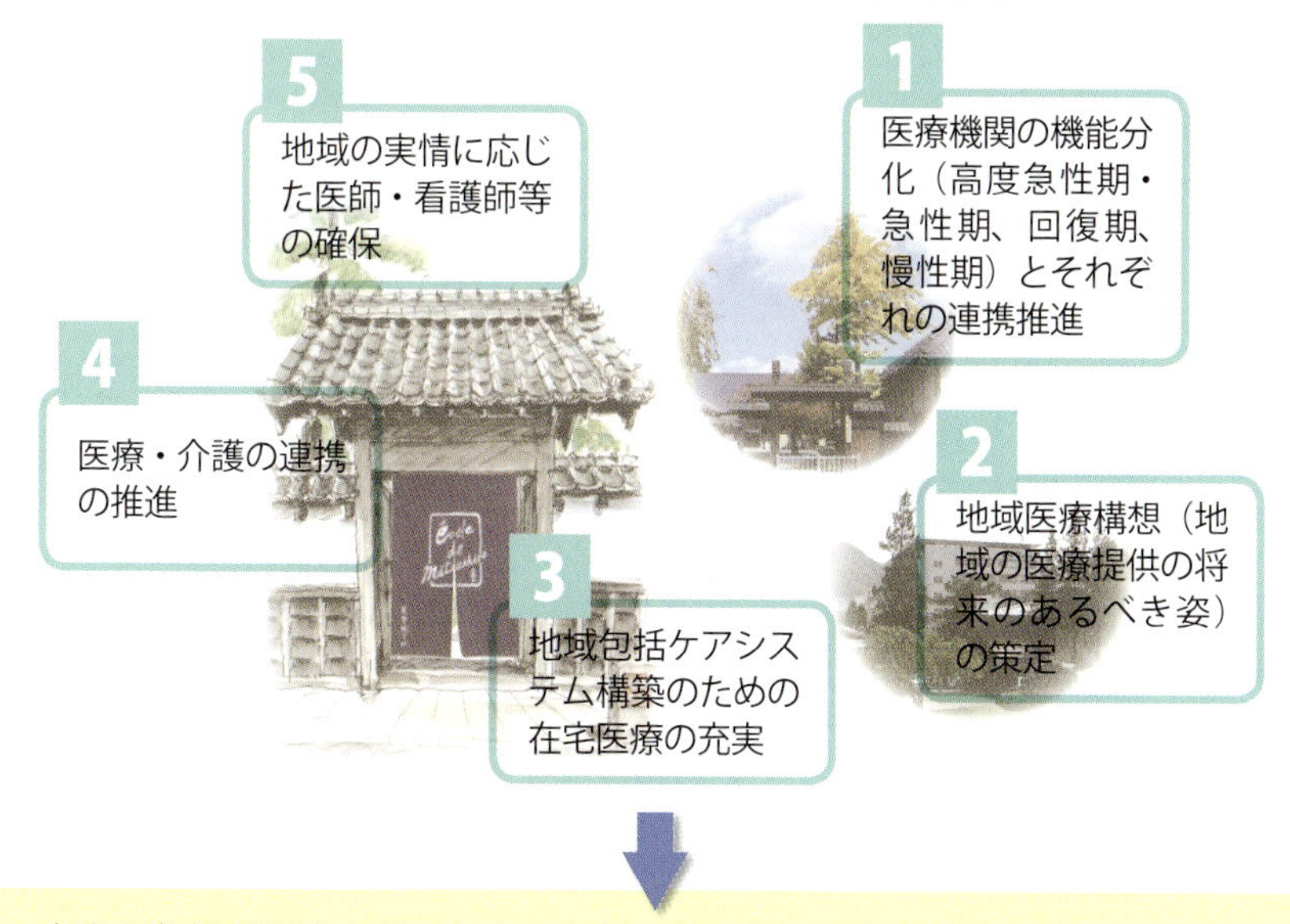
1
医療機関の機能分化（高度急性期・急性期、回復期、慢性期）とそれぞれの連携推進
2
地域医療構想（地域の医療提供の将来のあるべき姿）の策定
3
地域包括ケアシステム構築のための在宅医療の充実
4
医療・介護の連携の推進
5
地域の実情に応じた医師・看護師等の確保

高度な急性期医療を必要とする患者は質の高い医療・看護を受け、リハビリが必要な患者は身近で受けられるようにする必要があります。同時に退院後の生活を支える在宅医療や介護サービスを充実し、早期に在宅復帰や社会復帰ができるようにするとともに、生活支援、介護予防を充実させ住み慣れた地域で長く暮らすことができるようにするため、医療法関係（2014年10月以降）、介護保険法関係は2015年4月以降など順次施行されます。

☞ p12・16・22

医療機関の機能分化を支える連携ネットワーク

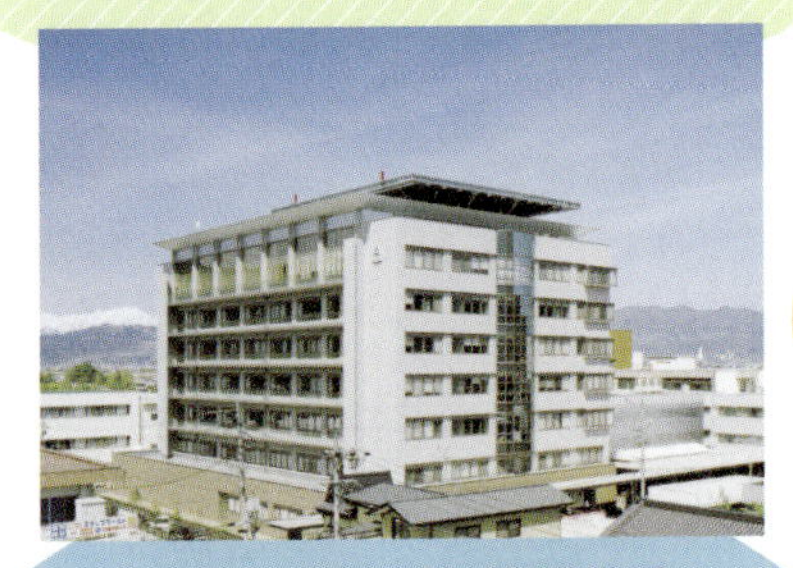

p16・28

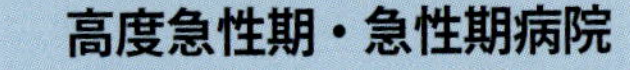

高度急性期・急性期病院

救急医療・手術など高度医療を担います。

（写真：長野松代総合病院）

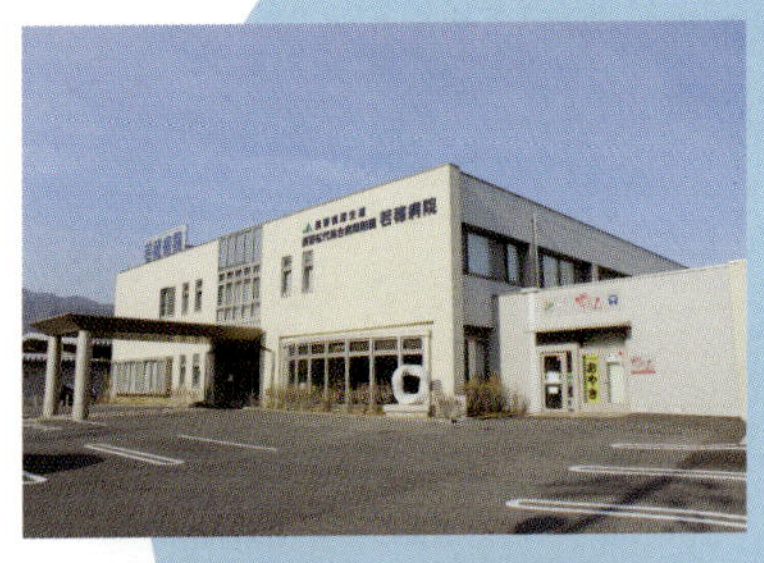

慢性期病院（療養型病院）回復期リハビリ病院

集中的なリハビリテーションを行い、早期回復、在宅復帰を目指します。

（写真：長野松代総合病院附属若穂病院）

p12・22

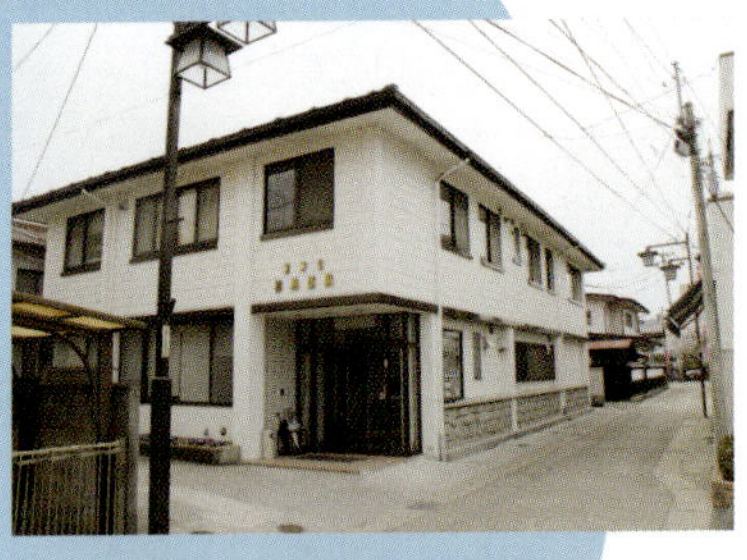

かかりつけ医（診療所）

在宅患者の病気に対する相談・治療を行います。必要に応じて急性期病院・介護施設を紹介します。

（写真：頤神堂 神林医院）

p26・28

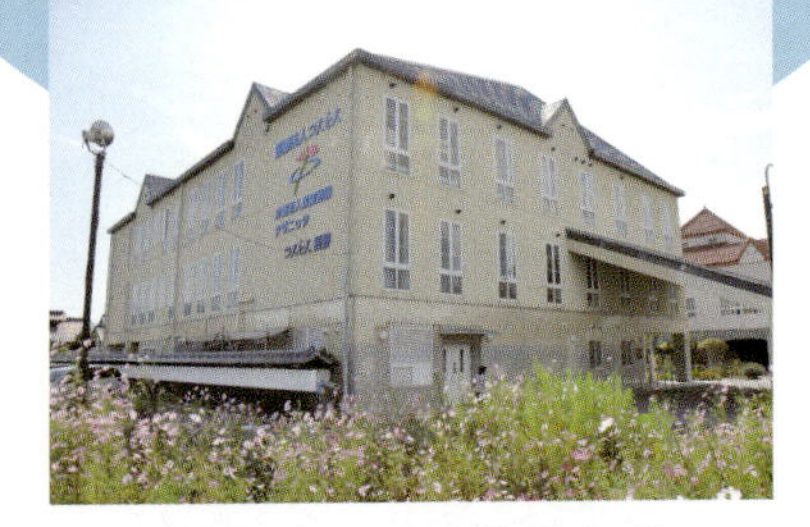

介護老人保健施設など

医療的ケアを受けたりしない在宅復帰を目指します。

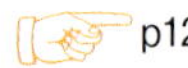

p12

（写真：介護老人保健施設 コスモス長野）

地域包括ケアシステム

医療と介護の連携により、高齢者がだれでも自分らしく住み慣れた地域で安心して暮らせるような体制のことです。

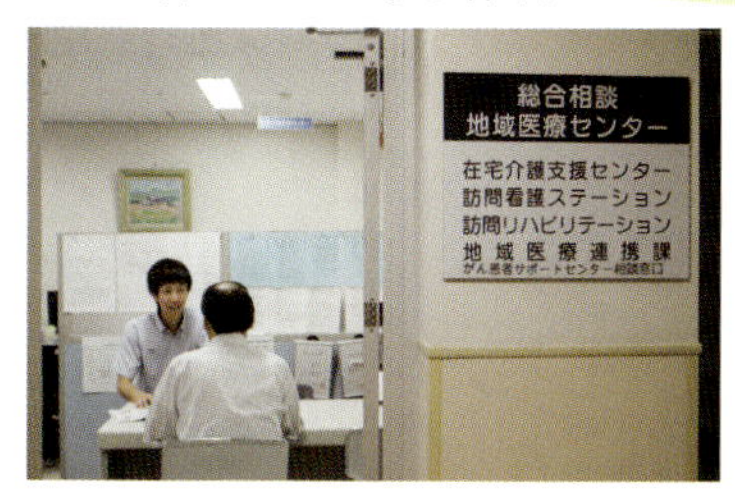

在宅介護支援センター

地域の身近な相談窓口として、地域包括支援センターの業務を補完します。

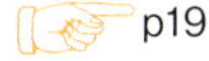
p19

（写真：長野松代総合病院）

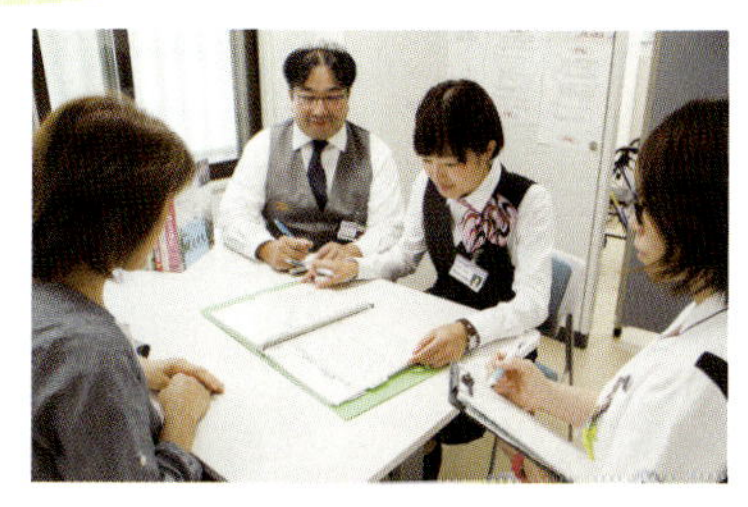

地域包括支援センター

福祉、保健や医療などに関する総合相談窓口です。社会福祉士・保健師・主任ケアマネジャーなどの専門職が配置され、必要な制度の紹介や関係機関につないで支援します。

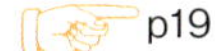
p19

（写真：地域包括支援センター松代）

在宅医療の充実

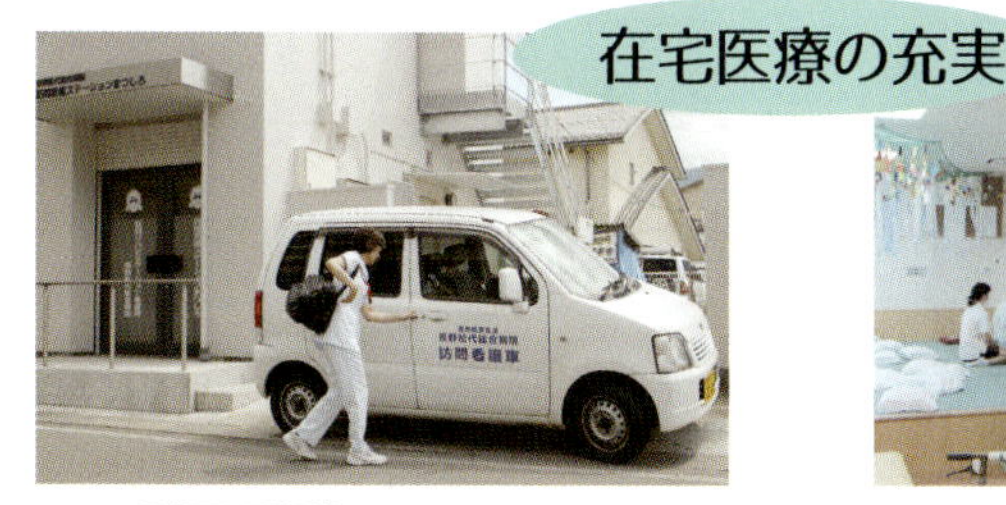

訪問看護ステーション

医師の指示により自宅を訪問します。訪問診療、看護、リハビリテーションなどがあります。

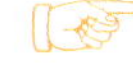
p26

（写真：訪問看護ステーション まつしろ）

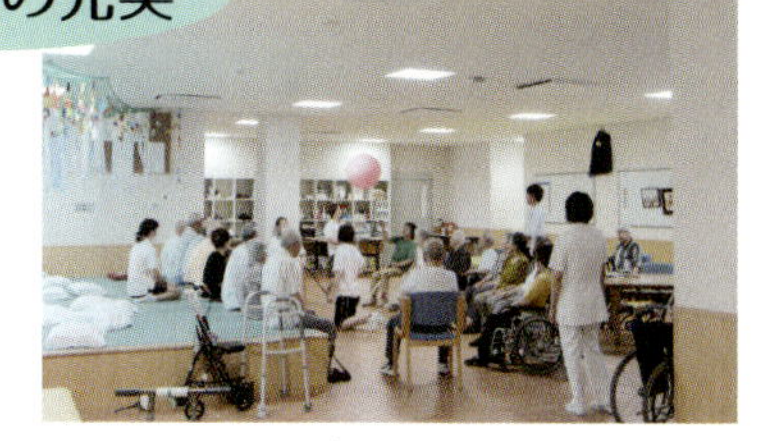

デイケア

日帰りで施設に通って食事・入浴などの提供と、介護・生活などに関する相談、機能訓練などのサービスが受けられます。p24

（写真：長野松代総合病院附属若穂病院 デイケア）

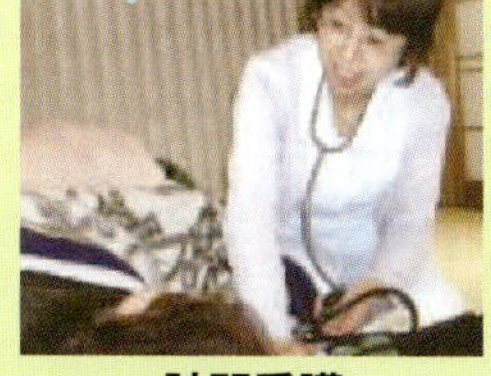

訪問看護

看護師が療養上の世話や診療上の補助を行います。

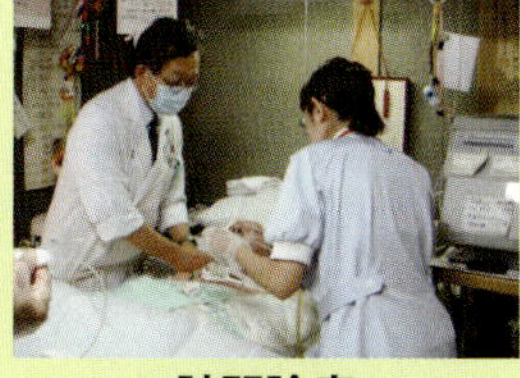

訪問診療

医師が往診を行います。

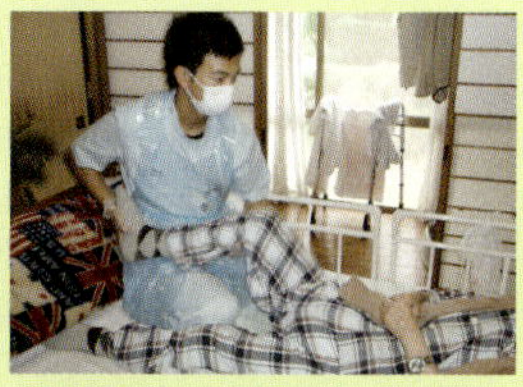

訪問リハビリテーション

理学療法士、作業療法士が自宅に訪問し、機能回復訓練や日常生活動作訓練などを行います。

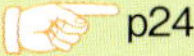
p24

医療・介護の連携の推進
在宅復帰を目指して

施設サービス

p12

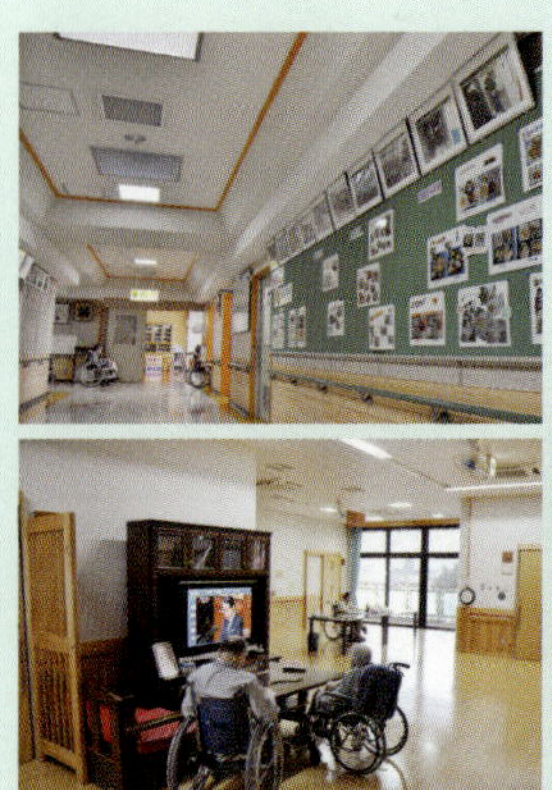
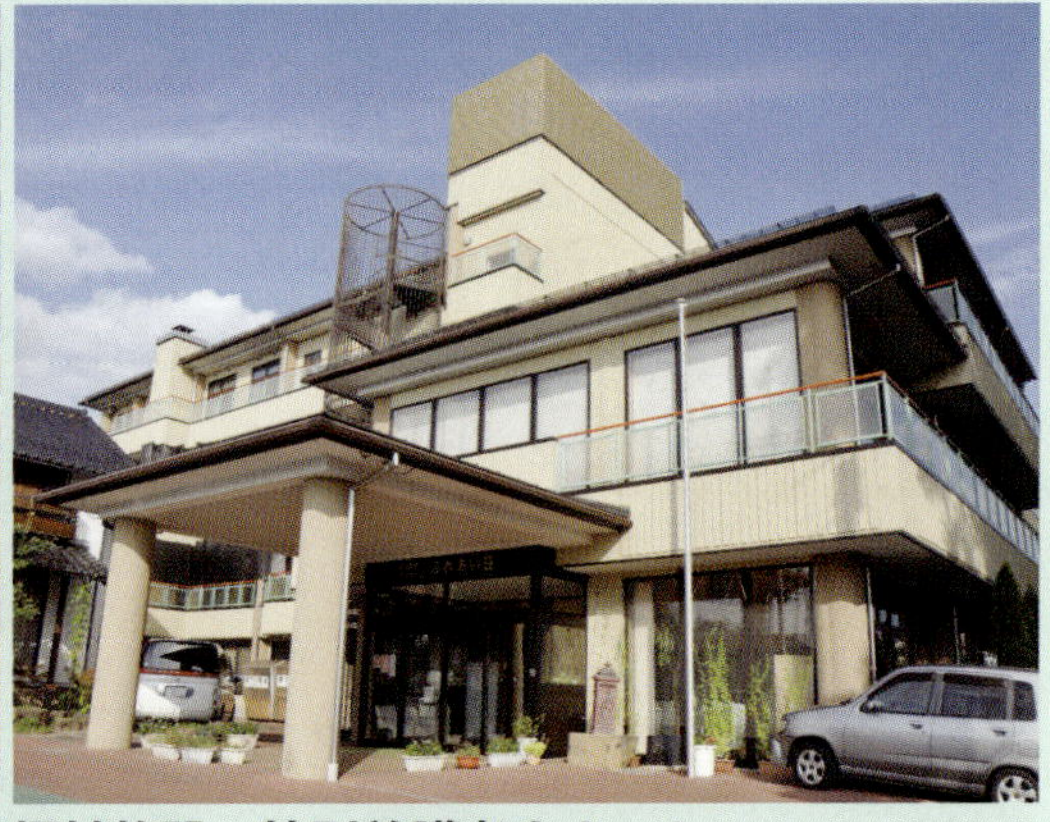

介護老人福祉施設・特別養護老人ホーム

身体上・精神上著しい障害があるため、常時介護が必要で、自宅での介護が困難な要介護者が入所生活を送ります。連携ネットワークの支援で急性期の治療なども受けられます。

（写真：特別養護老人ホーム ふれあい荘）

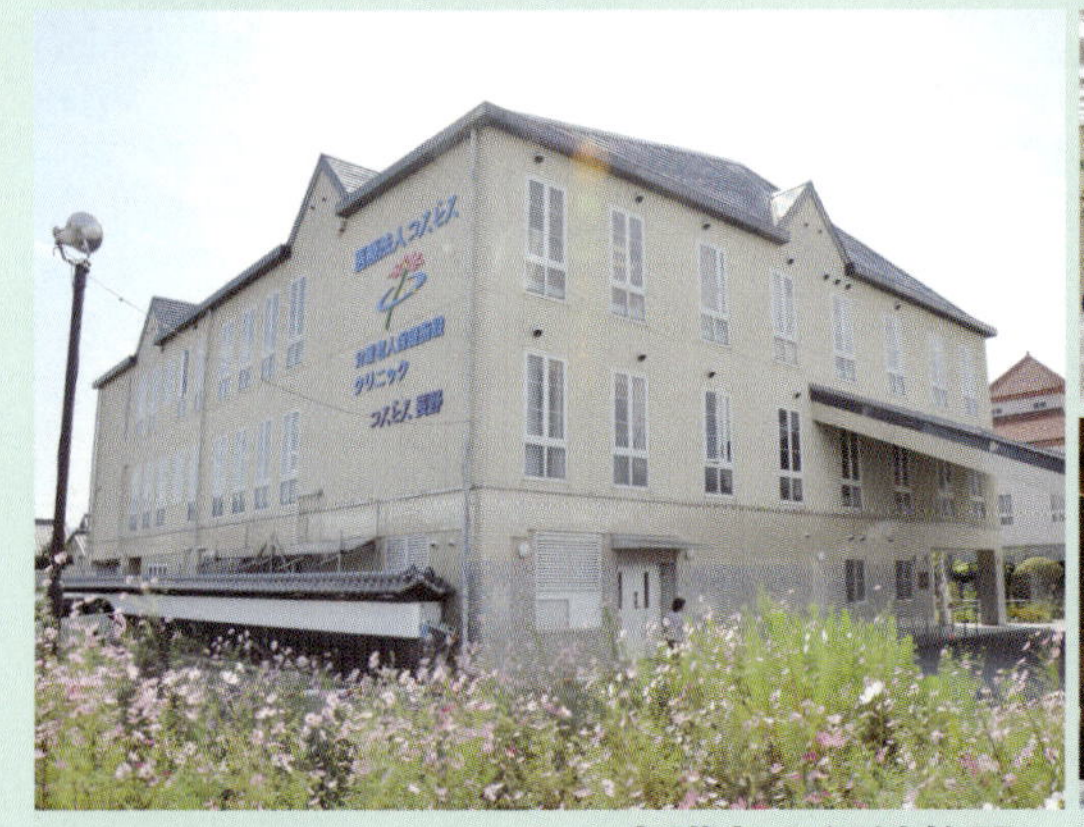
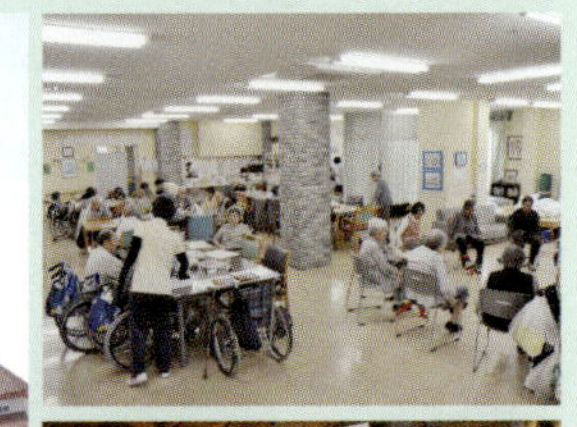
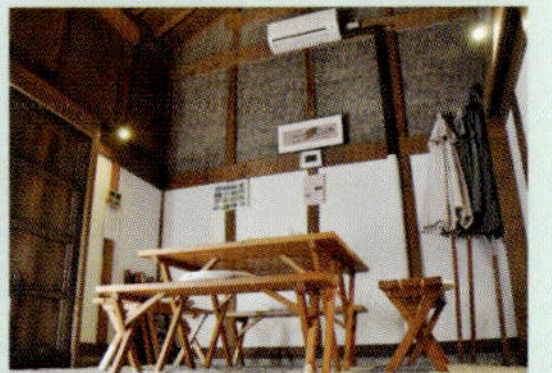

介護老人保健施設

病状が安定した要介護者が在宅復帰を目指し入所生活を送ります。医療的なケアが可能です。在宅復帰後は診療所を中心とした連携ネットワークの支援を受け、地域で暮らします。

（写真：介護老人保健施設 コスモス長野）

高度急性期・急性期病院の役割
～救急医療の充実～

（写真：長野松代総合病院）

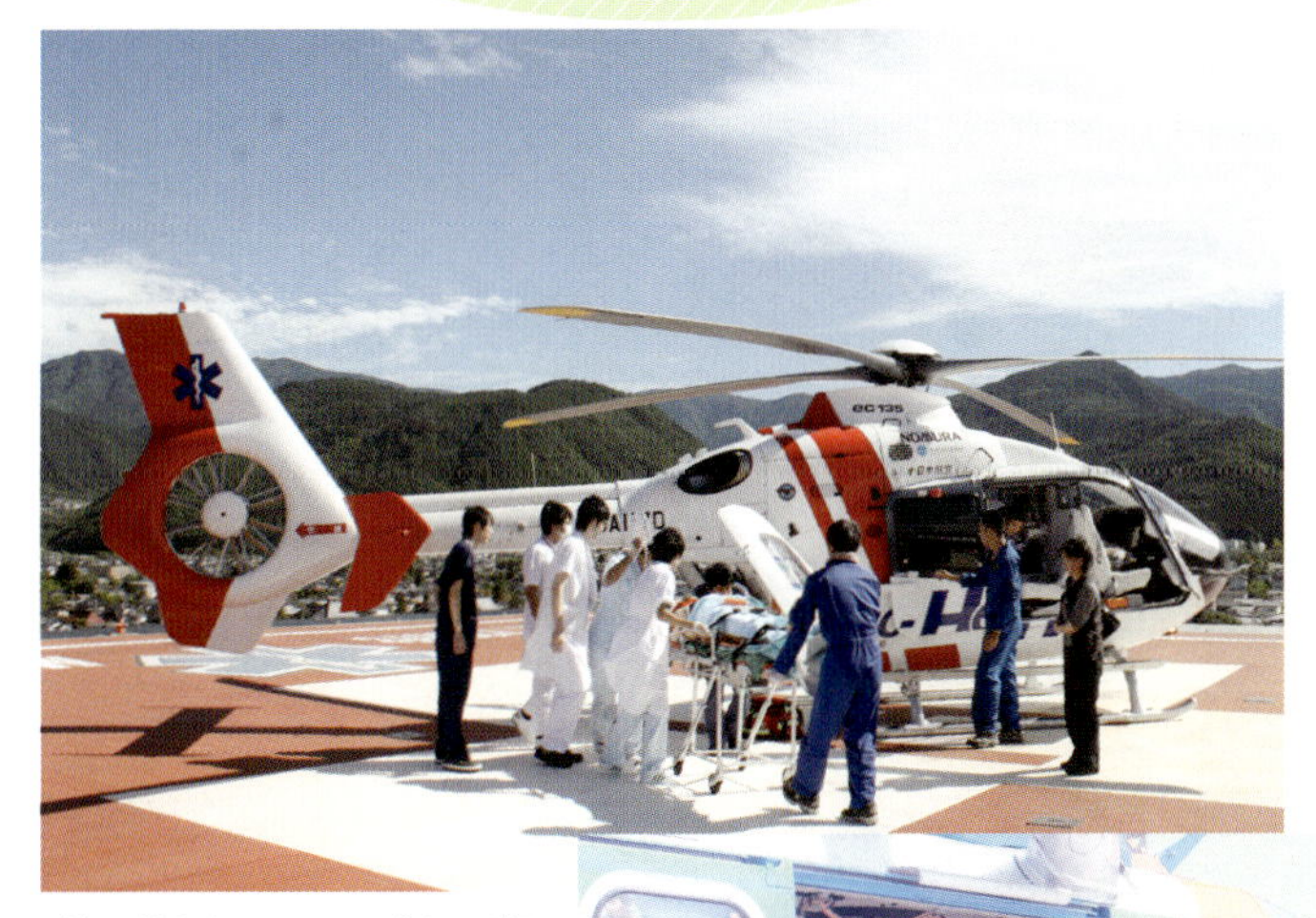

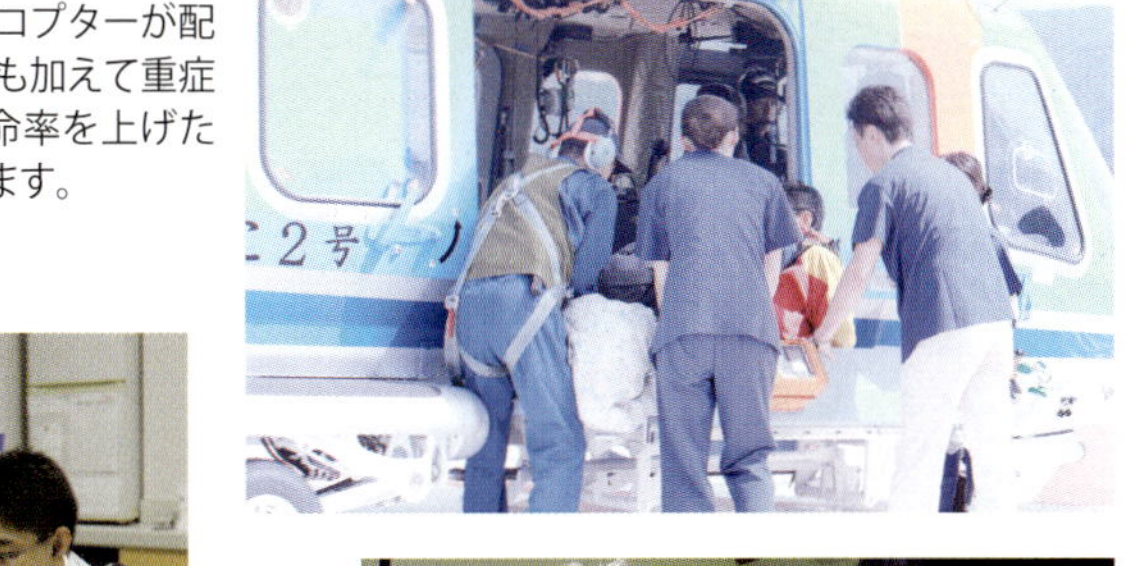

県内に2機のドクターヘリコプターが配備され、防災ヘリコプターも加えて重症患者を短時間で運んで救命率を上げたり、3次救急病院へ転送します。

夜間急病センター
診察室

夜間急病センター

近隣の医師会の先生方も協力して運営されています。

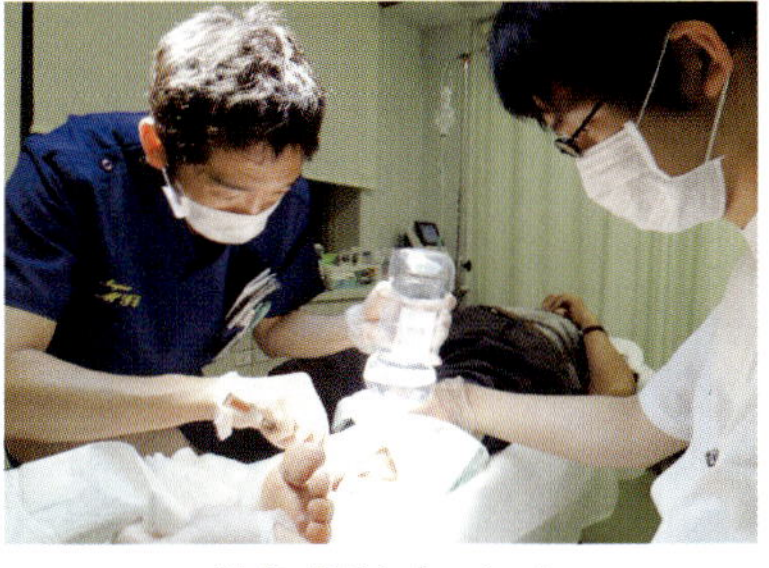

救急部外来（ER）

24時間体制で受け入れ可能です。

高度な急性期医療

質の高い医療を提供し、速やかにリハビリに移行するなどして在宅復帰の手助けをします。

脳神経外科

ナビゲーションを使用した開頭脳腫瘍摘出術

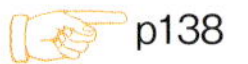
p138

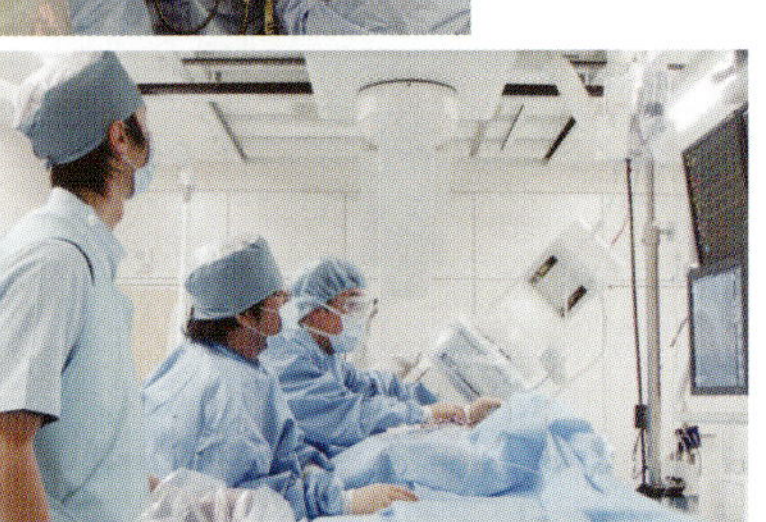

循環器内科

経皮的冠動脈ステント留置術

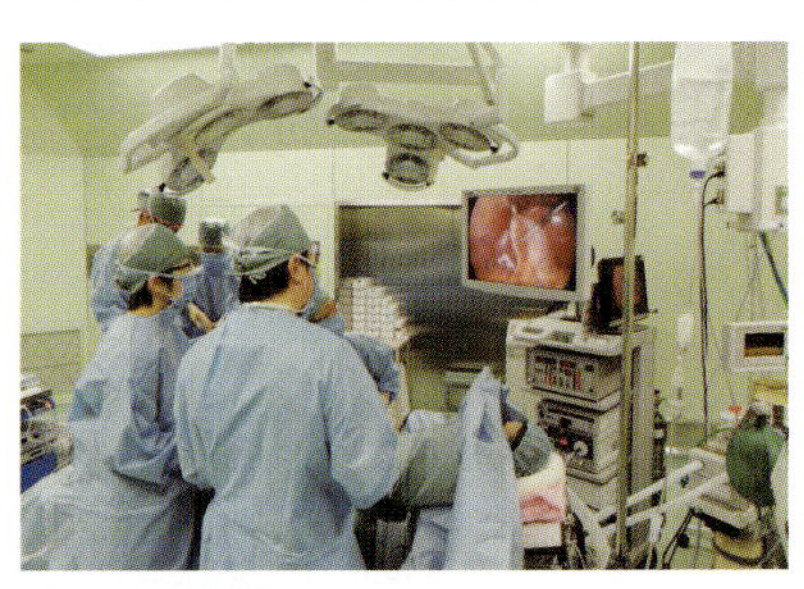

消化器外科

モニターを使用した傷の小さな内視鏡下手術。胆石や胃・大腸などの悪性腫瘍の手術も行います。

p94・100・124・128

高度な医療

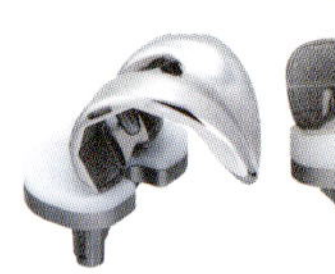

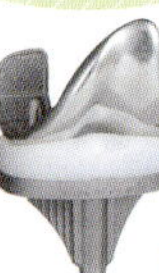

整形外科

人工関節置換術

p204・206

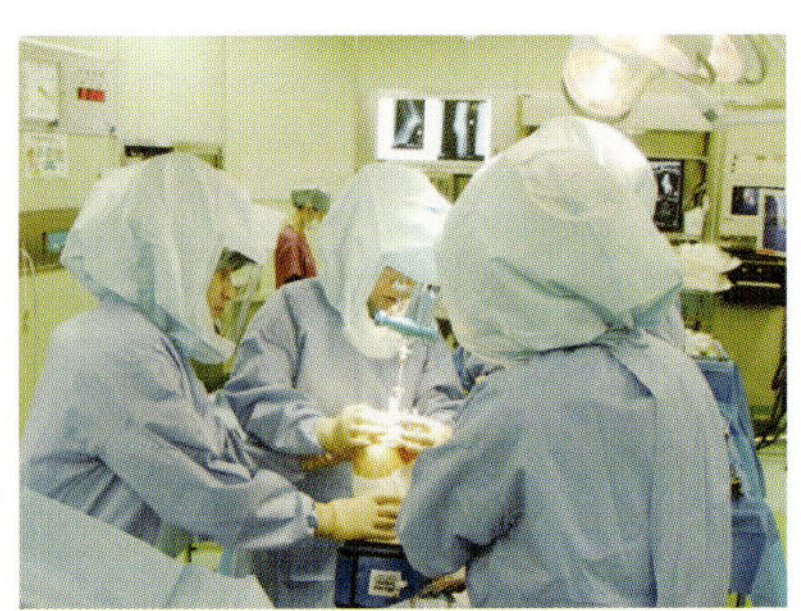

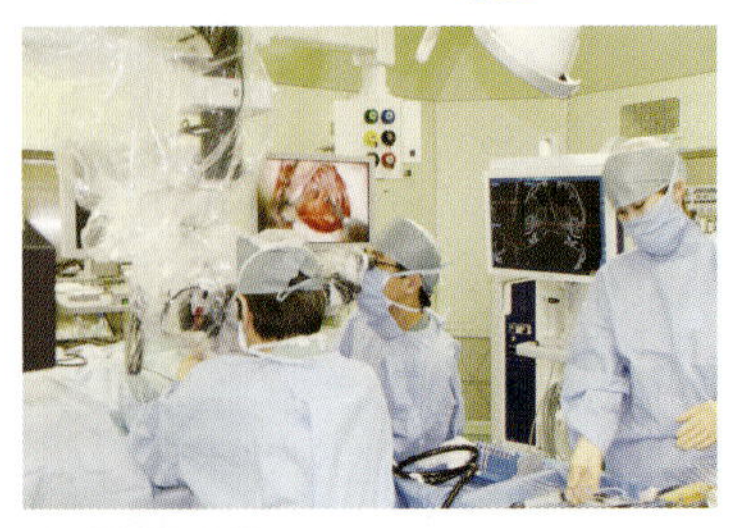

耳鼻咽喉科

ナビゲーションを使用した副鼻腔手術

p286・288

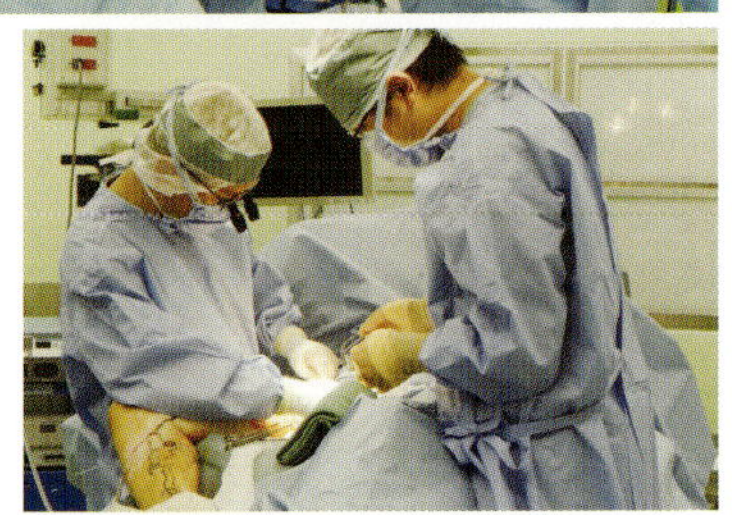

心臓血管外科

レーザーを使用した下肢静脈瘤手術

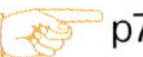
p70

急性期医療を支える高度な医療機器・設備

（写真：長野松代総合病院）

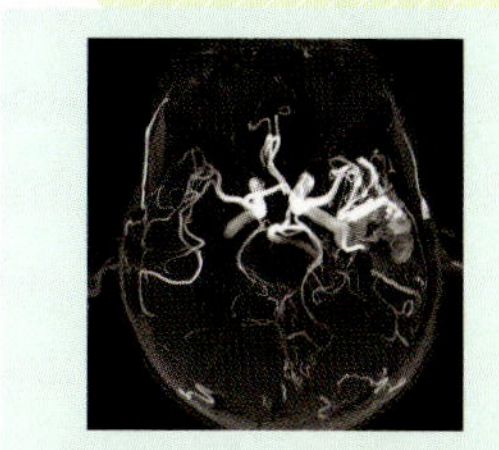

脳動脈瘤の立体MRA画像

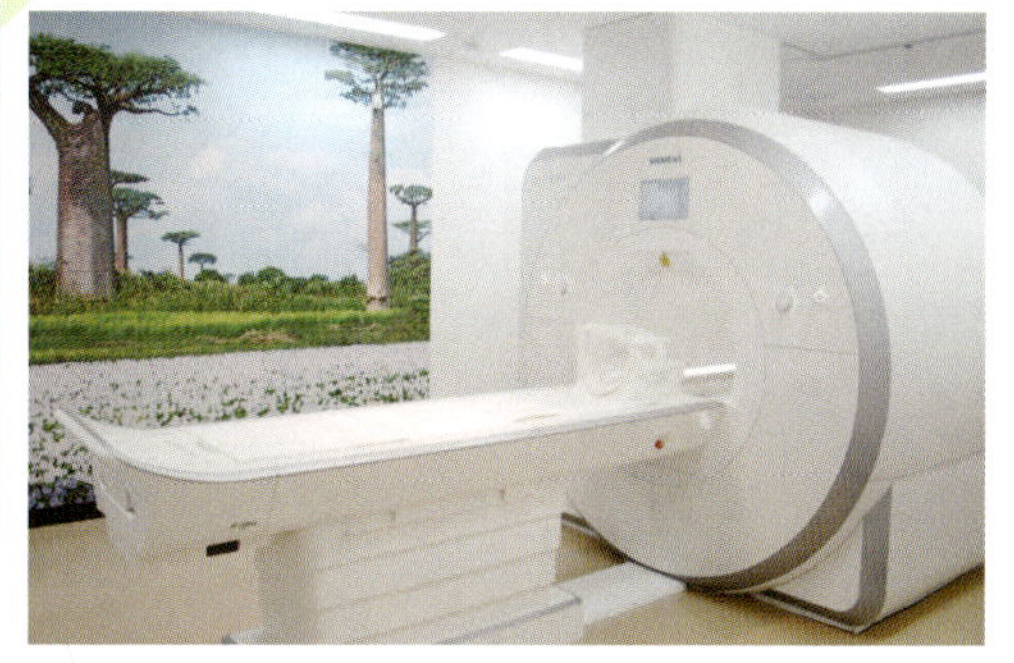

第2世代3.0テスラMRI（核磁気共鳴断層撮影装置）

短時間で撮像でき、脳動脈瘤の発見、脳梗塞や椎間板ヘルニア等の診断に有用です。

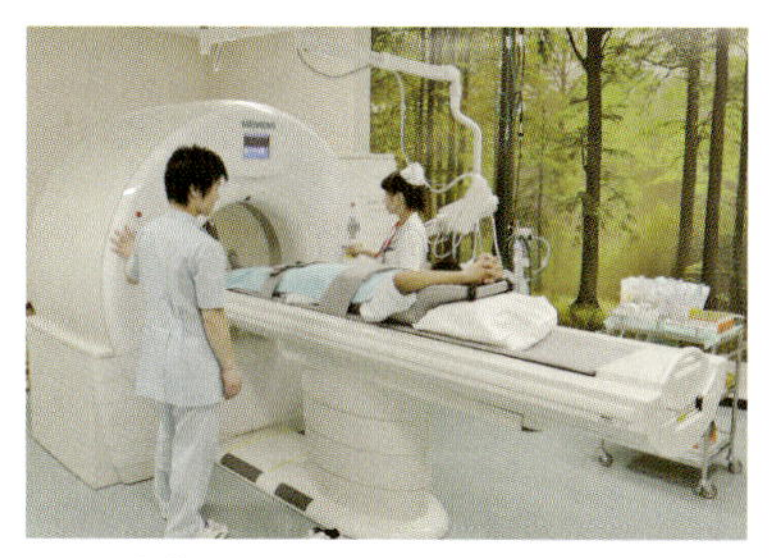

128列デュアル・ソースCT（実効256列）

短時間で撮像でき、脳動脈瘤の発見、脳梗塞や椎間板ヘルニア等の診断に有用です。

p68

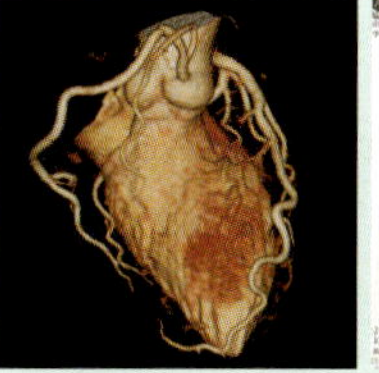

冠動脈（心臓の血管）の立体画像

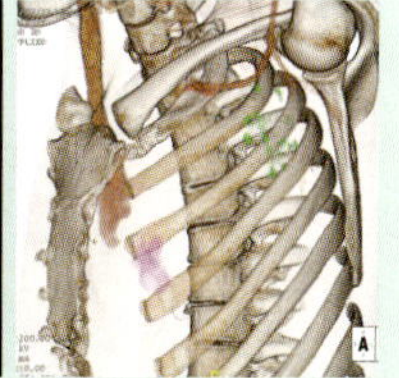

乳腺悪性腫瘍の立体画像

悪性腫瘍（桃色）と腋窩リンパ節（緑色）との関係が把握されます。

PET（ポジトロン断層撮影）

CT 装置を使うと、全身の悪性腫瘍、虚血性疾患、てんかんなどの診断に有用です。

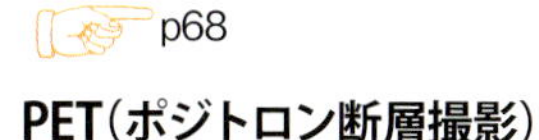

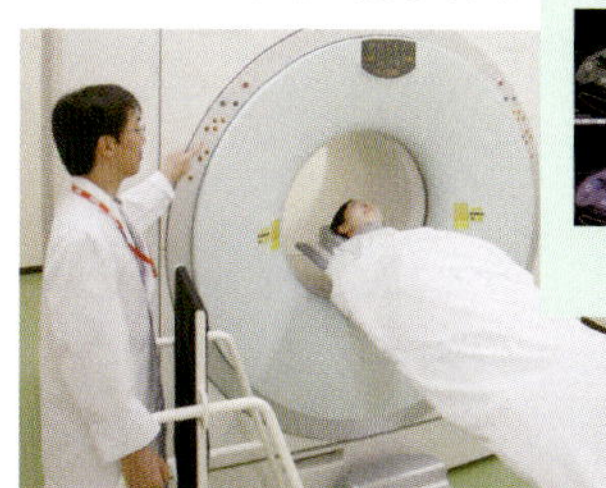

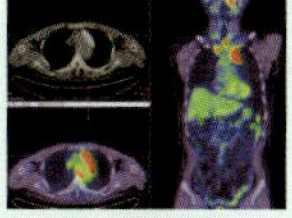

PET画像

p94・324

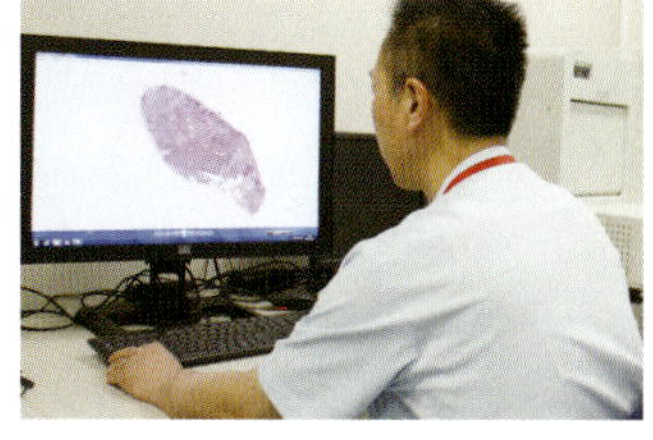

バーチャルスライドシステム

バーチャルスライドシステムを導入し、大学病院の病理医による遠隔診断が可能になりました。手術中、常時診断を得ることができます。

p268

地域と一体化した医療人の教育・研修

（写真：長野松代総合病院）

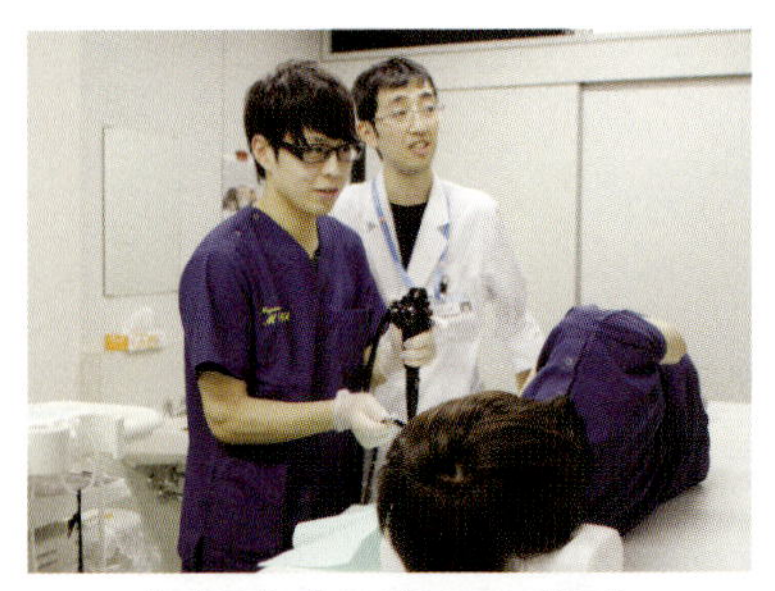

初期臨床研修医の教育

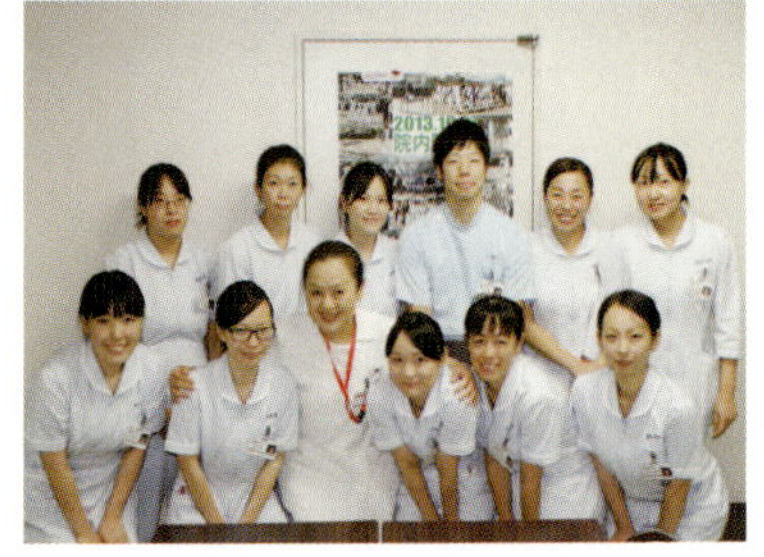

看護学生の臨床教育

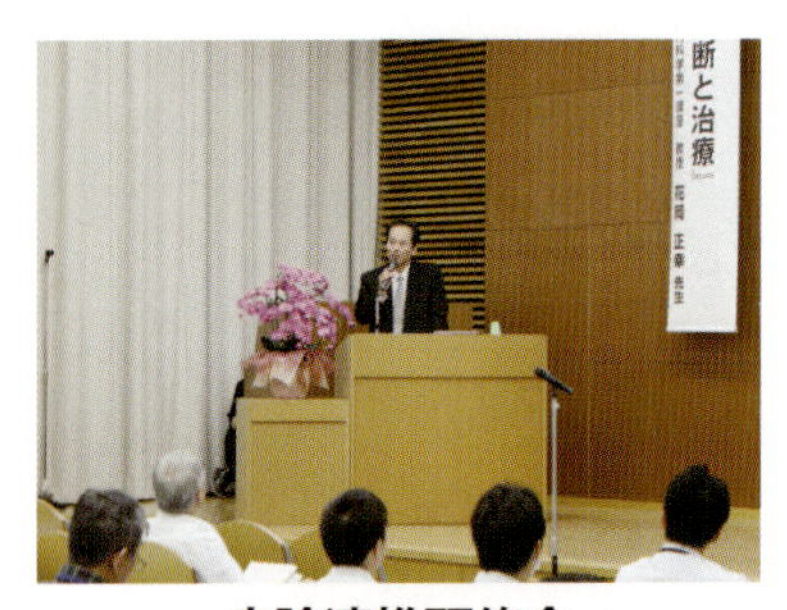

病診連携研修会

各分野のエキスパートの講演を聴きます。

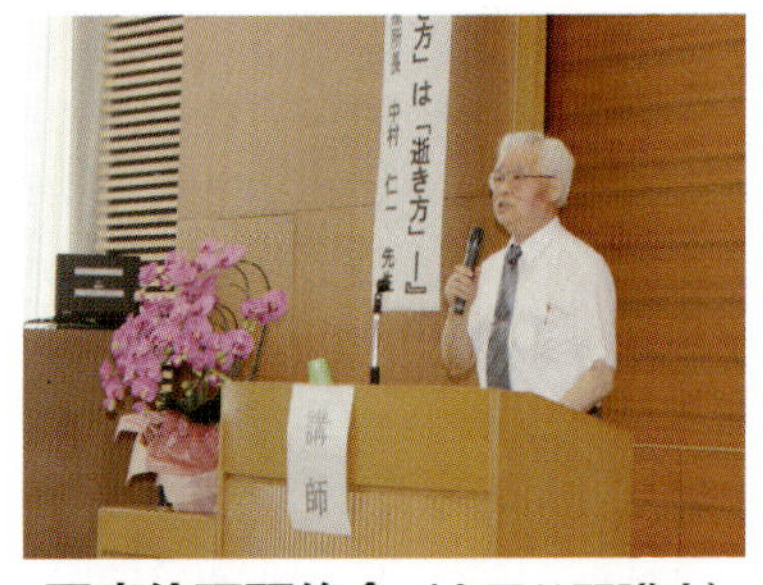

医療倫理研修会（市民公開講座）

死生観をはじめ、医療倫理について学びます。

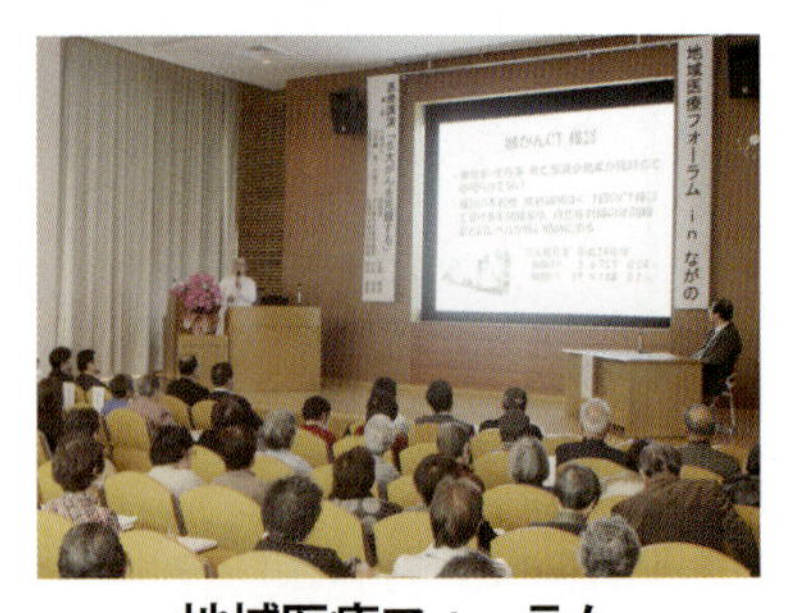

地域医療フォーラム

地域の住民と地域医療について話し合います。

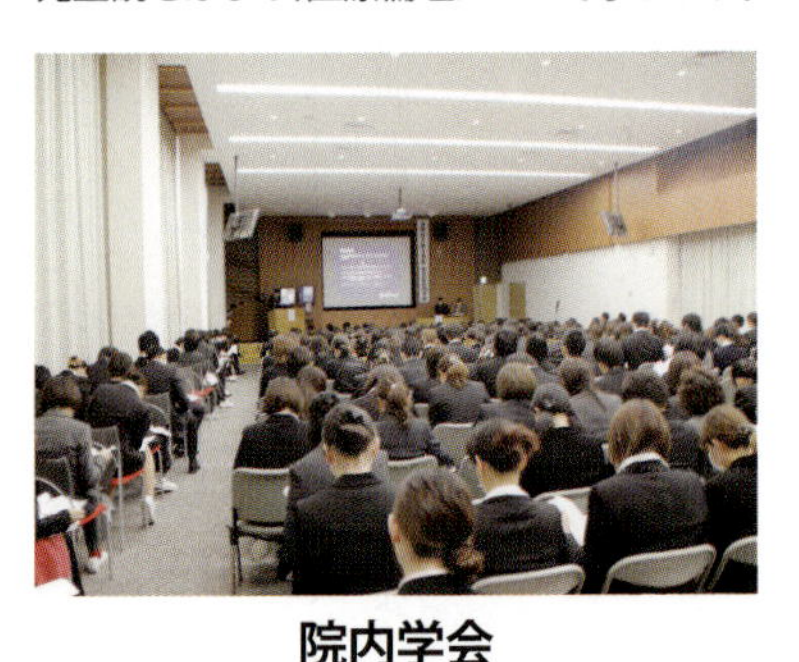

院内学会

各職種の職員による研究発表を行い、成果を共有します。

「新　今必要な病気の知識」発刊にあたって

信濃毎日新聞に健康Q＆Aを掲載開始したのは１９９６（平成８）年のことであります。この連載は、開始後18年を経過した今も、月に２回の掲載で継続しており、２０１４（平成26）年11月１日で３９０編になります。これらの連載は、補筆、編集を加えて２００２年に「今必要な病気の知識」、２００８年には前書の増補版と「続　今必要な病気の知識」として、単行本が信濃毎日新聞社から刊行されました。２タイトルおよび増補版を合わせて累計１万７０００部の需要を得ており、地域住民、長野県民の健康維持に、多少の貢献ができたと自負しております。

続編刊行から６年、私たちの生活している日本を取り巻く環境、経済状況、身近な医療環境、そして医療技術も大きく変わりました。もっとも認識せざるを得なくなったことは、環境、特に人口動態の問題でしょう。長野県内を見ても、１９９６年は長野冬季オリンピック前でもあり、流入してくる人も多く、人口減少を実感できませんでしたが、２０１４年では高齢者の増加、若者の減少が顕著なことを、街を歩いていても、病院内の患者さんを見ていても肌で感じられる日常となってきています。

少子（少死）**高齢化**（特に労働）**人口減少社会**といわれるこの現象は、地方特有のものではありません。東京など大都会周辺にも、５年、10年の遅れで、もっと極端な形で出現することがほぼ確実と予測されています。その面では、われわれの医療圏は日本の最先端を進んでいるともいえます。しかも最近では、限界集落どころか、消滅市町村の予測まで出ているのが現状です。

また、低迷を続けてきた経済と、それに追い打ちをかける形での2011年3月11日の東日本大震災、原発事故、それに始まるエネルギー問題の迷走と国富の流出などで、国の財政破綻危機問題は解決のめども程遠い状態です。医療の世界では、医師、看護師など人的医療資源の偏在が主たる原因とされる、いわゆる医療崩壊も、まだ解決していません。

このような環境の中で、限られた財源、医療資源をいかに効率よく使用するかは、国の行方を左右する重大な問題であり、地域医療も従来とは異なった**新しいパラダイムの構築**が必須と考えられます。政府は「**税と社会保障の一体改革**」の大方針のもとに、2000年から医療費改訂時に、これからの医療の方向を順次盛り込ませてきましたが、2014年の改定時には、病院完結型医療ではなく、**地域完結型医療**をそれぞれの医療圏に適した形でその医療圏で策定するという、これからの地域医療の方向性を明確に示してきました。これは大きな変化です。

医療技術面を見ると、希望の持てる明るい変化もたくさんありました。例を挙げますと、再生医療のエースとして、将来の臨床応用が期待されるノーベル賞を受賞したiPS細胞の研究に始まり、MRI、CTなどの画像診断技術の低侵襲化、精密化、近年増加している脳梗塞、心筋梗塞などに対するt-PAなどの薬物の適切な使用による治療、関節リウマチなどの難病に対する生物製剤の導入による劇的な効果、高性能レーザーなどの高度なテクノロジーの医療応用による治療方法の変革、ナビゲーション技術、ロボットなどによる医師の手術補助の発展など、いずれも新しく定着しつつある診断治療技術であり、その恩恵を受けるためには、一般の方も、その**効果と限界を正しく理解すること**が肝要であります。

今回刊行する「新　今必要な病気の知識」には、続編刊行以降6年間の新しい医療技術、治療法、さらに一般的になじみが薄くて、知っている必要がある医療制度の仕組み、地域医療の方向性などを理解しやすい形で解説しました。

医療は、国から無償でほどこされるものでも、自由に売買できるものでもありません。公共財としての医療を持続的に維持するためには、医療者のみならず、被医療者すなわち地域住民の皆さんにも、**地域医療はともに作り上げるもの**という共通の認識と行動が必須です。「新　今必要な病気の知識」が共通の認識を作り上げる土台となることを、この本を執筆したわが病院の職員一同は、心から願っております。

最後ではありますが、18年間にわたりこの企画を継続していただいた、JA長野中央会、信濃毎日新聞社に、JA長野厚生連長野松代総合病院を代表して深謝申し上げます。

平成27年1月

JA長野厚生連長野松代総合病院　統括院長　秋月　章

推薦のことば

平成14年と平成19年に長野医療圏の公的病院として急性期を担う長野松代総合病院の各科専門医の先生方が執筆し、家庭の医学書とも言える健康問題を扱った『今必要な病気の知識』と『続 今必要な病気の知識』が出版され、大変好評であったと伺っています。もともと信濃毎日新聞のＪＡ長野県の広報ページに連載されていたものを、イラストや写真を加えて一般の読者にさらにわかりやすく書かれています。

前作の出版から約7年が経過して、続編として3冊目が出版されるとのことで内容を拝見しました。前作同様に多くの読者からの質問に各科専門医が丁寧に答えるQ&A方式になっていて、約150編の話題は非常にわかりやすく分類されていて感心しました。また、われわれ長野県医師会の事業計画の重点項目の一つにもなっている超高齢化社会に備えての地域包括ケアシステム構築への対応や在宅医療の推進といった話題にも触れており非常にタイムリーな内容になっていて、興味深く読ませていただきました。

超高齢化社会にふさわしい医療を提供するため、医療機能の分化と連携および在宅医療の推進が重要になってきております。高齢者が誰でも住み慣れた地域で自分らしく安心して暮らせるような社会に向けた家庭医学書として広く利用されるよう期待します。

平成27年1月吉日

長野県医師会　会長　関　隆教

もくじ

脳・神経の病 130

こころの病 162

こどもの病 170

骨・関節・運動器の病 182

皮膚の病 228

泌尿器の病 242

女性の病 260

耳・鼻・喉の病 284

安全に手術を受けるには 298

口・歯の病 314

検診と検査 322

変わりゆく医療と介護

Q

65歳になって介護保険が利用できるようになりましたが、医療施設と介護施設の違いがよくわかりません。わかりやすく教えてください。（65歳・女性）

A

入所系と在宅系。介護認定が必要

入院医療制度はここ数年で大きく変わりました。以前、病院には一般病床、結核病床、精神病床、感染症病床の４種類があり、重症患者と安定した入院患者、また入院期間と関係なく、入院料は病床ごとに一定でした。しかし、このままでは増え続けている医療費が賄えなくなるため、重症な患者を集中的に治療する集中治療室（ＩＣＵ）、高度治療室（ＨＣＵ）などは高く設定する一方、長期入院患者の入院費を少しずつ減らす制度が導入されました。そのため、現在一般病床では、原則３カ月以上の入院継続が難しくなっています。

そこで、長期間の療養が必要な患者さんを受け入れる病床として**療養病床**ができ、それまでの一般病床は、新たな一般病床と、療養病床（**医療療養病床**）に分けられました。医療療

養病床には医療保険が適用されます。入院費は一般病床より低い設定ですが、入院期間に制限はありません。

さらに2014年4月から、新たに**地域包括ケア病床**も設けられました。急性期病床からの患者を受け入れるほか、在宅や施設からの緊急時の入院にも対応し、在宅復帰を目指す性格があります（急性期の説明は16ページ）。必要な患者にはリハビリテーション（リハビリ）が義務付けられ、入院期間は60日間以内。今後、実際どのように運営されるのか課題です。

もう一つ、**回復期リハビリテーション病床**があります。脳血管疾患や大腿骨頸部骨折など、ある程度限定された患者に対して専任医師や理学療法士、作業療法士、言語聴覚士らが集中的なリハビリを提供し、在宅復帰を促します。入院可能期間は基礎疾患ごとに限度がありますが、基本的には在宅への退院が狙いですので、退院先が制限されます。

以前から、医療費が増える要因の一つとして社会的入院（治療の必要なく長期入院を続ける状態）が問題でした。それを受けて2000年度に導入されたのが**介護保険制度**です。

介護保険は、税金で賄う福祉制度のほかに、新たに40歳以上の国民から保険料を徴収し、一定の利用料を自己負担する仕組みです。介護保険の利用には、市町村による介護認定が必要になります。認定基準は原則全国一律で、要支援（1～2）、要介護（1～5）と認定された人がサービス利用の対象となります。

サービスのうち、入所系のサービスは要介護1以上の要介護者だけが受けられます。入所系には①**介護療養型医療施設**、②**介護老人保健施設（老健）**、③**介護老人福祉施設（特養）**などがあります。以下、簡単に説明します。

①**介護療養型医療施設**（A）　急性疾患の回復期にある人、慢性疾患がある人が対象で、介護職員が手厚く配置された医療機関。病状が安定していても自宅療養が難しい人が入り、必要な医療サービス、日常生活での介護、リハビリなどを提供。そのため老健や特養に比べて、医療や介護の必要度が高い人が対象になるが、医療療養病床より軽症の方が対象のため、入院期間は医療療養病床の2倍程度となる。この介護療養病床は2017年度末で廃止される予定だったが、多くの〝介護難民〟の発生が心配されたため延期された。

②**老健**（B）　入所者に対してリハビリなどの医療サービスを提供し、家庭への復帰を目指す中間施設。利用者の状態に合わせたサービス計画に基づき、医学的管理の下で看護、リハビリ、食事、入浴、排せつといった日常生活上の介護などを提供。施設には日中は医師が常駐。利用期間は3～6カ月間が一般的で、原則1年以上の長期入所は不可。

③**特養**（C）　老人福祉法で**特別養護老人ホーム**と呼ばれ、寝たきりや認知症などで常に

介護を必要とし、自宅生活が難しい人が対象。入浴、排せつ、食事などの介護、機能訓練、健康管理、療養上の世話などを提供。入所期間制限はないが、医師は常駐しない。

要支援者に対する介護サービスは**予防給付**といわれ、要介護への進行を防ぐ狙いで提供されます。利用可能なサービスは、自宅への訪問看護、訪問リハビリ、訪問介護、ショートステイ、デイケア、デイサービスなどの在宅・通所系に限られます。

なお、サービスは自治体や地域で差があるのでケアマネージャーなどに相談し、受けられるサービス内容を確認してください。

●若穂病院院長　北澤 邦彦

医療と介護 それぞれの施設

1. 医療保険

- 一般病床　急性期病床（ICU、HCUを含む）
  地域包括ケア病床
  回復期リハビリテーション病床
- 慢性期病床　医療療養病床

2. 介護保険

①生活の場を自宅から移して利用するサービス

- 介護療養型医療施設［A］
- 介護老人保健施設（老健）［B］
- 介護老人福祉施設（特養）［C］
- 地域密着型介護老人保健施設
- 認知症対応型共同生活介護（グループホーム）
- 特定施設入居者生活介護
- 地域密着型特定施設入居者生活介護
- 小規模多機能型居宅介護

②自宅から通って利用するサービス

- 短期入所療養介護
- 短期入所生活介護（ショートステイ）
- 通所リハビリテーション（デイケア）
- 認知症対応型通所介護
- 通所介護（デイサービス）

③自宅で利用するサービス

- 居宅療養管理指導
- 訪問看護
- 訪問リハビリテーション
- 定期巡回・随時対応型訪問介護看護
- 複合型サービス
- 夜間対応型訪問介護
- 訪問入浴介護
- 訪問介護（ホームヘルプ）

医療機関の機能分化について

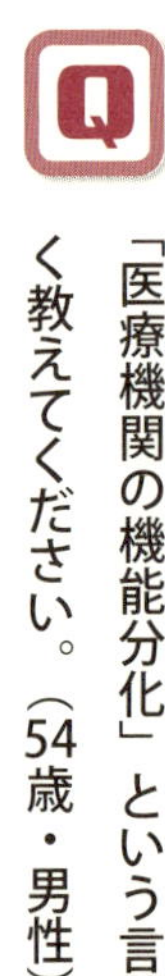

Q 「医療機関の機能分化」という言葉を報道で知りました。どういう意味があるのか、詳しく教えてください。（54歳・男性）

A

病床機能を適正化し、超高齢化社会に備える

まず、急性期という医療用語から説明します。これは、病気を発症し、急激に健康が失われて不健康となった状態のことで、発症から症状が軽くなる（亜急性期、回復期）までに施される医療を急性期医療、その治療や手術を行う病院を急性期病院といいます。

現在わが国では、一般病棟入院基本料等の病床数は、次ページの図のように看護基準7対1（入院患者7人に看護師1人）の高度急性期の病床数がとても多く、約36万床あります。一方、在宅への復帰を目的にしている病床はわずか約4万床です。これは現状の保険医療が急性期医療、特に「7対1」への診療報酬が極めて手厚いため、多くの病院が医療の必要度にかかわらず、「7対1」の急性期医療を中心に運営しているためです。

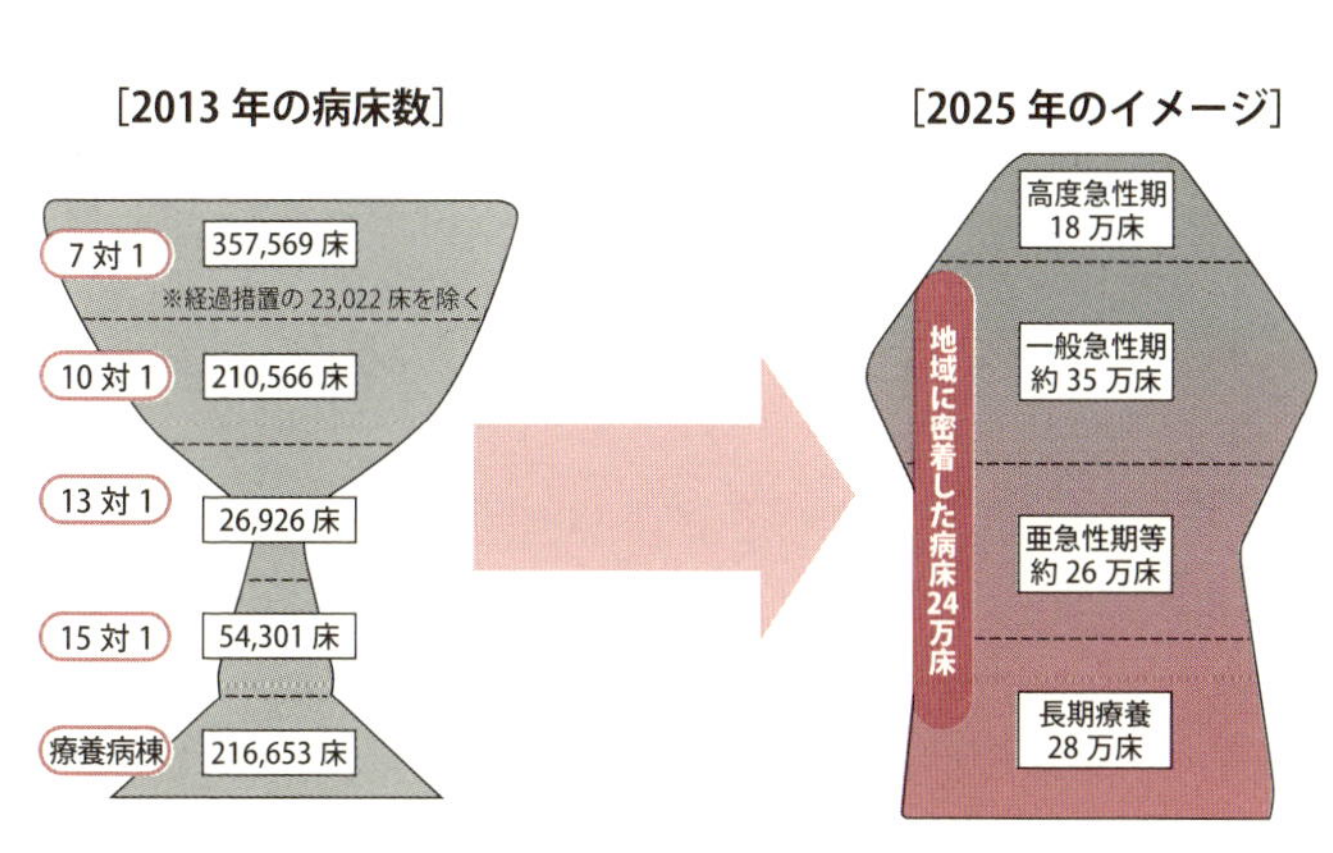

（平成 25 年 9 月 6 日 社会保障審議会 医療保険部会・医療部会より）

この結果、ほとんどの地域で急性期の病床数が過剰状態になる半面、回復期、慢性期の病床が不足しています。今後、超高齢化社会を控え、この状態を是正するために、政府は2014年10月から病床機能報告制度を導入しました。医療機能（高度急性期、急性期、回復期、慢性期の病床機能の4区分）を、各医療機関の自主的な判断で報告するほか、病床の機能別に構造設備、人員配置なども正確に報告します。これら報告事項は、2015年度から都道府県が策定する地域医療構想に反映されます。

地域医療構想では、適正な四つの病床機能区分の必要度を決めますが、各病院はそれに従わざるを得ません。病院の統合、病床数の削減なども、現実味を帯びてくると思われます。現在、運営費などの名目で多額の税金が投入されている自治体病院などは、地域の中で果たすべき役割、すなわち、その存続意義が問われることになるでしょう。

最終的には、厚労省は前ページの図のような病床のバランスを目指しています。すなわち２０２５年度には高度急性期18万床、一般急性期35万床、亜急性・長期療養病床を大幅に増やして約54万床を確保し、超高齢者社会に備える考えです。この構想が実現するかに、日本の医療の未来がかかっているといえます。

●副院長　春日　好雄

高齢者の身近な相談窓口

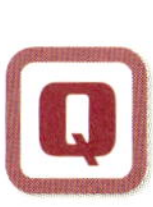

地域包括支援センターや在宅介護支援センターは、何をしてくれる所ですか。具体的に教えてください。（68歳・男性）

住み慣れた地域での自立生活を支援

地域包括支援センターや在宅介護支援センターは、高齢者ができる限り住み慣れた地域で安心して生活できるよう、高齢者本人、家族や地域住民の相談に応じて、解決に向けた取り組みを行う相談機関です。内容によっては必要なサービスへとつなぐ役割もあります。両センターとも、相談内容が第三者などに漏れる心配はありません。電話や、センターへの来所による相談のほか、自宅を訪問しての相談にも応じています。相談や支援は全て無料です。

各センターの内容は次の通りです。

●地域包括支援センター

介護保険法改正に伴い、2005年に創設された機関です。高齢者人口3000〜6000人の地域（主に中学校区単位）に1ヵ所設置され、保健師、主任介護支援専門員（ケアマネジャー）、社会福祉士が、専門性を生かして相互に連携して支援業務を行います。主な相談内容は、高齢者の心身の健康維持や生活の安定、医療・保健・福祉の向上、財産管理、虐待防止など、日常生活全般にわたる課題です。

基本的な機能は次の通りです。

①総合的な相談窓口…さまざまな相談に応じ、必要な制度の紹介をしたり、関係機関へつなぎます。高齢者の実態把握や、虐待への対応なども含みます。

②介護予防ケアマネジメント…介護保険で「要支援」の方のケアプラン作成などを行い、自立した生活に向けて支援します。

③包括的・継続的なマネジメント…介護サービス以外のさまざまな生活支援（医療機関、民生委員、NPO、ボランティアなど）を活用し、その調整をします。

高齢化のスピードはとても速く、いわゆる団塊世代が後期高齢者（75歳以上）となる2025年には75歳以上の人口は5人に1人、また認知症高齢者も470万人になるといわれています。人生の最後まで、住み慣れた地域で自分らしい暮らしを実現するため、住まい、医

療、介護、予防、生活支援が一体的に提供される地域包括ケアシステムの構築が提唱されており、地域包括支援センターは、その中心的役割が期待されています。

●在宅介護支援センター

高齢者の身近な相談窓口として、地域包括支援センターと連携して対応します。１９９０年に創設されました。

介護や介護予防に関する相談に乗るとともに、地域の高齢者世帯を訪問し、必要に応じて保健福祉分野も含めた適切なサービスを紹介したり、利用できるようお手伝いしています。

「どこに相談すればいいかわからない」場合には、まず相談してみてください。

●地域医療連携課長　滝澤 秀敏

療養病床について

Q 療養病床について教えてください。（60歳・男性）

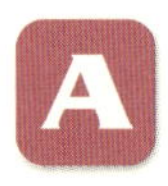

医療が必要な慢性期患者を中心に受け入れ

ご質問の**療養病床**は、当院の附属若穂病院では医療療養病床として開設しています。まず大きな分類の話から始めましょう。医療法によって病床は、療養病床も含め、①結核病床②精神病床③感染症病床④**一般病床**⑤療養病床――五つの種類に分類されています。

皆さんのなじみのあるところは④一般病床で、いわゆる総合病院等の病床です。こちらも医療法によって、**一般病床は急性期の患者さんのための病床、療養病床は慢性期の患者さんのための病床**――と区別されています。

慢性期といっても漠然としていますので療養病床を持つ病院についても説明します。療養型病院は、医療療養病床と介護療養病床を持つ病院に分けることができます。医療療養病床

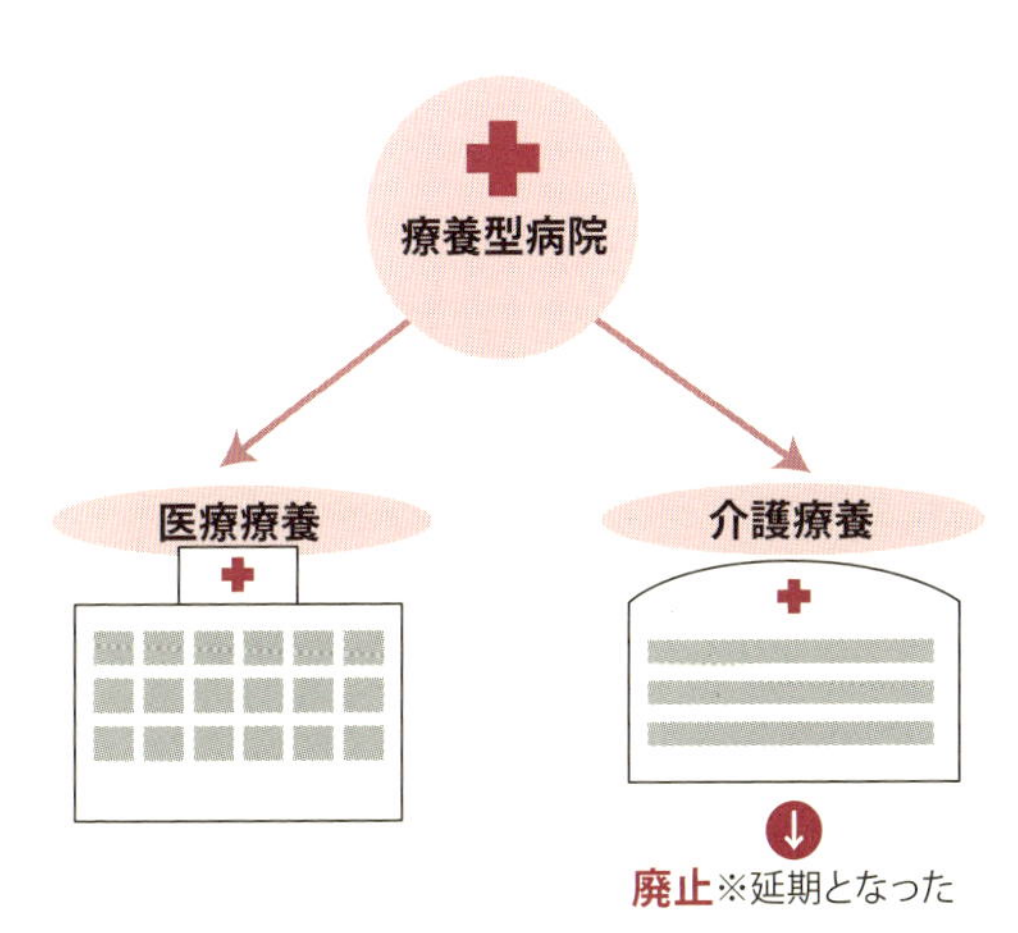

を持つ病院（例＝当院附属若穂病院）では、医療保険の適用となります。特に医療を必要とする慢性期の患者さんを中心に受け入れていきます。疾患ごとに、3段階に分かれて評価されています。

介護療養病床は、介護保険が適用されます。今後廃止されることが決定していましたが、再度延期されました。急性期を過ぎたが、まだ落ち着いていない患者さんを対象とする亜急性期の病床は2014年9月で廃止されました。現状に合わせた区分のためよく変わりますし、複雑で分かりにくくなっています。その都度病院へお問い合わせください。

●若穂病院副院長代行　熊木　俊成

介護保険のリハビリについて

Q 介護保険による訪問リハビリテーション、通所リハビリテーション（デイケア）は、どのような人が利用し、どのようなことをしているのでしょうか。（50歳・女性）

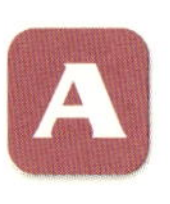

自立した生活を目指し訪問・通所を活用

訪問リハビリテーションは、骨折や脳卒中などで入院し、退院後に何らかの介助が必要となった方が利用しています。

住み慣れた自宅等でより良い生活ができるように、**理学療法士**や**作業療法士**が訪問し、手すりの設置やベッド等の選択といった**住環境の整備**、食事や着替え、排せつ等の**日常生活動作の練習や指導**、家の中での**歩行の練習**などを指導します。

また、通院や施設等への通所が困難な方、介助量の多い方などは、現在の機能を少しでも低下させないための運動や**介助者への介護・介助の方法の指導**等を行うため、訪問リハビリのサービスを利用しています。

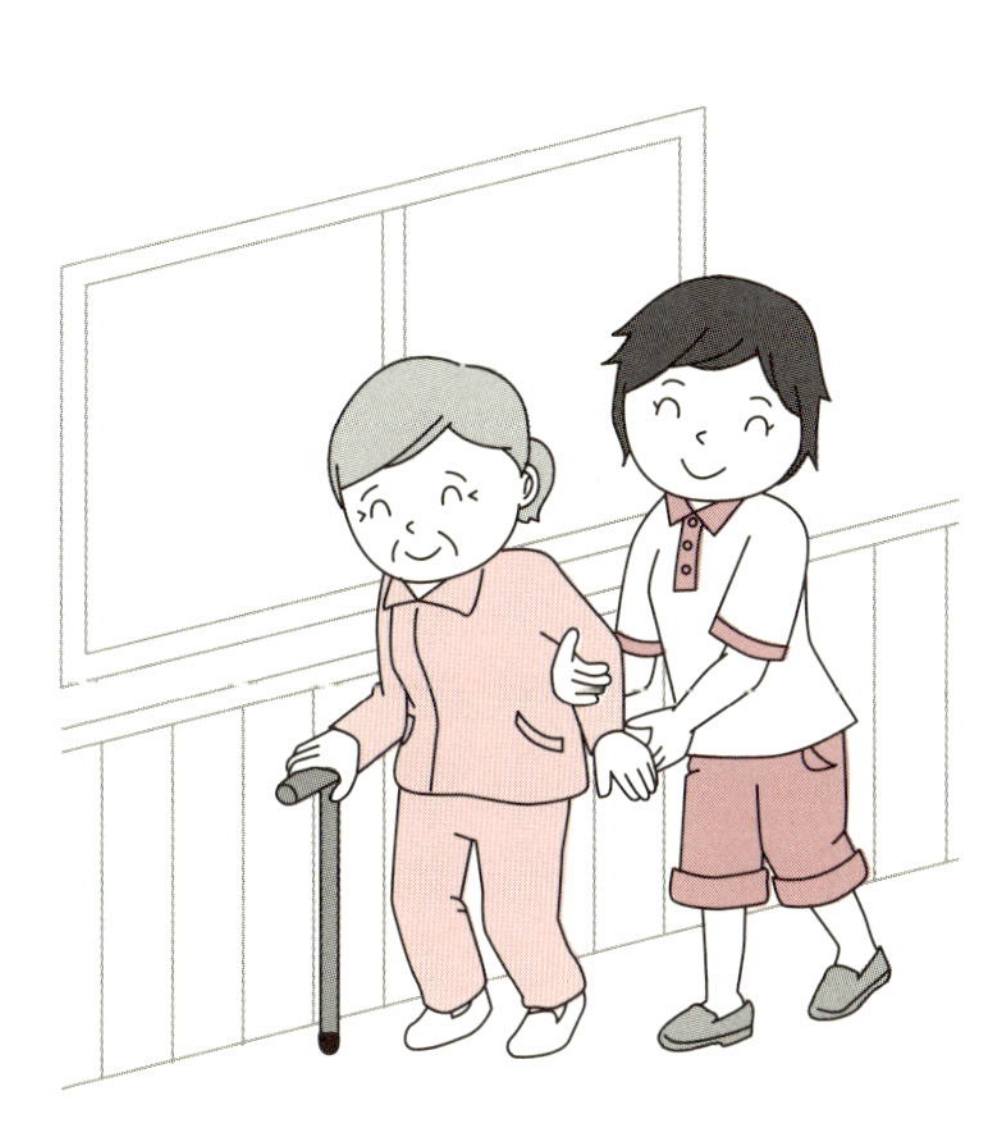

通所リハビリテーション（デイケア）は、施設までの送迎サービスがあり、患者さんのさまざまな支援・介護の程度に合わせて、理学療法士や作業療法士、または言語聴覚士が**個別にリハビリ**を行い、少しでも**在宅で自立した生活**ができるように、援助・指導を行います。

また、状態によっては、定期的に通所して集団での生活をすることで、**生活にリズム**をつけたり、仲間づくりのために利用するという方もいます。

介護保険に関しては、在宅介護支援センターや、市町村の福祉担当窓口が相談窓口となっています。

●リハビリテーション部技師長　松井 克明

訪問看護の内容について

今は夫婦2人で生活していますが、今後、介護生活となった時が心配です。最近テレビで訪問看護を耳にしましたが、どんなことをしてくれるのですか。（74歳・女性）

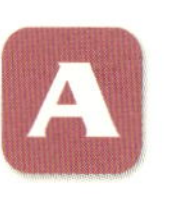

医師などと連携して被介護者と家族を支援

訪問看護とは、訪問看護ステーションの看護師などが利用者の自宅を訪問し、安心して療養生活を送れるように、かかりつけの医師や関係する職種の方と連携して、療養上のお世話と必要な診療の補助、リハビリテーションや介護する家族への支援などを行います。

具体的には、**血圧・体温・脈拍などの測定、病気や障害の状態観察、食事や排せつの支援、胃ろうや尿道チューブ、在宅酸素や人工呼吸器などの管理、床ずれ予防の指導と処置、お薬の管理、リハビリテーション**などを行います。

また、**認知症やがん末期の方**など、さまざまな方に対する**介護方法の指導と相談**も行っています。

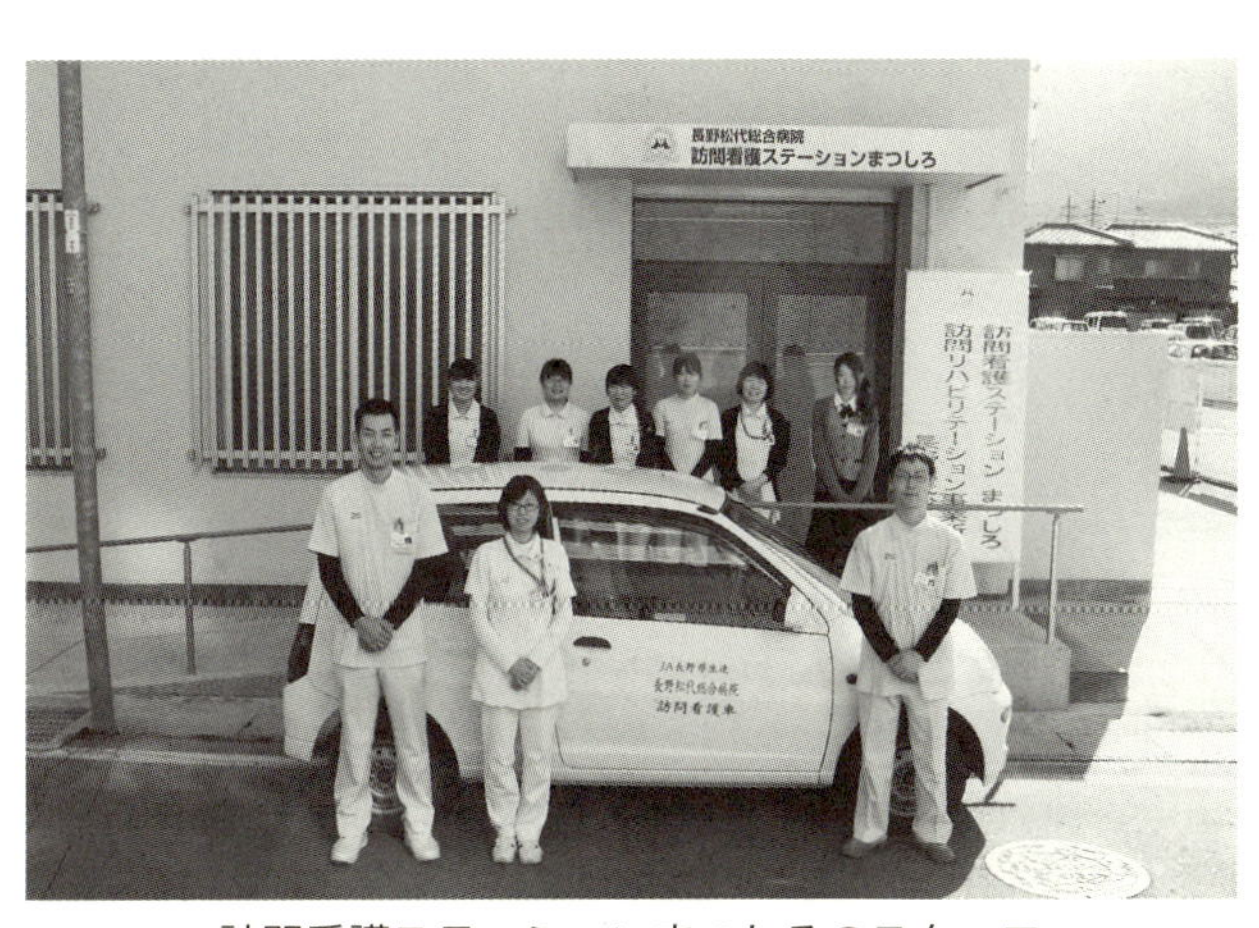

訪問看護ステーションまつしろのスタッフ

訪問看護の利用を希望される場合は、まず、**かかりつけ医にご相談**ください。医師の指示に基づいて訪問看護を行います。介護保険を利用している方は、**介護支援専門員（ケアマネジャー）に相談**してください。

多くの訪問看護ステーションは、３６５日24時間の緊急対応ができる態勢を整えており、契約によっていつでも相談することができます。それぞれのステーションが訪問する地域範囲を定めていますので、利用する場合はご確認ください。

●訪問看護ステーションまつしろ所長
秋山　厚美

紹介された病院の受診方法

Q

長年受診している診療所の先生から、専門的な検査が必要なので総合病院を受診するようにと言われ、紹介状をいただきました。紹介された病院の受診は初めてです。どうやって受診すればよいのでしょうか。（79歳・女性）

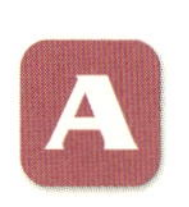

紹介先の「病診連携」窓口にまず連絡を

まず紹介先の病院の**病診連携**を担当する窓口に連絡してください。紹介状を出した先生と病院との間を取り持ち、受診の手順を教えてもらえます。

病診連携とは、病院と地域の診療所の先生がそれぞれの役割や機能を分担し、お互いに連携して患者さんによりよい医療を提供する仕組みです。診療所の先生は患者さんの身近にあって**かかりつけ医**として日常の診療を担当しています。一方、病院は高度な医療機器を備え、各診療科に分かれて専門的な診療を行っています。

かかりつけ医が、患者さんに専門の検査や診療が必要と判断した時には総合病院などに紹

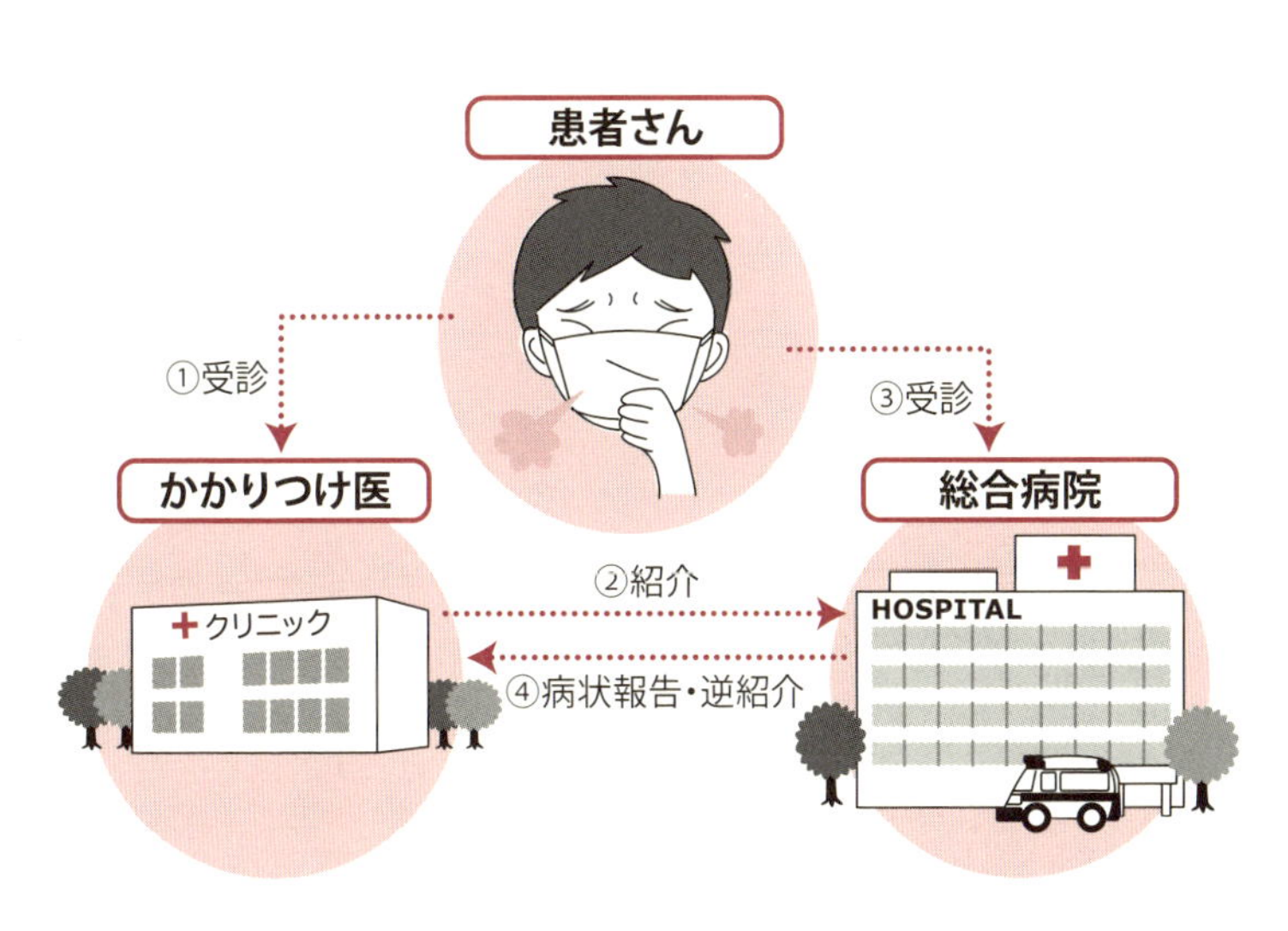

介し、病院は患者さんが安定した状態になると地域のかかりつけ医に紹介（逆紹介）します。

総合病院の多くは、病診連携室、地域医療連携室などの名称で窓口を設けています。紹介状をもらっても受診の仕方が分からない時などは、この窓口へお問い合わせください。

なお、紹介状をお持ちの方は初めて大きな病院（入院ベッド数200以上）に受診する際に掛かる特定療養費（初診料とは別に要する費用。保険適用外）は掛かりません。

●地域医療連携課長　滝澤　秀敏

夫の元気がなくなり痩せてきた

夫は65歳ですが、3年ぐらい前から何となく元気がなくなってきました。会話も少なくなり食べる量も減少してきて、徐々に痩せてきました。最近はほぼ一日中寝ていることが多いです。どうしたらいいでしょうか。（65歳・女性）

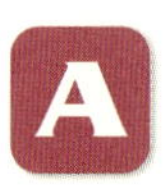

まず総合診療科や総合内科へ

徐々に進行する意欲や気力、食欲の低下の場合、ご本人がその兆候に気づくのは難しいようです。社会生活が営めないほど（この方の場合は寝ていることが増えたこと）変化が表れてから受診されるケースがほとんどです。

診断候補として、脳神経系疾患、内分泌系疾患、精神疾患、各種悪性腫瘍など、幅広い疾患があります。専門医をおのおの受診するより、**まずは総合診療科や総合内科を受診**し、全人的な診察を受けるのがよいでしょう。診察では幻覚や妄想がないかどうか、気分障害（抑うつなど）がないかをスクリーニング（選別）し、必要があれば精神科との連携をとります。

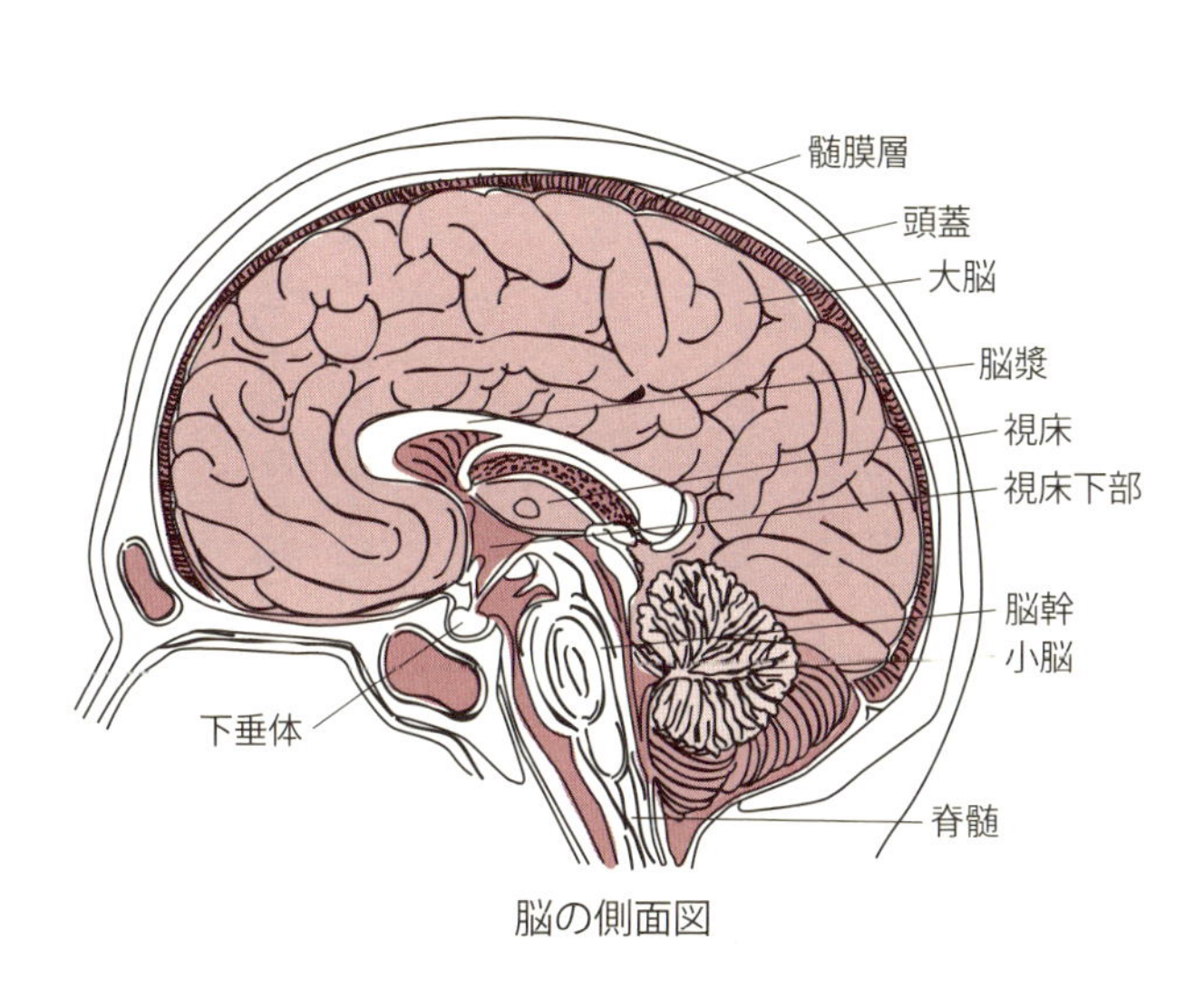

脳の側面図

脳神経系の疾患としては、年齢から若年性アルツハイマー病などの**認知症周辺疾患**や、てんかん、脳腫瘍なども挙がりますので、**脳MRI**や**脳波検査**、必要があれば**核医学検査**（SPECT）を行います。各種悪性腫瘍の可能性も高い年齢層ですので、血液検査によるスクリーニング、CTや内視鏡検査などの一般スクリーニングも欠かせません。

活力を出すホルモンである甲状腺ホルモンや副腎皮質ホルモンの低下があることも多く、まれですが視床下部・下垂体ホルモンの異常があることもあり、ホルモン値のスクリーニングも必要です。適切な治療を受ければ症状は改善することも多い状態といえましょう。

●総合診療科・内科主任医師　石津　富久恵

20年来の糖尿病で失明が心配

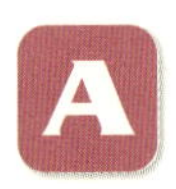

20年来の2型糖尿病ですが、血糖コントロールはよくありません。最近、物がよく見えなくなり、失明するのではないかと心配です。糖尿病の目の合併症について教えてください。

（58歳・男性）

A

症状の有無に関係なく、眼科の定期通院を

糖尿病の慢性合併症の中で最も恐れられているのが**糖尿病性網膜症**です。糖尿病を発病してから5年から10年で発症し、一度進行すると治りにくく、しばしば失明の原因となるからです。現在、日本では年間3000人以上の人がこの網膜症で失明しており、中途失明の原因の第1位となっています。

目はよくカメラに例えられますが、**フィルムに相当するのが網膜**です。網膜は眼球の一番奥にあり、光を感じる細胞で覆われています。この細胞に障害が生じると視力が低下し、両目を失明する危険性があります。また、近視や遠視と異なり、眼鏡で視力を矯正することが

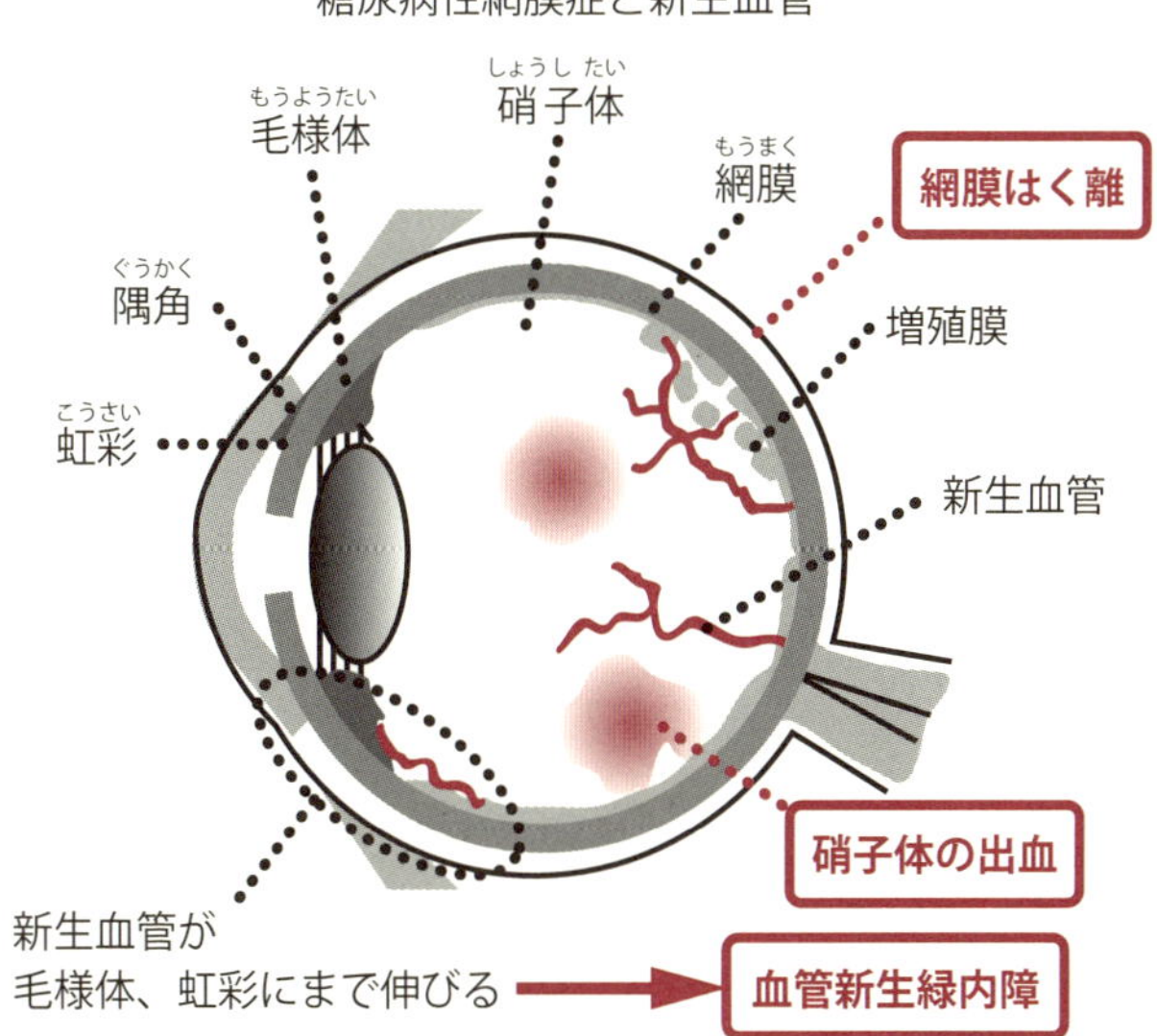

できません。症状については、物が見えづらい、ぼんやり見える、暗くて見えにくい部分がある——などさまざまで、これらの症状はかなり進行しないと自覚症状として現れないので注意が必要です。よって、**症状の有無に関係なく**、眼科の定期通院が重要です。

最後に治療ですが、どのステージにおいても**血糖管理**ができていないと網膜症の進行を抑えることはできません。進行例に対しては網膜症の進展阻止を目的として、レーザーによる光凝固や手術などの治療法がありますが、効果は限られるのが実情です。

●内分泌代謝内科医師　土信田 文隆

コレステロールの目安

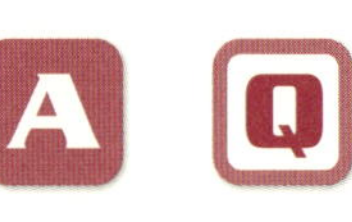

健康診断でコレステロールが高いと言われました。どのくらいにコントロールすればよいのでしょうか。（60歳・女性）

リスクが高いほどＬＤＬ目標値は低く

測定される脂質は、善玉コレステロール（ＨＤＬコレステロール）、**悪玉コレステロール（ＬＤＬコレステロール）**、中性脂肪の三つに大きく分類されています。２０１２年には**動脈硬化性疾患予防ガイドライン**が発表され、年齢、性別、喫煙、血圧等から、過去の日本人のデータに基づいて重症の冠動脈疾患が起こる確率により、高リスク、中等リスク、低リスク群に分けられているのが特徴です。

糖尿病、慢性腎臓病、脳梗塞、末梢動脈疾患が存在すると、高リスクと判断します。またＨＤＬコレステロールが低い、若年で冠動脈疾患の家族歴がある、耐糖能異常がある……これらの場合は、リスクが一段高いと判断して治療方針を決定します。

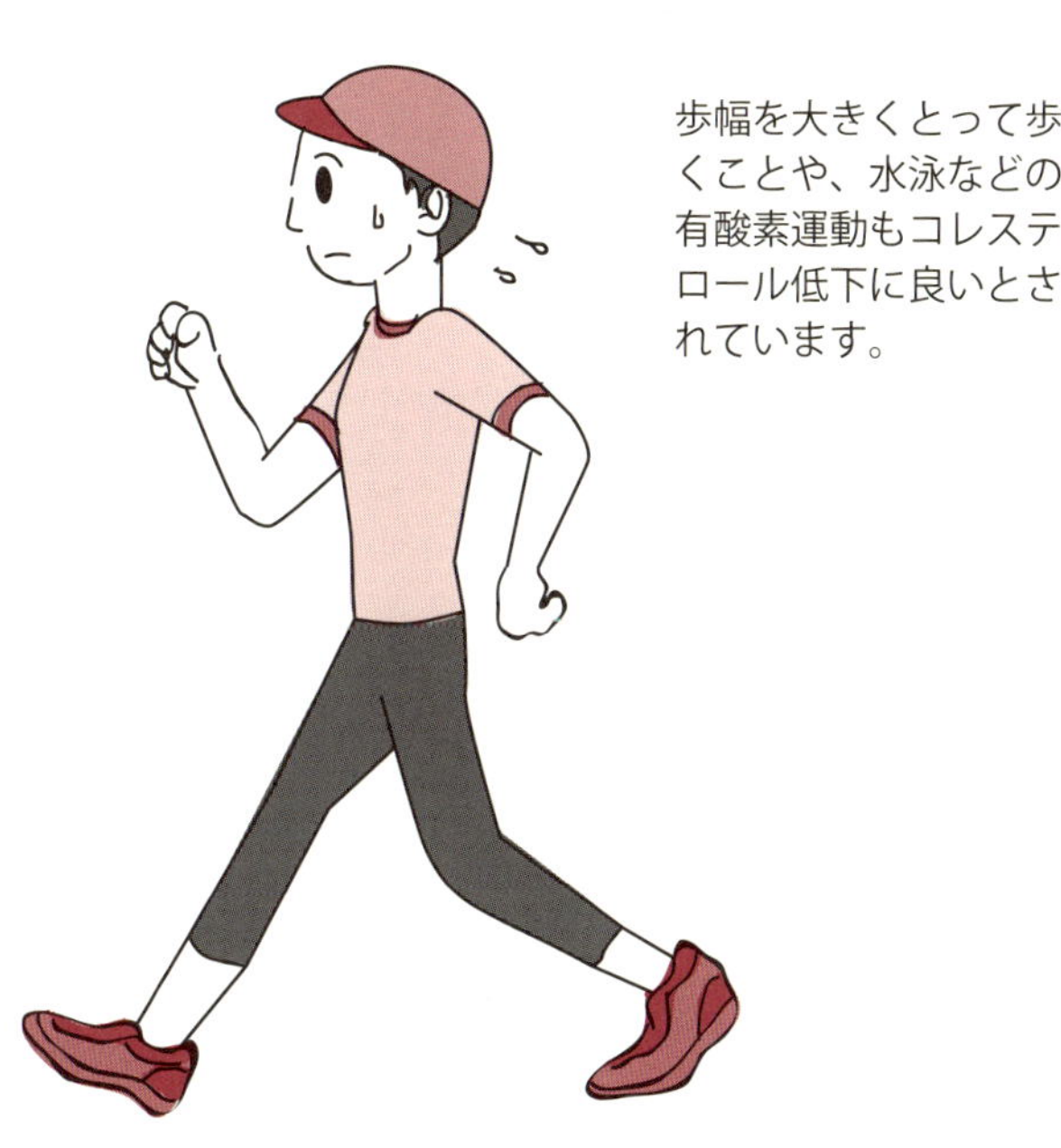

歩幅を大きくとって歩くことや、水泳などの有酸素運動もコレステロール低下に良いとされています。

生活習慣の改善が第一で、標準体重の維持、野菜、果物、海藻、大豆などの摂取、肉類や卵類の摂取を減らす、速歩(そくほ)、ジョギング、水泳などがよいとされています。薬物治療では、スタチン、エゼチミブ、イコサペント酸エチルなどを内服します。

目標は、LDLコレステロールで、低リスク群＝160㎎／dL、中等リスク群＝140㎎／dL、高リスク群＝120㎎／dL未満で、狭心症や心筋梗塞の既往のある方は、100㎎／dL未満です。

高血圧のコントロールと禁煙も、危険因子を回避するために必要です。

●循環器内科部長　三澤 卓夫

健康なのに減量するように言われた

Q

先日人間ドックを受けた時、検査では特に異常がなかったのですが、ＢＭＩ（体格指数）28の肥満があるので、痩せるように指導されました。検査値に異常がなくとも痩せなければならないでしょうか。（35歳・男性）

A

肥満で起こる疾病を予防するために

肥満とは**脂肪組織が過剰である状態**をいいますが、体脂肪量を正確に測定することが困難であるため、体重（kg）を身長（m）の2乗で除した**ＢＭＩ**（Body mass index）が現在**肥満度**を示す指標として用いられています。

世界保健機関（ＷＨＯ）の基準では、ＢＭＩ30以上が肥満で、25以上30未満は過体重とされていますが、日本人は肥満度が低くても、肥満に起因する合併症の有病率が欧米よりも高いため、わが国では**ＢＭＩ25以上が肥満**と判定されています。肥満に関連し、**減量を要する健康障害**としては、2型糖尿病、脂質代謝異常、高血圧、高尿酸血症、脂肪肝、蛋白尿（肥

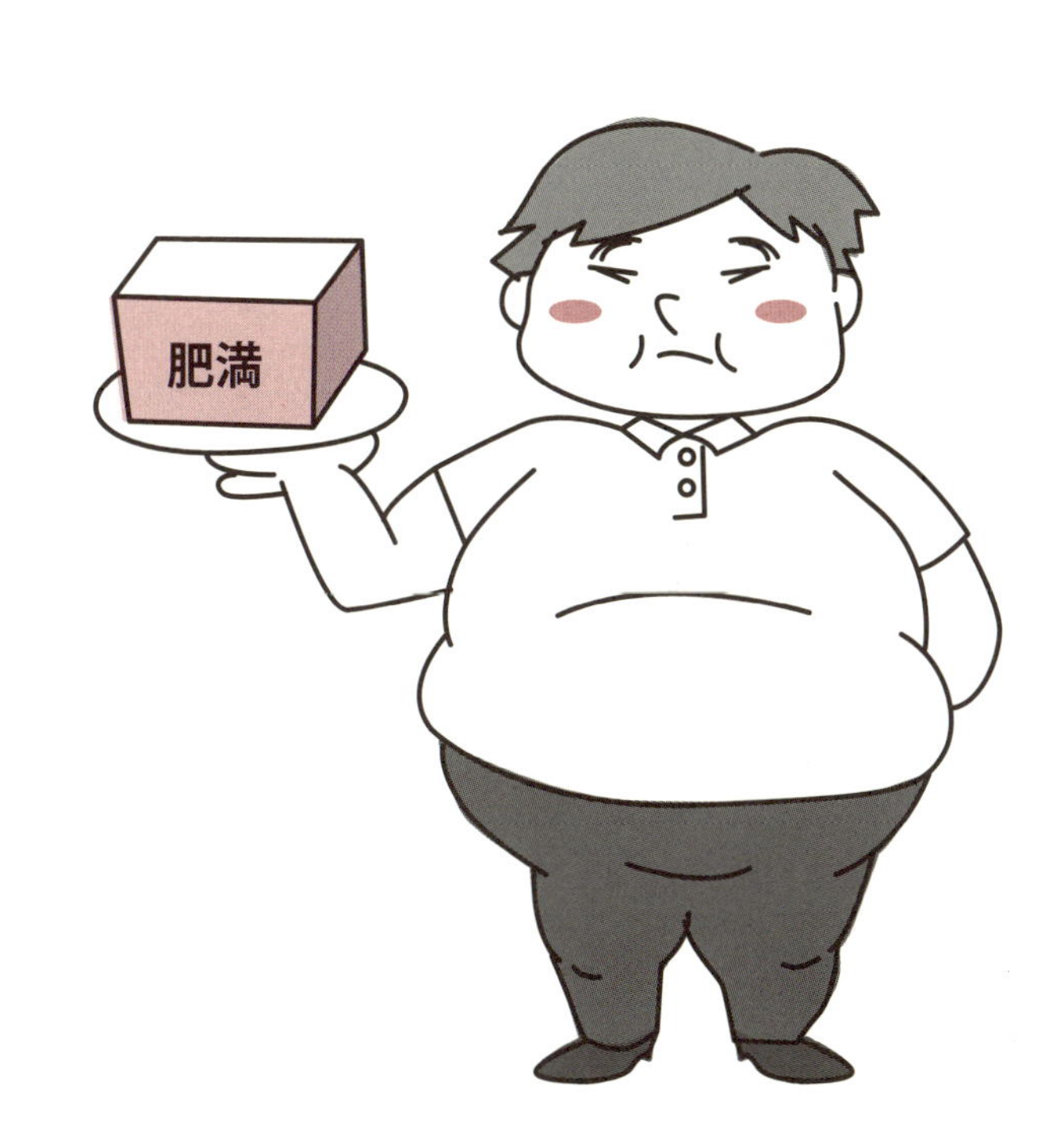

満腎症）、心筋梗塞や狭心症などの冠動脈疾患、脳血管疾患、睡眠時無呼吸症候群、変形性関節症や腰痛症などの整形外科的疾患、月経異常などが知られています。これらの健康障害を合併するか、合併症が予測される場合で、医学的に減量が必要な病態が**肥満症**となります。

肥満だけで健康障害がない場合は肥満症ではありませんが、まだ若い質問者の場合は今後、健康障害が現れる可能性があります。将来の疾病の予防という観点から、減量した方がよいでしょう。

●若穂病院長　北澤 邦彦

先天性甲状腺機能低下症について

Q

2歳の孫（男）が生まれつき先天性甲状腺機能低下症と診断され、生後毎日、薬を飲み続けています。どんな病気で、いつまで薬を飲まなければいけないのでしょうか。薬の影響も心配です。（66歳・女性）

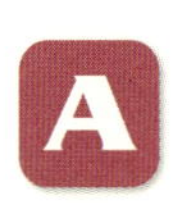

甲状腺の欠損など。内服治療で補充

先天性甲状腺機能低下症はクレチン病とも呼ばれ、その多くが甲状腺の欠損、形成不全や異所性（いしょせい）（本来発現する場所以外での発現）などの発生異常です。その他の原因として、**甲状腺ホルモン**の合成障害や下垂体の機能低下などもあります。新生児や乳児期に甲状腺ホルモンが不足すると成長発達障害、特に知能障害が最大の問題となりますが、早期発見・早期治療が確実に行われれば、発育も特に問題ないといわれてます。現在は、出産時に新生児の血液中の甲状腺ホルモンを測るのが一般的になっていますので、診断、治療が早く行われています。

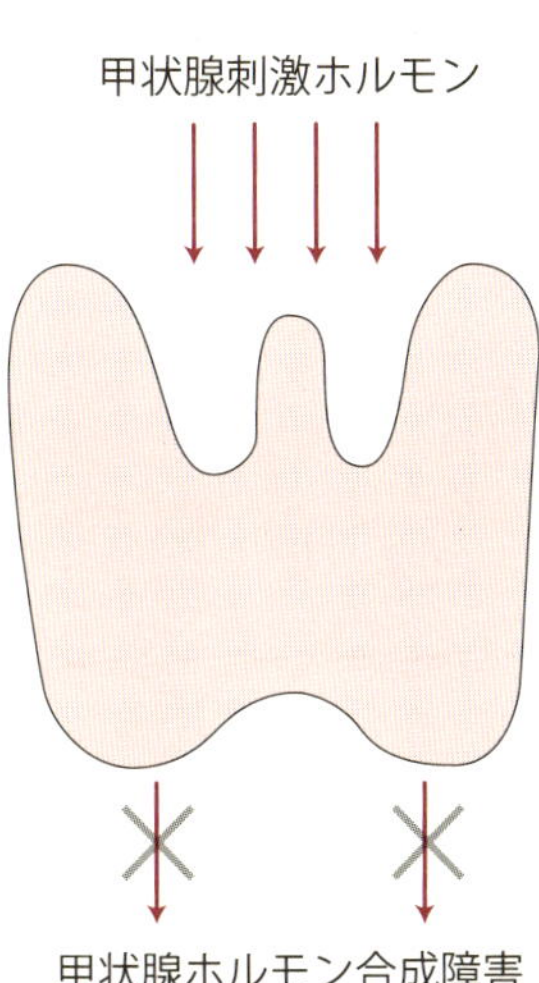

さて、お孫さんも出産時の診断を受けて、直ちに**合成甲状腺ホルモン剤の内服治療**がされたようで、発育障害などなく適切に治療されていると思います。しかし、中止するとホルモン値が低下するとのこと、自分では十分に甲状腺ホルモンを産生することはないと思われますので、一生補充していかなければなりません。補充さえしていれば普通の日常生活ができますので、心配はありません。

薬害（副作用）については、たくさん飲みすぎたりしない限りありませんので、特に心配しなくてよいでしょう。

●副院長　春日 好雄

甲状腺乳頭がんと診断された

Q 甲状腺乳頭がんと診断され、手術を受けることになりました。どのような手術になるのでしょうか。また術後の治療や成績についても教えてください。（45歳・男性）

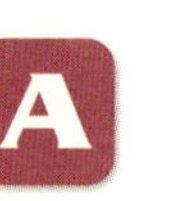

手術で完治も期待。甲状腺を残せる場合も

甲状腺は前頸部（首）にある蝶ネクタイ形の約20グラムの臓器です。甲状腺は、産生される甲状腺ホルモンがほぼ全ての細胞に作用して胎児の発育や小児の発達を促すほか、成人では新陳代謝に関係する重要な臓器です。

甲状腺がんは人口1000人当たりの有病率が1・3％と推定されており、乳頭がん、濾胞がん、低分化がん、髄様がん、未分化がん、悪性リンパ腫があります。日本では乳頭がんが全体の90％以上を占めています。

甲状腺乳頭がんは増殖が遅くて悪性度が低く、頸部のリンパ節転移を認めていても**完治が期待できます**し、肺・骨などへの遠隔転移を起こしても放射性ヨード内照射という方法が有

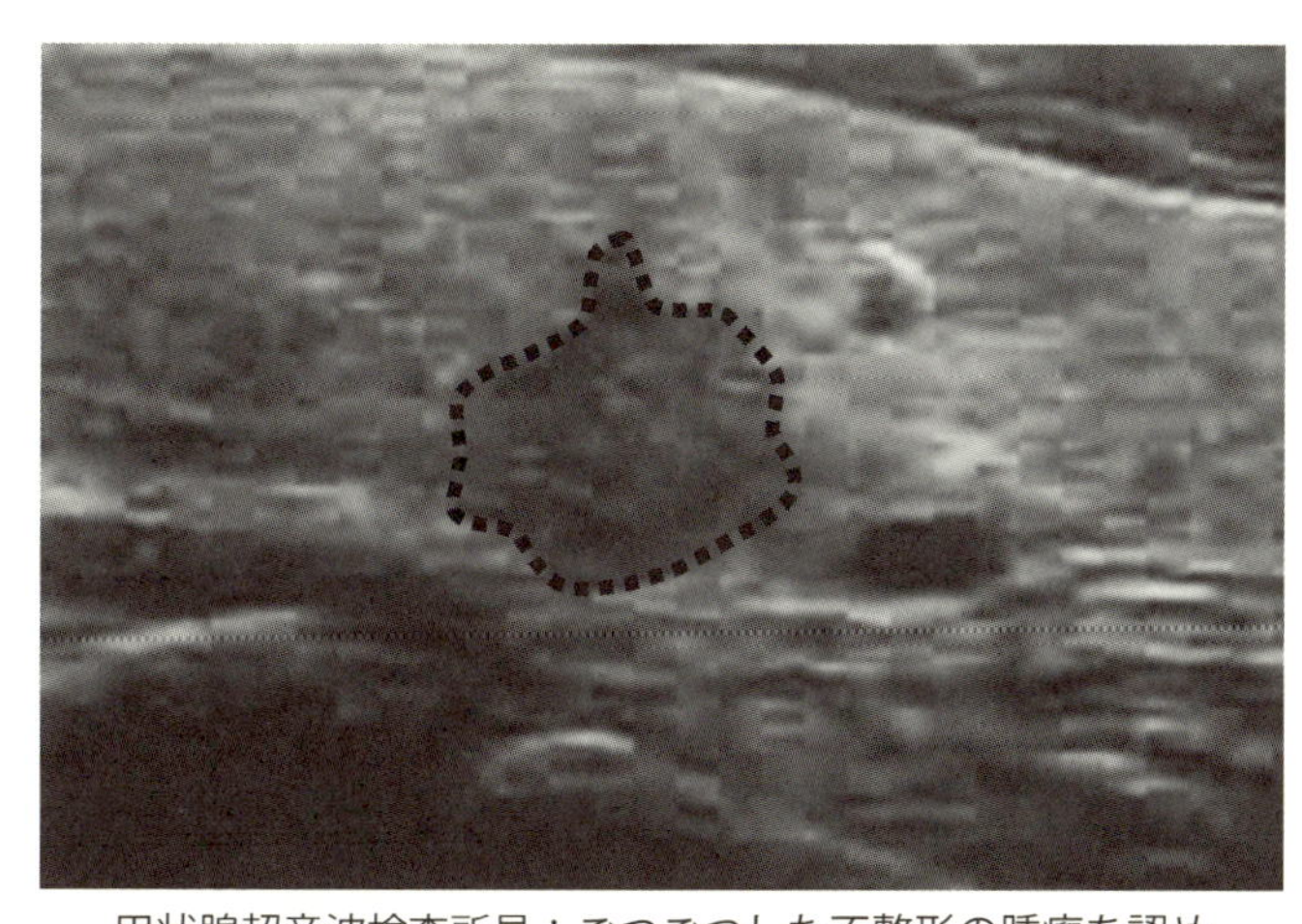

甲状腺超音波検査所見：ごつごつした不整形の腫瘤を認め、乳頭がんが疑われました

効なことが多く、**10年生存率は90％以上**です。

乳頭がんの手術は、再発リスクが低い場合は甲状腺の約半分を残しますが、5センチ以上の場合、多くのリンパ節転移があるような再発リスクが高い場合や、遠隔転移があるような場合には全ての摘出が選択される場合もあります。

術後の再発予防としての治療は、甲状腺ホルモン剤の内服で甲状腺刺激ホルモンを抑制することや、放射性ヨード内照射が考えられます。ご質問の方の乳頭がんの大きさが分かりませんが、一般的にはきちんとした手術・術後治療を行えば良好な結果が期待できるでしょう。

●副院長　春日 好雄・原田 道彦

放射性ヨード治療について

Q

親戚の人が最近、甲状腺の病気で手術を受け、その後「放射性ヨード治療」を受けるとのことです。福島第一原発の事故で放射性ヨードによる被ばくが問題になっていますが、分かりやすく説明してください。（65歳・男性）

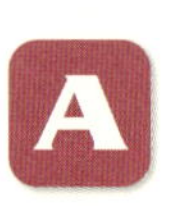

内照射によるがん治療効果を高める

甲状腺では、**ヨード**が取り込まれてタンパク合成や脂肪代謝などに必要な甲状腺ホルモンが合成され、体内に分泌しています。ヨードは海藻類に多く含まれており、代表的なものでは海苔（のり）があります。

しかし、甲状腺に**放射性ヨード**が取り込まれると甲状腺が破壊され、場合によっては**甲状腺機能低下症**になり、むくみ、心肥大やうつ状態などを来します。

海藻類をよく摂取する日本人は、日頃からヨードが飽和状態になっていることが多く、福島の原発事故で放出された放射性ヨードが体内に入っても、甲状腺に多く取り込まれること

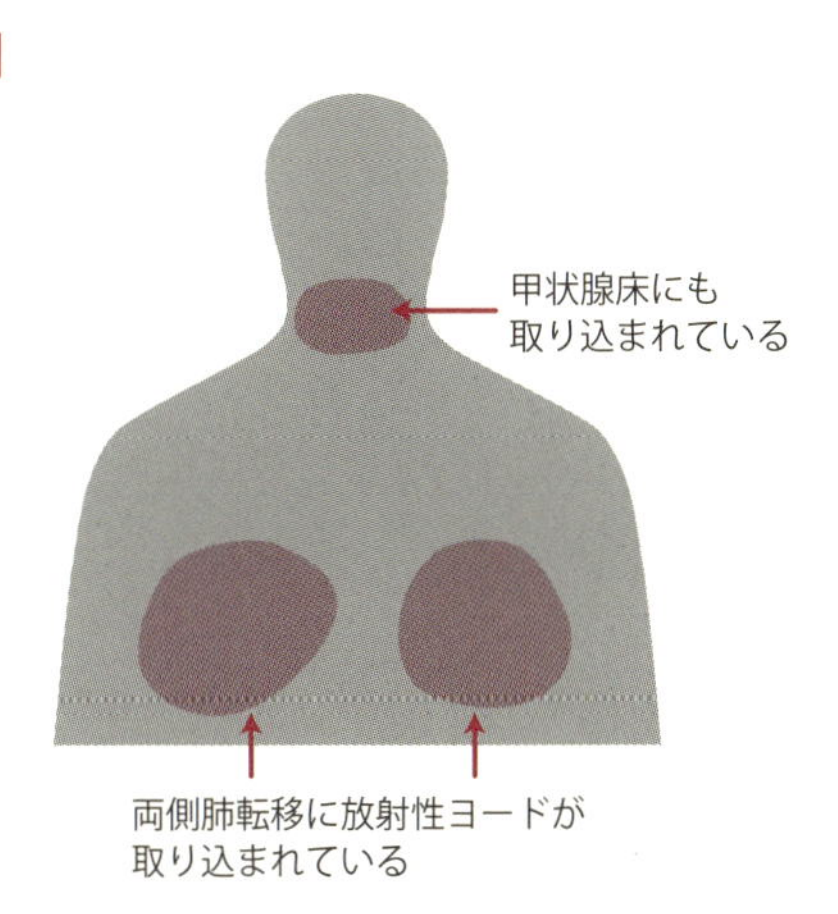

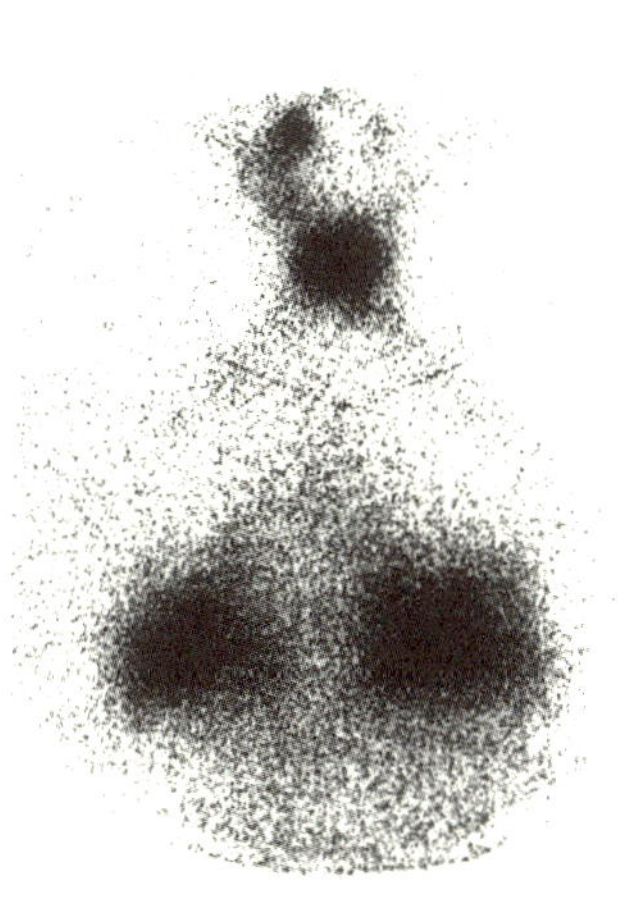

はないと思われます。問題は乳幼児などの甲状腺で、放射線被ばくによって甲状腺がんの発症が有意に高くなることはよく知られています。

親戚の方は**進行甲状腺がん**と思われます。放射性ヨード治療は、あえて放射性ヨードを取り込ませ、内照射でがん細胞を死滅させる治療です。原発事故で多く放出された放射性ヨードが使用されます。1回で1110メガベクレル（メガは百万）という極めて大量の放射性ヨードを内服しますが、専門医の指示の下、専門機関で安全で効果的な放射性ヨード治療が行われるでしょう。

●副院長　春日　好雄

人食いバクテリア

Q 以前に私の親戚が「人食いバクテリア」に感染し、短期間で死亡しました。あまり聞いたことがないのですが、どのような病気でしょうか。（55歳・男性）

A **初期は風邪に似た症状。劇症化メカニズムは未解明**

健康なヒトの咽頭や消化管、表皮などに生息する常在細菌の中に化膿（かのう）レンサ球菌という細菌がありますが、この細菌は血液寒天培地上で培養すると、血液を分解（溶血）する性質があります。これを染色して顕微鏡で観察すると、数珠のようにつながって認められる球状の菌であるため、**溶血性レンサ球菌**（略して**溶レン菌**）と言われます。

化膿レンサ球菌によって発症する病気は、大きく分けると、①レンサ球菌自体が人の組織を破壊することによる急性感染症、②レンサ球菌が産生する毒素によって発症する毒素性疾患、③菌のタンパク質と生体組織の免疫反応によって生ずる感染症後遺症――です。

ヒトに常に存在する細菌である化膿レンサ球菌による急性感染症の発生メカニズムは、ま

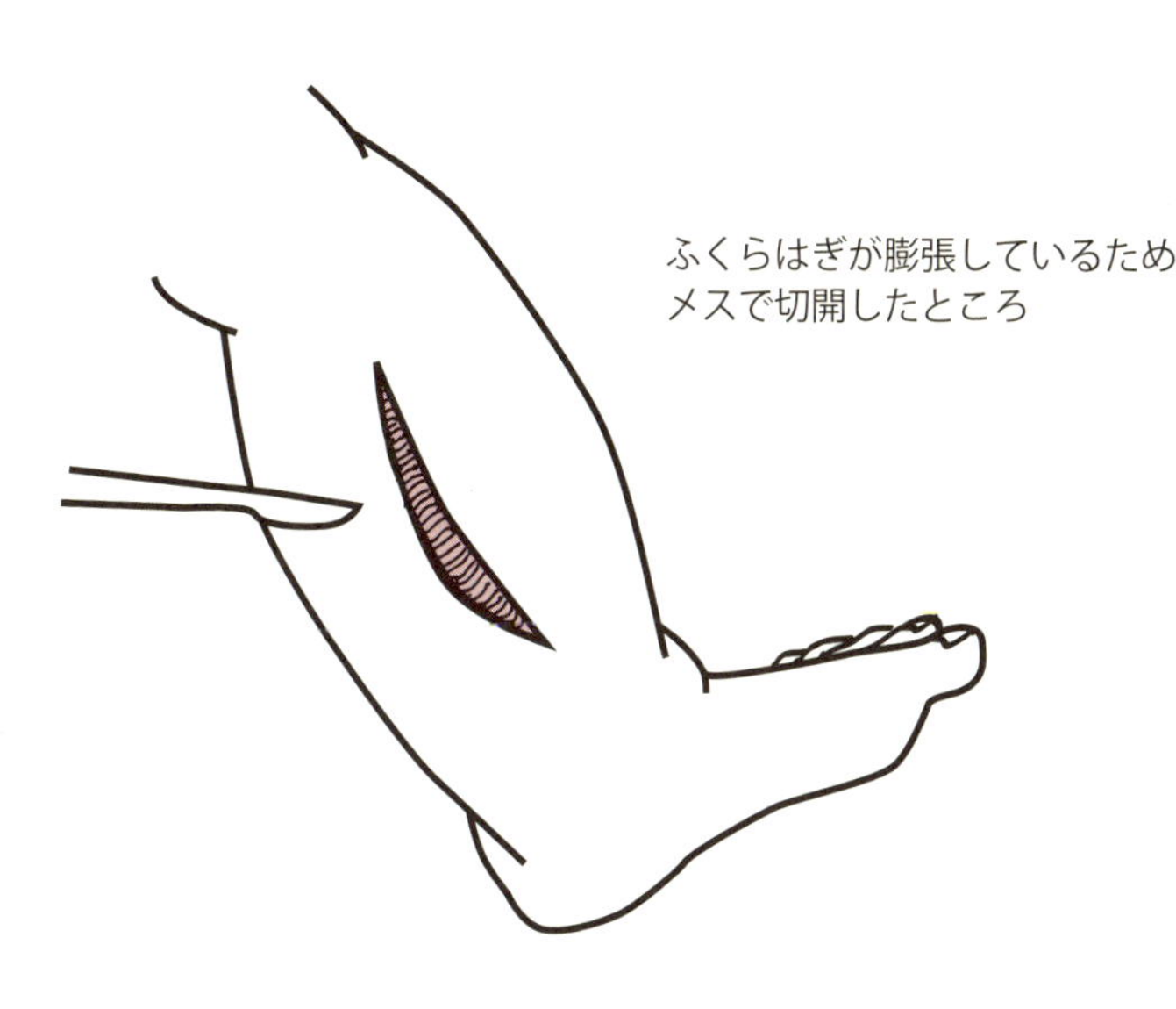
ふくらはぎが膨張しているため
メスで切開したところ

だ詳細には解明されていませんが、急性感染症の一つで比較的珍しい病気に**壊死性筋膜炎**という病気があります。この中で、四肢の筋肉を包む筋膜に炎症が生じた後、急速に全身に広がって、数時間から数日のうちに命を奪う劇症型レンサ球菌感染症という病気が**人食いバクテリア症**と呼ばれています。

初期症状は発熱、咽頭痛、筋肉痛などで**風邪の症状**に似ていますが、人によってなぜ劇症化するのかはまだ分かっていませんし、劇症化する頻度は極めて低いと考えられています。また、この病気の場合も抗生物質がよく効くことが多いので、先述の症状が継続する場合には、早めに病院を受診することが必要と思います。

●若穂病院長　北澤 邦彦

インフルエンザの予防接種① 接種の回数

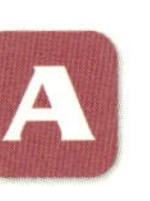

去年は、インフルエンザの予防接種をお願いしてもすぐには受けられず、ずいぶん長い間順番待ちとなっていました。今年もすぐには接種が受けられないのですか。また、前回の接種の時は以前と違って2回接種するように言われたのですが、これからはずっと2回接種することになるのですか。（58歳・女性）

A

2010年以降は1回接種でOK

インフルエンザの予防接種は、病院や診療所にワクチンの在庫さえあれば、いつでも受けられます。

２００９年は、ご存じのように**新型インフルエンザ**が世界的に流行しました。

毎年製造されている季節性インフルエンザワクチンが新型には効果がなかったため、新型に対応したワクチンが急いで作られましたが、新型インフルエンザの流行前に十分な量のワクチンが製造できないと予想されたため、新型での死亡率が高かった妊婦さんや、特定の疾

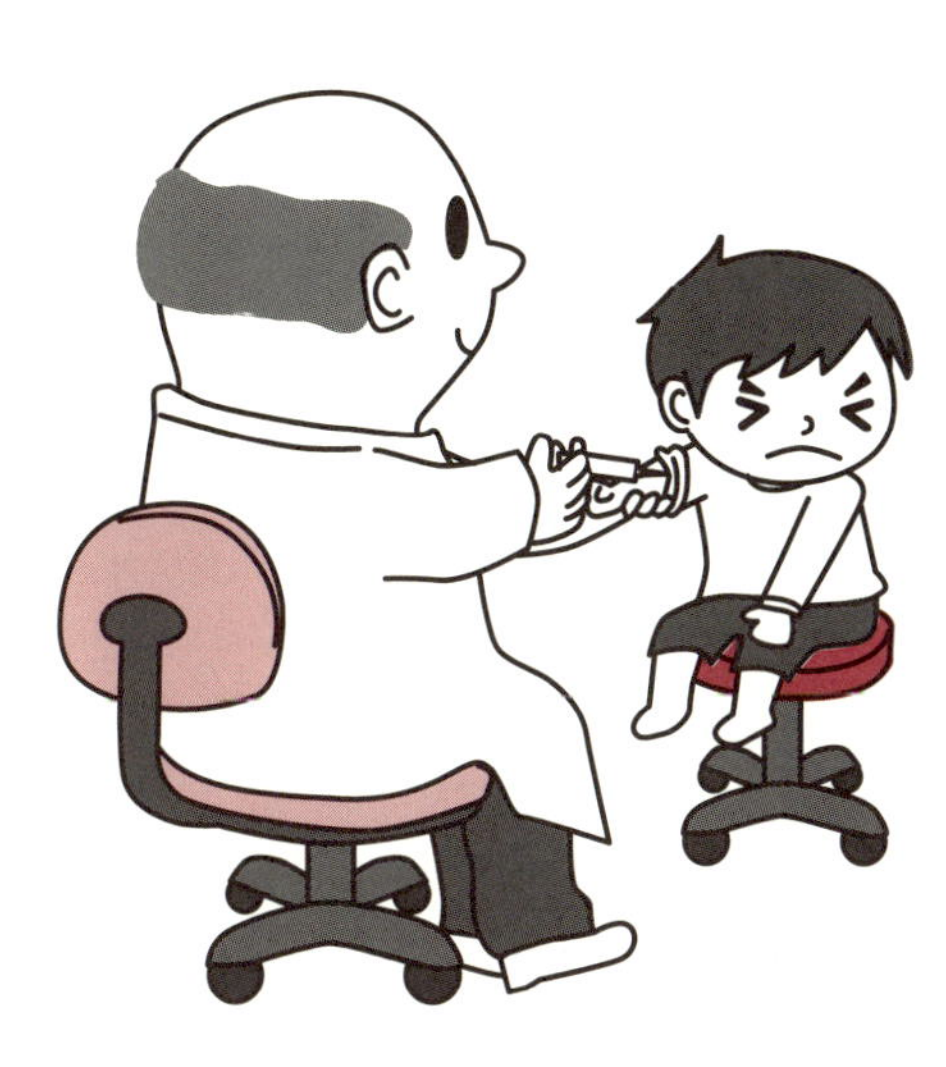

患を持つ方を最優先して接種を行うことになりました。そのため、特別な疾患を持たない方への予防接種が大幅に遅くなってしまったのです。

２０１１年以降は、最初から新型の流行を想定してワクチンを製造しています。十分な量のワクチンが確保される見込みで、特定の方に優先して予防接種を行う予定はありません。

また、２００９年は季節性ワクチンと新型ワクチンを別々に接種する必要があったため、２回の接種を受けていただきましたが、２０１０年以降は季節性、新型の両ワクチンを１回で受けられるように作られていますので、特別な疾患がある人でなければ１回の接種で十分です。

●内科（感染症）部長　田中 俊憲

インフルエンザの予防接種② ワクチン効果の期間

Q

病院で「今年も（季節性）インフルエンザのワクチンを受けた方がいいですよ」と言われました。インフルエンザの予防接種は去年も受けたのに、今年もまた受けた方がよいのですか。（74歳・男性）

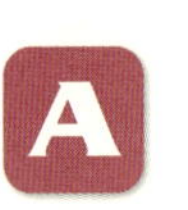

ワクチンの効果は半年程度。毎年接種を

もちろん受けた方がよいと思います。

毎年インフルエンザの予防接種を受けた方がよいという理由は二つあります。

一つ目は、インフルエンザワクチンは**不活化ワクチン**という種類で、ウイルスを殺菌処理して作ったものであること。免疫を植えつける作用が弱く、半年程度で効果が落ちてしまいます。そのため、毎年接種する必要があるのです。

二つ目は、インフルエンザウイルスは1種類ではないということ。インフルエンザには有名なものだけでもソ連型、香港型、アジア型などがあります。ワクチンを作る際には、その

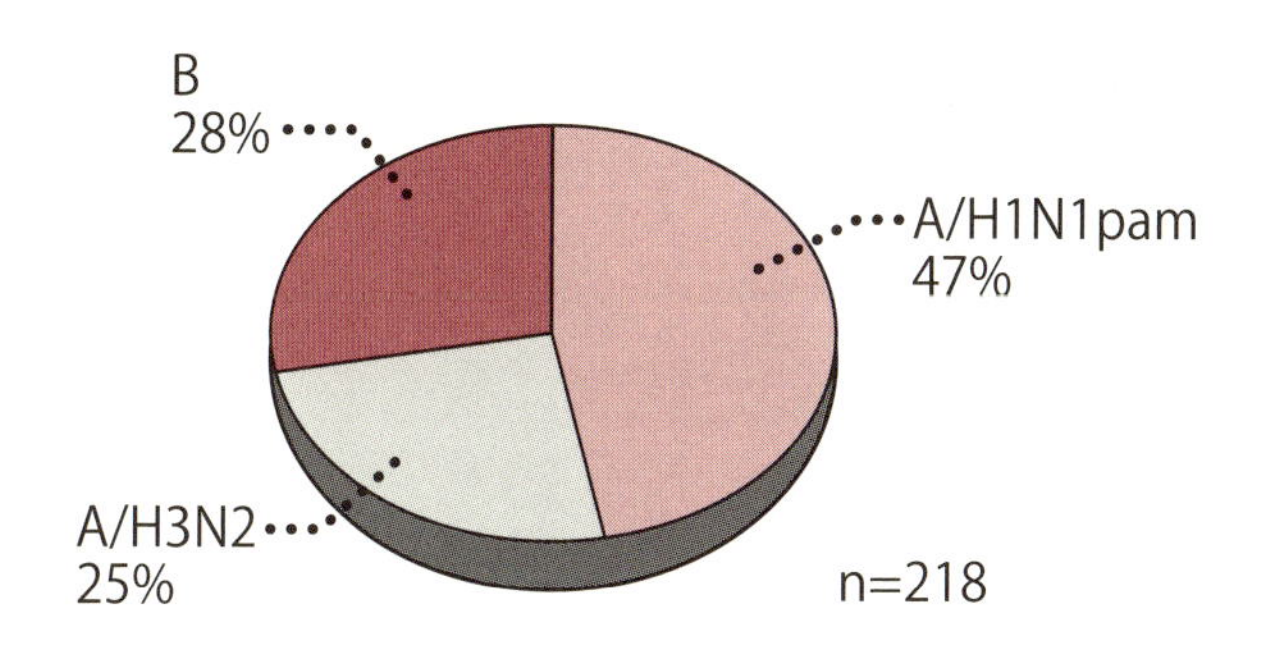

A/H1N1pam:2009 年流行型
A/H3N2:A 香港型　　B:B 型

年にどのウイルスが流行するかを推定し、例えば「今年はソ連型と香港型が流行すると思われるので、それに対するワクチンを用意する」という具合にワクチンが製造されます。このように、**去年のワクチンと今年のワクチンは別物**ですから、今年は今年のワクチンを接種することが望ましいのです。

質問者は65歳以上であり、インフルエンザの予防接種が推奨されている年齢ですから、特別な理由がなければ積極的に接種を受けてください。

●内科（感染症）部長　田中 俊憲

インフルエンザの予防接種③ 新型ワクチン接種の優先順位

Q

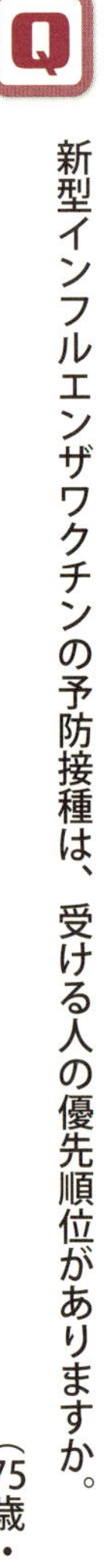

新型インフルエンザワクチンの予防接種は、受ける人の優先順位がありますか。

（75歳・男性）

A

妊婦などを優先、さらに細かい基準も

インフルエンザワクチン接種の目的は、死亡者や重症者の発生をできる限り減らし、このような患者の医療機関への集中を防ぐことです。しかし、ワクチンの供給量は限られているため、全ての人が同時に接種を受けることは困難です。

２００９年の場合、**優先接種対象**、予約の開始日は①医療従事者、妊婦および基礎疾患がある人＝11月上旬②１～６歳＝11月中旬③小学校１～３年生＝12月上旬④１歳未満の小児の保護者＝12月中旬――の順です。

基礎疾患とは以下に示す疾患です。①慢性呼吸器疾患②慢性心疾患③慢性腎疾患④慢性肝疾患⑤神経疾患・神経筋疾患⑥血液疾患⑦糖尿病⑧疾病や治療に伴う免疫抑制状態⑨小児科

領域の慢性疾患。それぞれさらに細かい基準がありますので、主治医との相談が必要です。接種回数は2回、接種不適当者は、発熱や重篤な急性疾患の方、接種要注意者は卵アレルギーや以前予防接種でアレルギーを起こした方などです。

なお、**新型インフルエンザ**のワクチンは、季節性インフルエンザには効果がありません。ですので、別に季節性インフルエンザワクチンも接種が必要です。また、妊婦や授乳中の方の接種も可能です。

ワクチンの感染防止効果は証明されていません。感染防止には、規則正しい生活、手洗いや咳(せき)エチケットによる予防がとても重要です。

●副院長　宮原　隆成

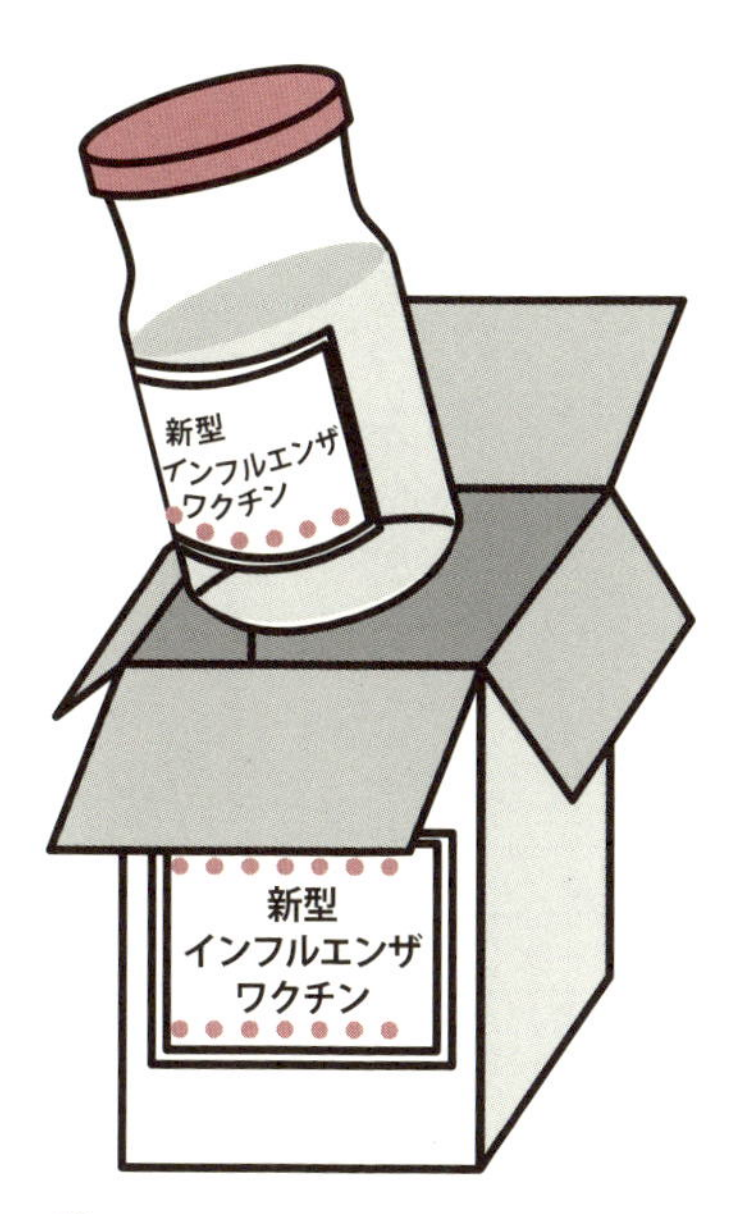

流行する麻疹の予防接種

Q

大学で麻疹（はしか）が流行しています。なぜ私ぐらいの年齢に多いのでしょうか。これから教育実習があるのですが、予防接種についても教えてください。（20歳・女性）

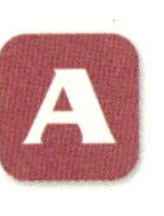

免疫を確認し、ワクチン再接種も

2007年も南関東地域を中心に**麻疹**の流行が見られました。長野市近郊でも発症が見られ、10～20代が多いのが特徴でした。

この原因として、以下のことが考えられます。日本での**麻疹ワクチン**の定期予防接種は1978年に開始され、その年の1歳児は2008年に30歳になります。この30歳以下の多くの方が、麻疹ワクチンを1回のみ接種し、麻疹に罹患した（かかった）経験がない人たちです。この世代の中に、ワクチン未接種で麻疹に罹患していない人が一部残っています。また、ワクチンを接種したものの**免疫**ができなかった人（推定5％未満存在）や、ワクチン接種後の長期間で免疫効果が低下し、麻疹に対する免疫がないか減衰してしまった人もいて、現在

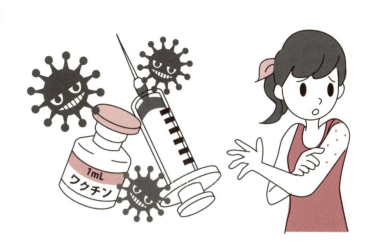

の流行で発症していると推測されます。

このような麻疹に対する十分な免疫がない人が麻疹患者と接触した場合、発症する確率は95％以上とされています。実習中に麻疹患者と接触する可能性がある場合や、あるいは実習生の発症で実習先の学生、職員が感染する可能性を考慮し、麻疹流行の有無に関わらず、教育実習前までに母子手帳で罹患歴と予防接種歴を確認します。できれば血液検査で麻疹に対する免疫を確認し、もし十分な抗体がなければワクチン接種後に実習に参加することが望まれます。

●副院長　宮原 隆成

咳エチケットについて

Q

咳と熱があって病院を受診したら、咳エチケットのためマスクをすすめられました。咳エチケットとは何ですか。（37歳・女性）

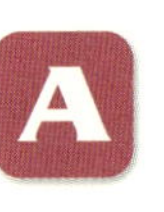

インフルエンザを感染防御するために必要

インフルエンザが流行する季節です。ご質問の**咳エチケット**ですが、これこそ皆さんがいつでも心がけることができる、インフルエンザの**感染防御対策**の基本です。

具体的には、①咳・くしゃみの際にはティッシュペーパーなどで口と鼻を押さえ、他の人から顔をそむけて1メートル以上離れる②鼻汁・痰などを含んだティッシュペーパーは、すぐにふた付きのゴミ箱に捨てる③咳の人にマスクの着用を促す④マスクは正しく着用する⑤咳・くしゃみの後はせっけんで手をよく洗う——です。

これらによってインフルエンザの感染拡大を阻止できるのは、感染経路すなわち**飛沫感染**に関係しています。インフルエンザウイルスは、直径1万分の1ミリと非常に小さく、細菌

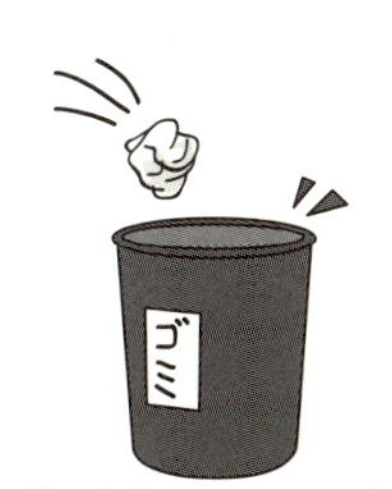

使用したティッシュは
ゴミ箱に捨てましょう。

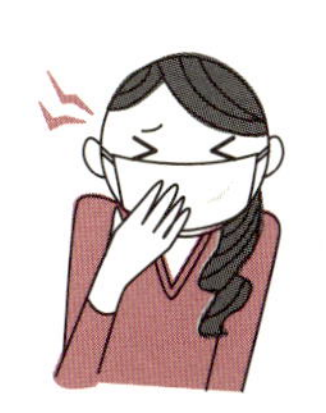

咳やくしゃみをするときはハンカチや
ティッシュで口と鼻を覆いましょう。

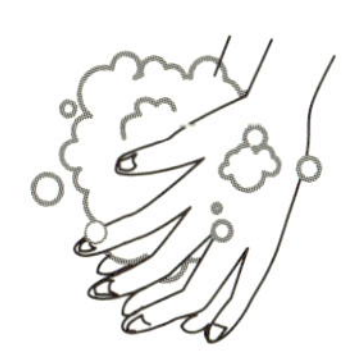

咳やくしゃみをした後は
手を洗いましょう。

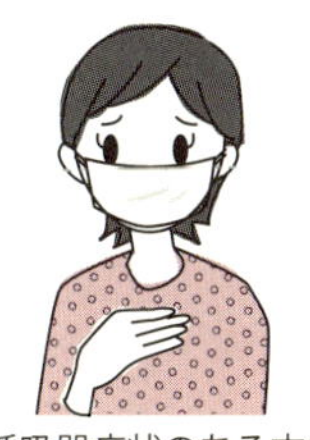

呼吸器症状のある方は
マスクをしましょう。

とは違って生きた細胞の中でしか増殖できず、空気中では増殖しません。インフルエンザウイルスが人に感染した場合、鼻腔や咽頭の粘膜表面の上皮細胞で増殖し、咳、くしゃみ、つばなどの飛沫と共に細胞外へ放出されます。これを吸入することで感染します。

この飛沫は1～2メートル以上は飛びませんので、マスクは飛沫の発生を最小限に抑え、周囲への感染拡大を阻止するのに大きな効果があります。さらに、マスクは**のどの粘膜の乾燥**を防ぎ、ウイルスへの防御機能を保ちます。

以上が咳エチケットが推奨される理由です。これは新型インフルエンザの発生時にも、もちろん有効です。

●副院長　宮原　隆成

がんの予防について

最近、友人にがんにかかったという話が増えてきています。心配なので、がんの予防について教えてください。（60歳・男性）

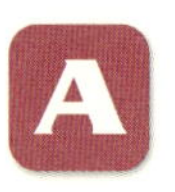

生活習慣改善と定期検診を

日本人の2人に1人はがんにかかり、3人に1人はがんで亡くなっています。これは他国と比較しても、大変多い数字です。高齢化が進んでいることも原因の一つです。そこで、がんの予防について現在分かっていることを並べてみます。

因果関係がある危険因子としては、①**喫煙**②**感染**③**許容量を超えた放射線**、**不確定な危険因子**は①**飲酒**②**肥満**、不確定な予防因子としては①**食事（果物およびでんぷんを含まない野菜）**②**身体活動の増加**——などがあります。便益（効果）が証明されていないものは、ベータカロテン、各種サプリメント、ビタミン。環境曝露（日常生活などで肺や口、皮膚などから化学物質、放射線、電磁波、紫外線などが体内に取り込まれること）と汚染物質としては、

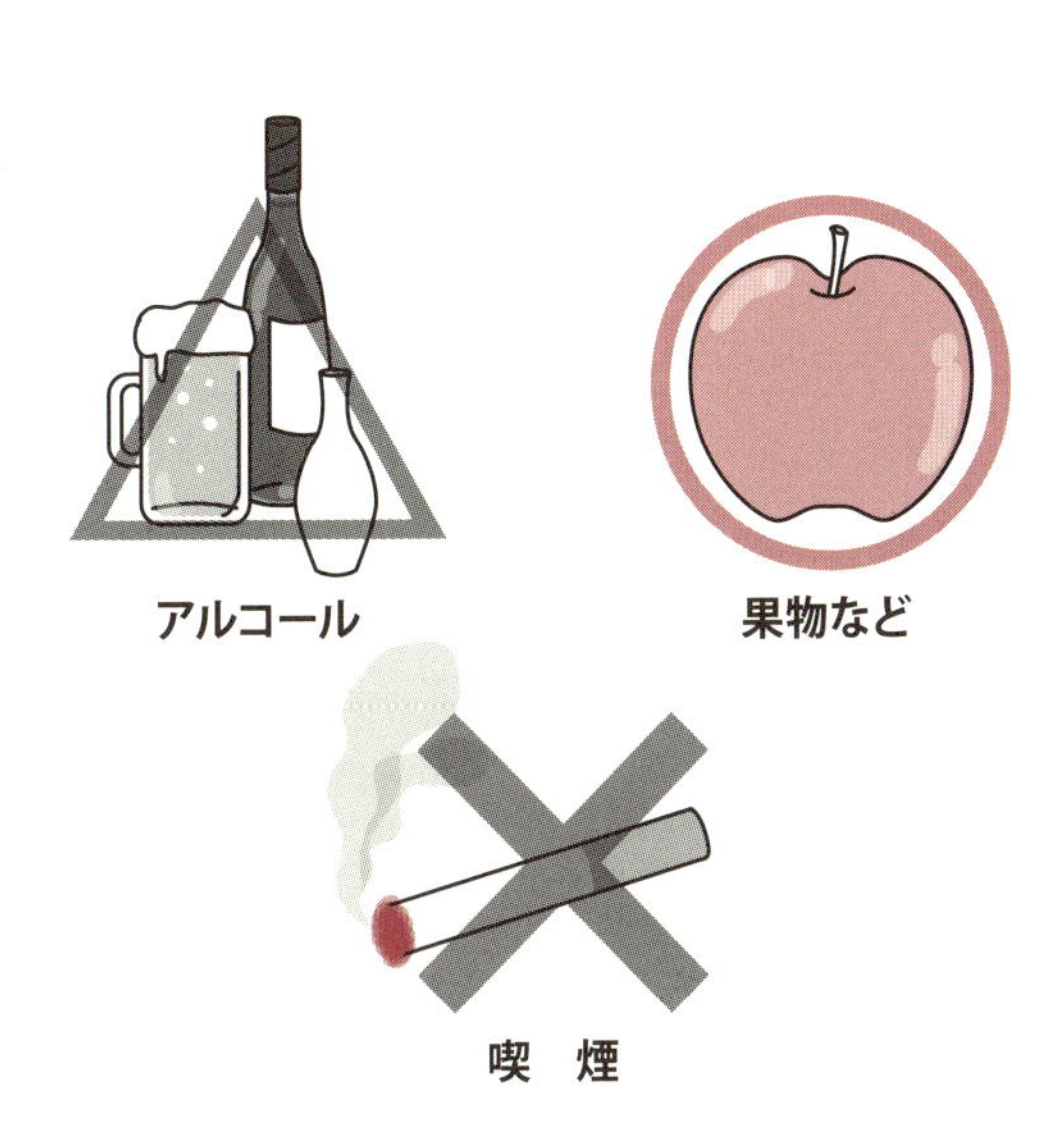

製品では**たばこの副流煙**、**屋内ラドン**、**屋外大気汚染やアスベスト**などです。

まとめますと「**喫煙せず、酒を控え、果物と野菜をとり、塩分や動物性脂肪を控え、運動し、肥満にならない**」ことです。特別な治療や健康食品には逆の効果もあります。

もちろん、生活習慣を改善してもがんにならないわけではありません。そこでこのような生活習慣の改善とともに大切なのが、定期的な検診です。**早期がんであれば種類によっては9割が治る時代ですので、定期的な検診が早期発見には欠かせません**。この二つのポイントが、現在のがん予防で大切です。

●若穂病院副院長代行　熊木 俊成

不整脈で治療中──新薬の方がいい？

Q

心房細動という不整脈でワルファリンを飲んでいますが、新しい薬の記事を読みました。新薬に変えてもらうのがよいでしょうか。（63歳・女性）

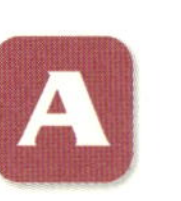

効果はほぼ同等。あえて変えなくてもいい

心房細動では脳梗塞の予防が重要です。しかし予防薬（血液を固まりにくくする薬）の**効果は100％ではなく**、副作用の心配もありますので、必要に応じて内服をおすすめしています。

予防薬として**ワルファリン**が使われてきましたが、2011年4月から新薬の**ダビガトラン**も使えるようになりました。ただし、人工弁を入れた方や僧帽弁狭窄症（そうぼうべんきょうさく）では新薬は使えません。また、**腎臓の機能が悪いと内服できません**。

新薬は、ワルファリンと比べて効果や重大な副作用はほぼ同等（若干優れているかもしれない程度）で、毎回血液検査をする必要がない、納豆など**食事の制限がない**──というメリ

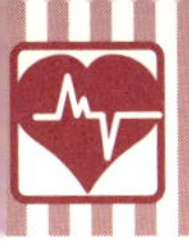

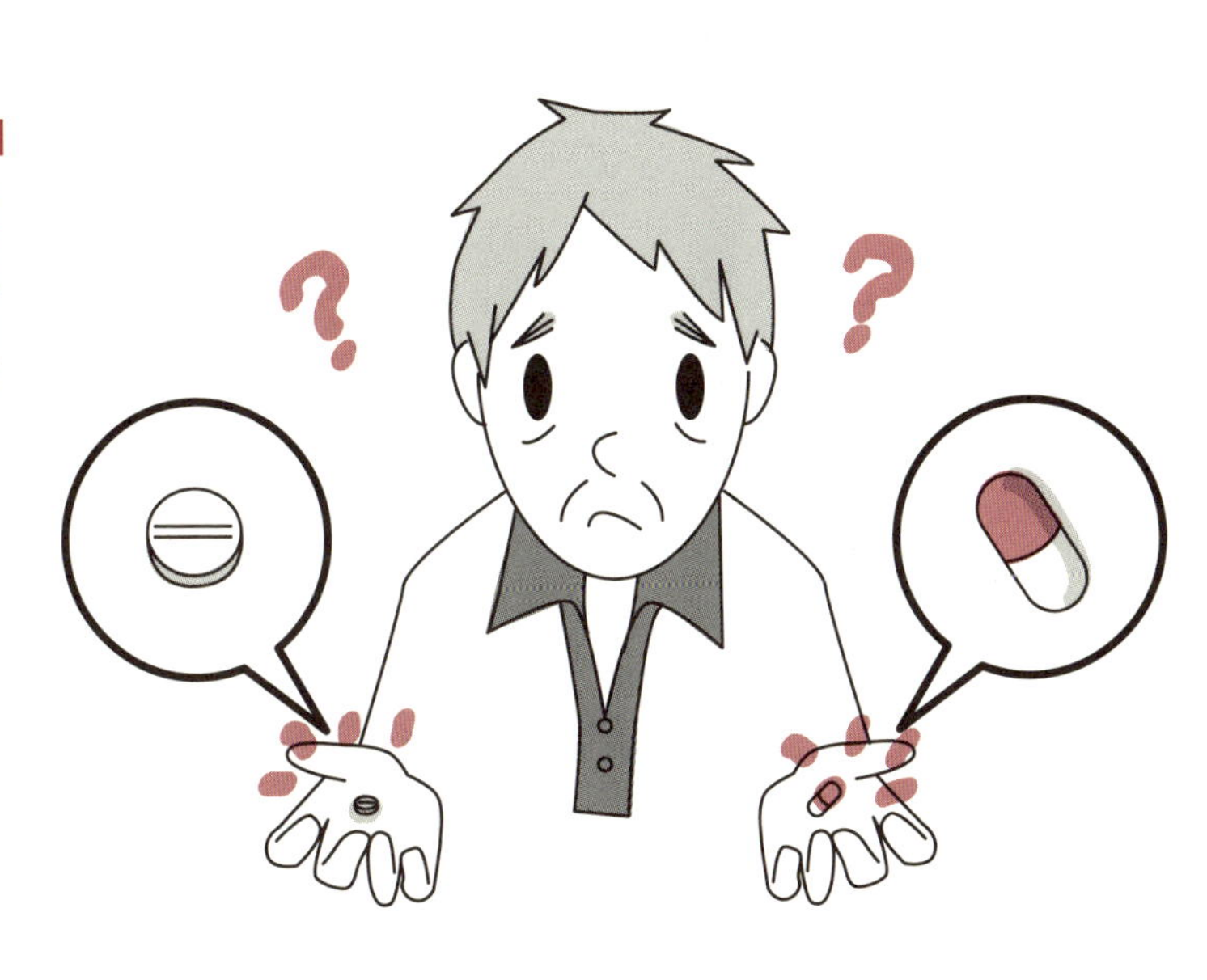

ットがありますが、**値段が高く**1ヵ月約4000円の負担増になります（自己負担3割の場合）。また、効果の持続時間が短いため1日2回の内服が必要なので、飲み忘れが多い人にはおすすめできません。

さらに、消化器症状の副作用がやや多い、効き過ぎた場合の対処方法が不明——などの欠点もあります。今の時点で特に問題がないなら、あえて新薬に変える必要はないでしょう。ワルファリンの内服量が頻繁に変わる場合や、どうしても納豆を食べたい場合は主治医に相談してみましょう。

●循環器内科統括部長　百瀬 智康

ワルファリンの使用について

発作性心房細動があり、脳血栓塞栓症の予防のため、ワルファリンや新規経口抗凝固薬の内服をすすめられました。定期的な血液検査も必要と聞きましたが、内服した方がよいのでしょうか。（75歳・男性）

A

リスクがあれば内服と血液検査を

心房細動は、以前からある頻度の高い**不整脈疾患**ですが、心房細動による脳血栓塞栓症のリスクは、最近かなり高いことが認識されてきました。心原性脳梗塞と呼ばれ、他の脳梗塞に比し、重症化しやすいといわれています。

この予防に、**ワルファリン**や**新規経口抗凝固薬**の内服による抗凝固療法が推奨されています。リスクの高低に応じ、**CHADS2スコア**が提唱されています。①**C**（Congestive heart failure）＝**心不全**②**H**（Hypertension）＝**高血圧症**③**A**（age）＝**年齢75歳以上**④**D**（Diabetes mellitus）＝**糖尿病**⑤**S**（Stroke and TIA）＝**脳梗塞あるいは一過性脳虚血発作**

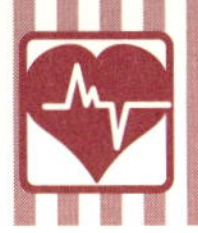

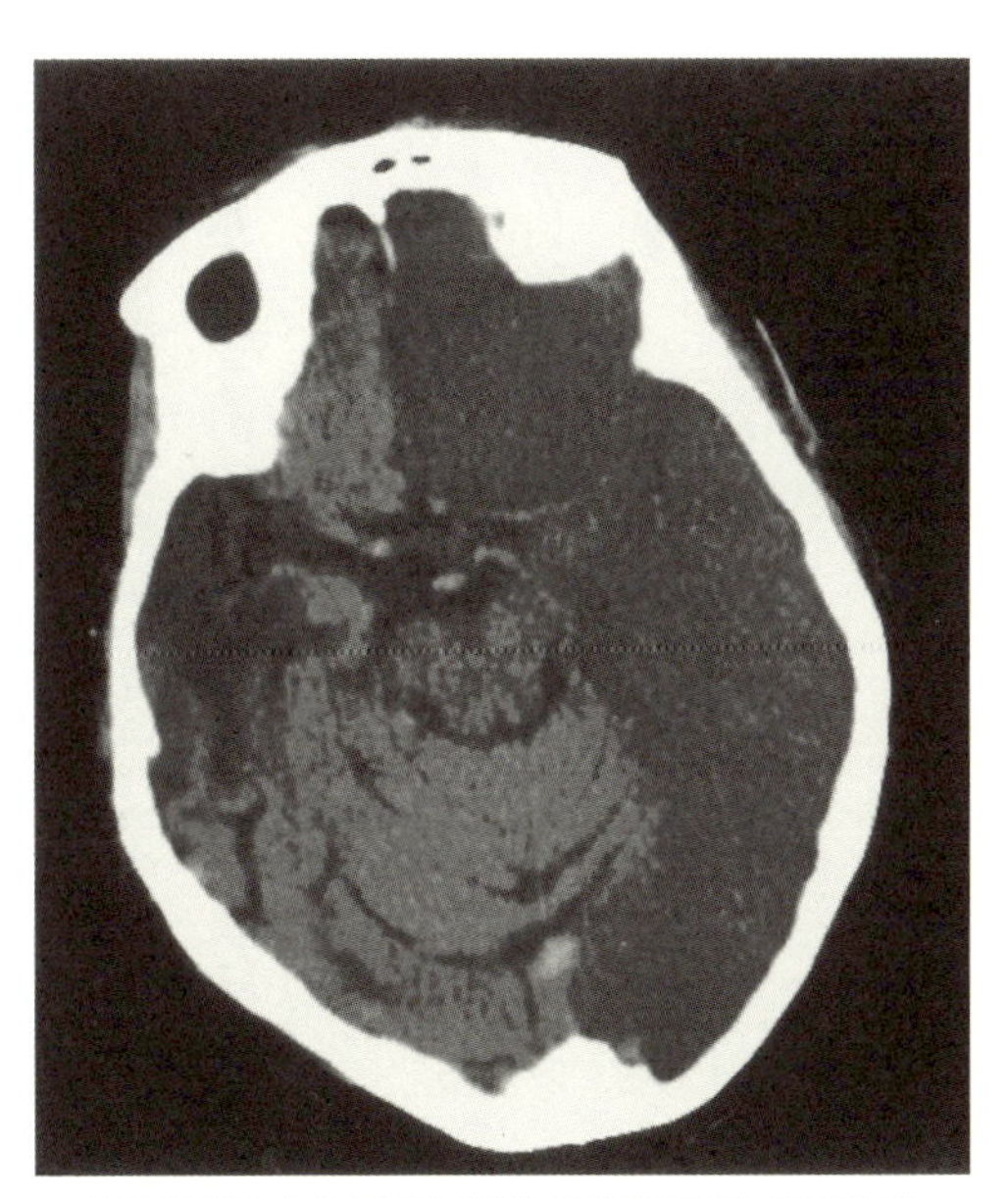
心房細動では広範な脳血栓塞栓症を発症する

――の存在について点数化します。①から④があれば1点、⑤があれば2点と計算し、合計1点以上でワルファリン、新規経口抗凝固薬の内服を推奨、考慮可とされています。

また、これらのリスクが重なるにつれ脳梗塞発症の頻度が増えてくるといわれています。従って、このスコアに当てはまる方には、ワルファリンや新規経口抗凝固薬の内服をおすすめします。ワルファリン内服では血液検査によるプロトンビン時間の国際標準化比の定期的な測定が必要となります。

●循環器内科部長　三澤 卓夫

発作性心房細動でワルファリン内服？

Q

検診で発作性心房細動と言われ、ワルファリンや新規経口抗凝固薬の内服をすすめられましたが必要なのでしょうか。自覚症状はありません。（75歳・男性）

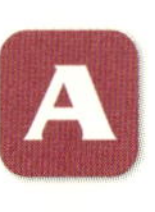

抗血栓療法として推奨されている

心房細動は検診で偶然に発見されることも多い**不整脈**で、脈が規則性を失い、バラバラに発作が起きます。自覚症状は強い動悸などを感じる方から症状のない方まで、さまざまです。60歳ぐらいから徐々に増加し、80代になると9～14％に認められるといわれています。当初は短時間の間に正常な洞調律（心電図の波形）に戻りますが、次第に回数が増え、持続時間が長くなり、固定された心房細動へと移行していくため、発作性心房細動、持続性心房細動などに分類されています。

心房細動では、抗不整脈薬の内服に加え、心臓の中で血栓が形成されて脳などに流れていく**血栓塞栓症**の予防が重要視されています。そのため、抗血栓療法として**ワルファリン**や**新**

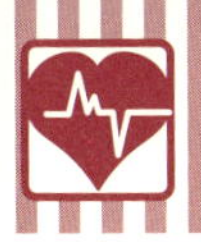

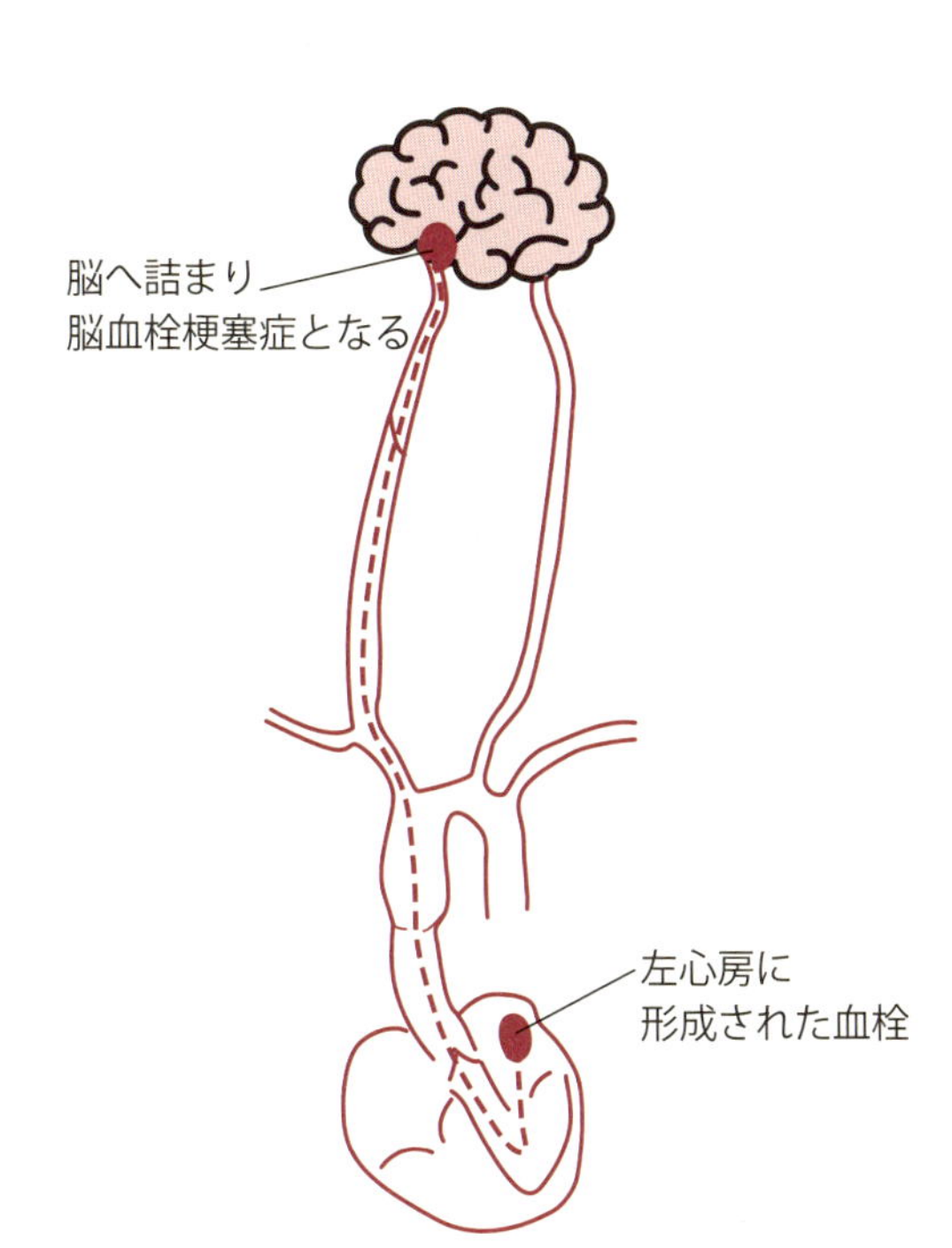

規経口抗凝固薬の内服が推奨されています。明らかな自覚症状がなくとも、75歳以上、高血圧、心不全、糖尿病、脳梗塞の既往のある方、また65～75歳未満の方についても、内服の検討が必要といわれています。

ワルファリン内服に際しては定期的な血液検査が必要です。納豆や緑色野菜など、ビタミンKを含む食物はワルファリンの抗血栓作用を弱めてしまうため、制限が必要です。新規経口抗凝固薬は食事制限はありません。

●循環器内科部長　三澤 卓夫

狭心症—専門病院でないと心配

Q

狭心症で風船治療を受けたのですが、退院後は近くの医院へ通院するように言われ、退院後の予定表を渡されました。心臓の治療後なので専門病院へ通院したいのですが。

（74歳・女性）

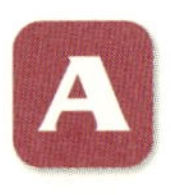

連携でより密度の高い診療が可能に

近年、厚生労働省は患者さんに**かかりつけ医**を中心としたネットワーク医療をすすめています。このため、さまざまな疾患で**連携パス**と呼ばれるものが導入されつつあり、当院でも2008年度から狭心症の連携パスを導入しました。

連携パスは、**かかりつけ医と当院が共同診療を行う**ための、まさに**予定表**です。狭心症の風船治療が成功して容体が安定した後は、再発予防のため血圧やコレステロールなど生活習慣病の管理が重要です。一方、定期的に心臓の検診を行うことも大切です。

しかしながら、限られた診療時間の中で**生活習慣病**と**心臓病**の両方を診ようとすると、ど

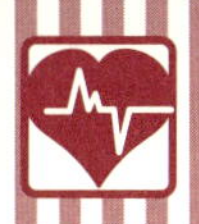

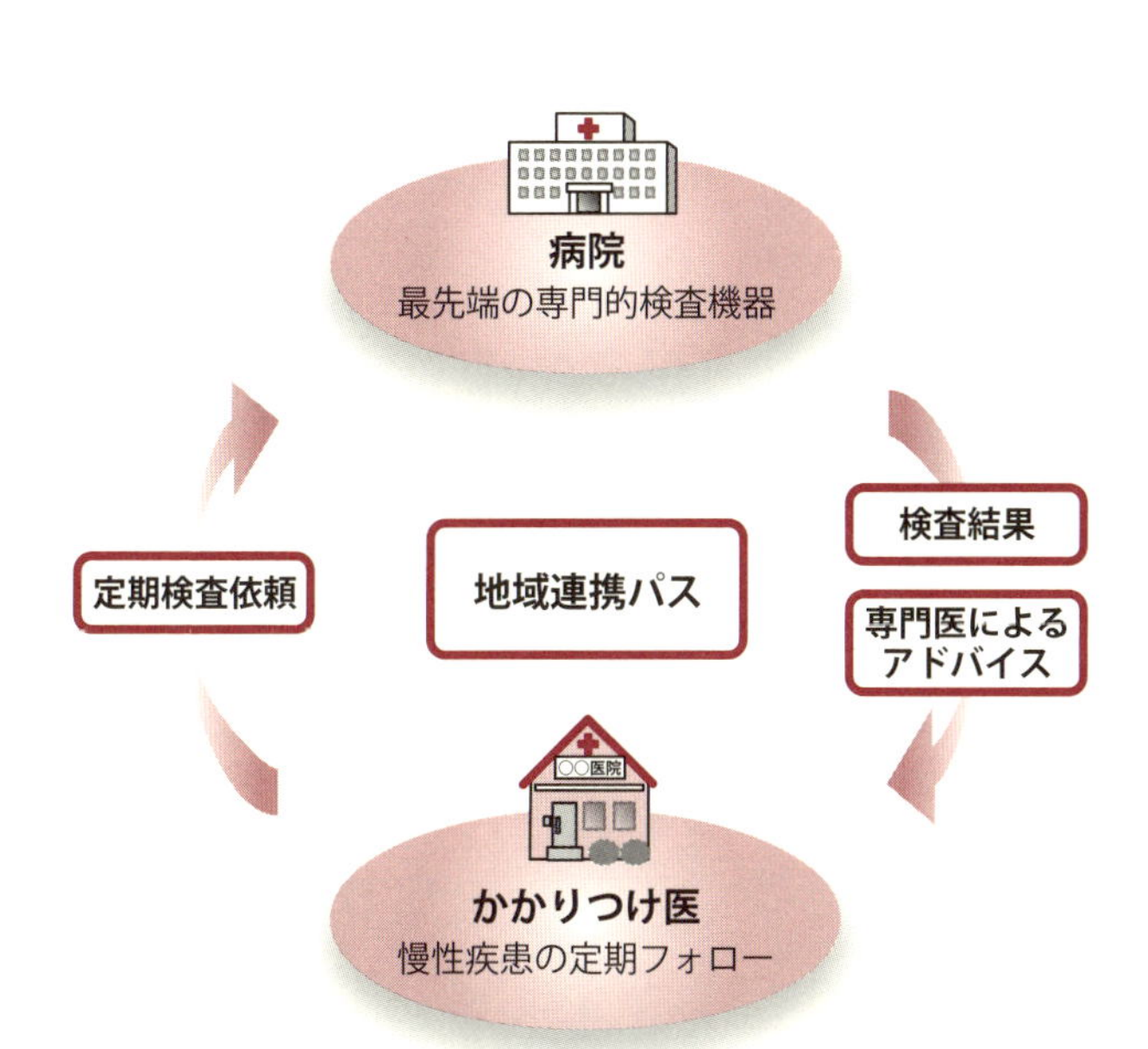

うしても無理が生じます。そこで、生活習慣病の管理は開業医の先生方の得意分野なので、かかりつけ医にお願いします。また、心臓病の定期検診には専門知識や医療機器が必要なので、専門外来で行います。かかりつけ医と当院がお互いの得意分野に集中して診療しますので、より密度の高い診療が受けられます。

当院ではしっかり連携が取れるかかりつけ医に患者さんを紹介し、連携パスを使用して共同診療を行っています。緊急時にはいつでも専門治療を受けられますので、安心して加療を続けてください。

●循環器内科統括部長　百瀬 智康

無症状だが心臓の精密検査は必要？

Q

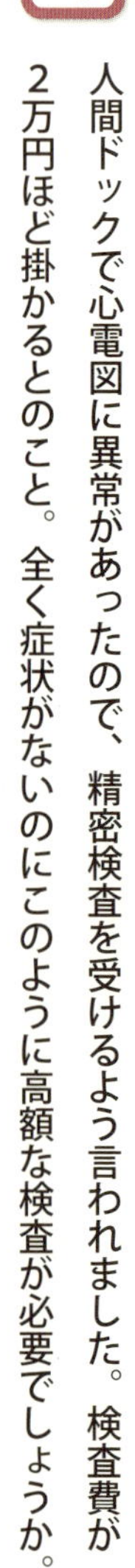

人間ドックで心電図に異常があったので、精密検査を受けるよう言われました。検査費が2万円ほど掛かるとのこと。全く症状がないのにこのように高額な検査が必要でしょうか。糖尿病で内服治療中です。（56歳・男性）

A

糖尿病の人は要注意。年に1回は心臓の検査を

症状のない狭心症や心筋梗塞を**無症候性心筋虚血**といい、珍しい病気ではありません。特に**糖尿病の方は注意が必要**です。糖尿病があると動脈硬化の進行が早いため、狭心症や心筋梗塞を起こしやすい上に、合併症として神経障害があるので痛みを感じにくいからです。糖尿病の方が狭心症や心筋梗塞を起こしても20～50％は無症状ではないかといわれています。また、米国で行われた研究では糖尿病の方の実に22％に無症候性心筋虚血が見つかりました。

2万円以上掛かる精密検査とは**心筋シンチグラム**のことでしょう。運動して心臓に負荷の掛かった状態で薬を注射して、その薬が心臓にたまる状況を撮影します。心臓に血流の悪い

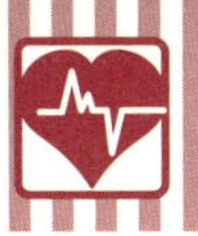

ところがあると、そこだけ薬のたまりが悪くなります。注射する薬が高価なため、心電図やレントゲン検査と比べて検査費用は高くなりますが、無症候性心筋虚血の発見には適した検査ですので、ぜひ受けてください。

無症候性心筋虚血は、症状のある狭心症や心筋梗塞より**死亡率が高い**ことが分かっています。特に糖尿病の方は、全く胸の症状がなくても最低年1回は心電図検査、できれば運動負荷心電図検査を受けることをおすすめします。

●循環器内科統括部長　百瀬 智康

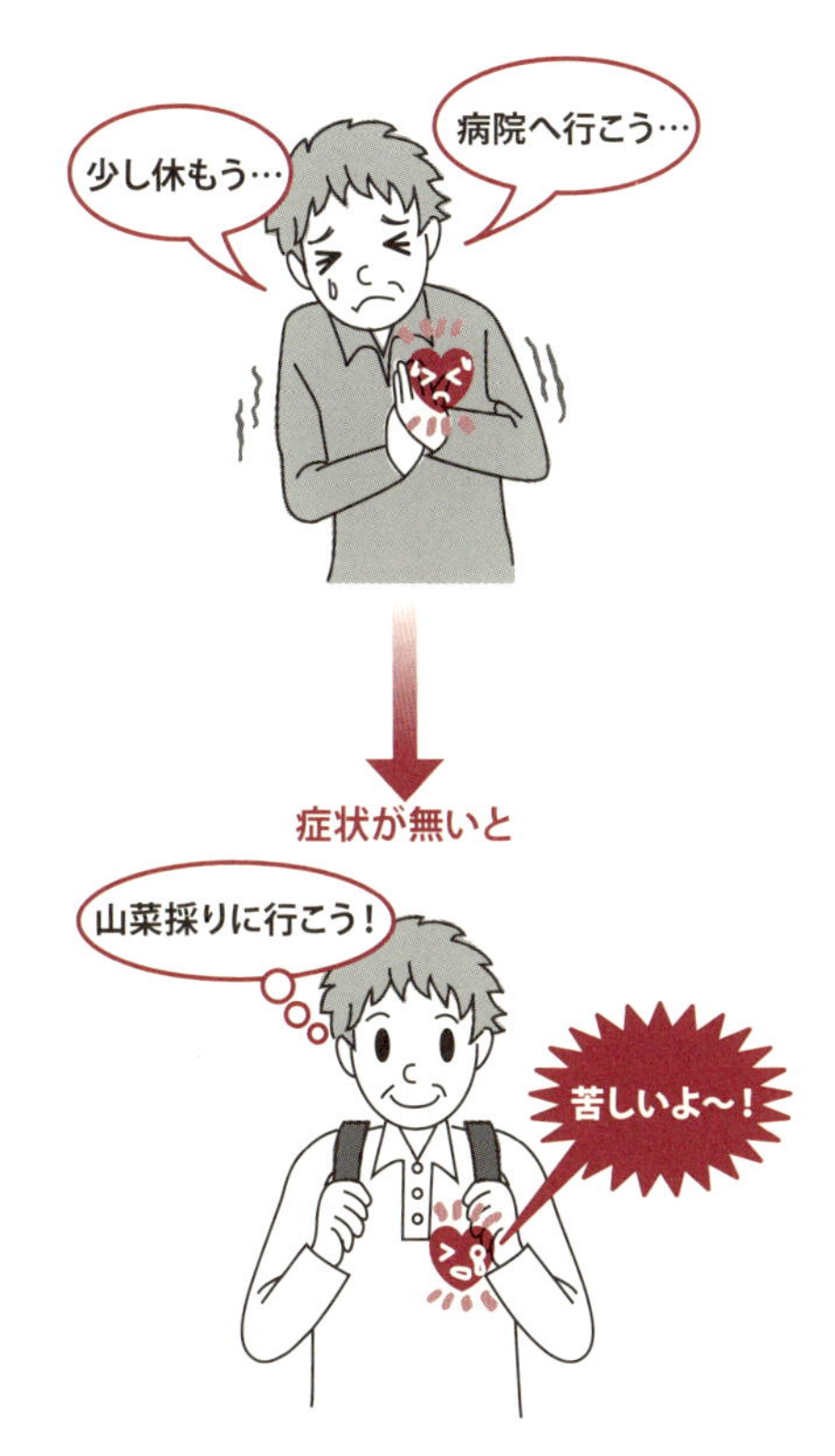

照射器が二つのCTの被ばく量

病院で心臓のCTを受けるよう、かかりつけ医にすすめられました。エックス線照射器が二つある最新のCT装置だから、と言われましたが、検査中の被ばく量が2倍になるのではないでしょうか。（57歳・女性）

A

時間の短縮で被ばく量は逆に減る

一般的なCT検査では一つのエックス線照射器（管球）が身体を1周して撮影しますが、心臓を撮影する時だけは半周分のデータで画像を作ります＝**図上**。心臓は常に動いているので撮影時間を短くしないと画像がブレてしまうからです。

エックス線照射器が二つあるデュアル・ソースCTは、二つの管球が直交するように配置されているため4分の1周で画像を得られます＝**図下**。このように管球が二つあると撮影時間、つまりエックス線の照射時間を短くできますので、**被ばく量を増やさずにより鮮明な画像**を得られます。

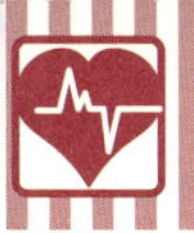

さらに体重や心拍数などの条件がよければ、二つの管球を使った高速撮影で被ばく量を**5分の1〜10分の1**に減らせます。被ばく量は決して0にはなりませんが、従来のCT装置よりは少なく、ブレの少ない見やすい画像が撮れますので、デュアル・ソースCTでの検査をすすめられたのだと思います。

●循環器内科統括部長　百瀬　智康

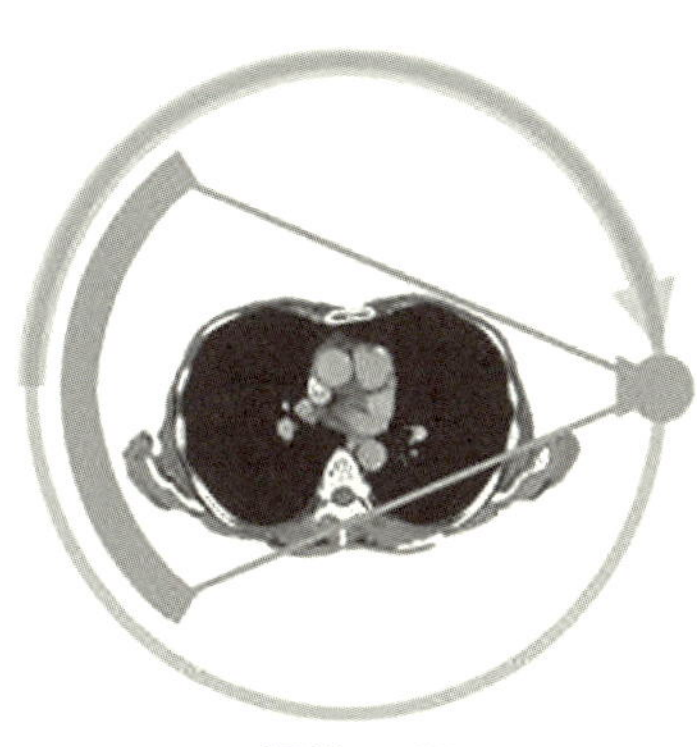

通常の CT

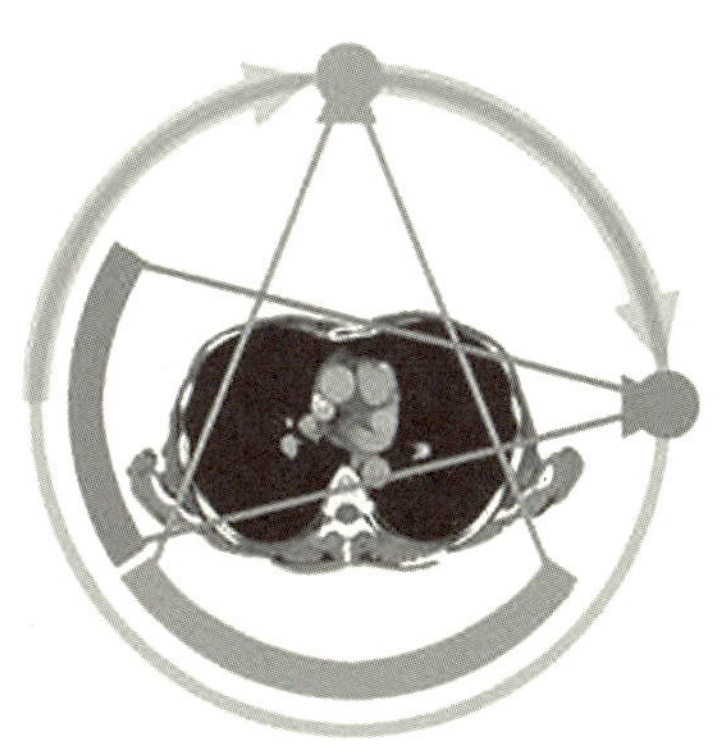

デュアル・ソース CT

足の血管が浮き出てきた

出産後から足の血管が浮き出てきました。徐々に目立つようになり、立っていると足が重たくなります。最近は痛みもあり、見た目も気になるので治したいのですが、よい治療法はありませんか。（55歳・女性）

A

下肢静脈瘤――レーザーによる新治療法も

日本人の約1割に**下肢静脈瘤**（りゅう）があり、加齢や遺伝、妊娠・出産、立ち仕事などが関係していると言われています。

足の静脈血の逆流を防ぐ弁が壊れて、足に血液がたまるのが原因で、**ふくらはぎの静脈が瘤**（こぶ）**のように膨らんできます**。最初は無症状ですが、次第に足がだるい、重い、疲れやすい、むくむ、つる、痛い、かゆい――などの症状が現れ、ひどくなると皮膚が硬くなり、出血したり、潰瘍（傷）になります。

瘤は自然に治ることはありません。気になる方は、まず専門医を受診してください。検査

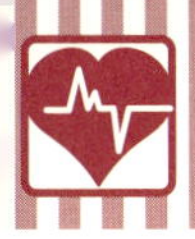

は、超音波で血液の逆流の程度と位置を確かめますので、痛みは全くありません。

治療法には圧迫療法、硬化療法（硬化剤を注射して瘤をつぶす方法）、手術などがあります。

最近では、**レーザーを使用した新しい手術**が登場し、切り傷を付けることなく手術をすることも可能になりました。以前からよく行われている根治手術も改良が加えられ、現在は短期間の入院、場合によっては日帰りも可能になっています。多くの方がお悩みと察します。ご相談ください。

●心臓血管外科部長　清水　剛

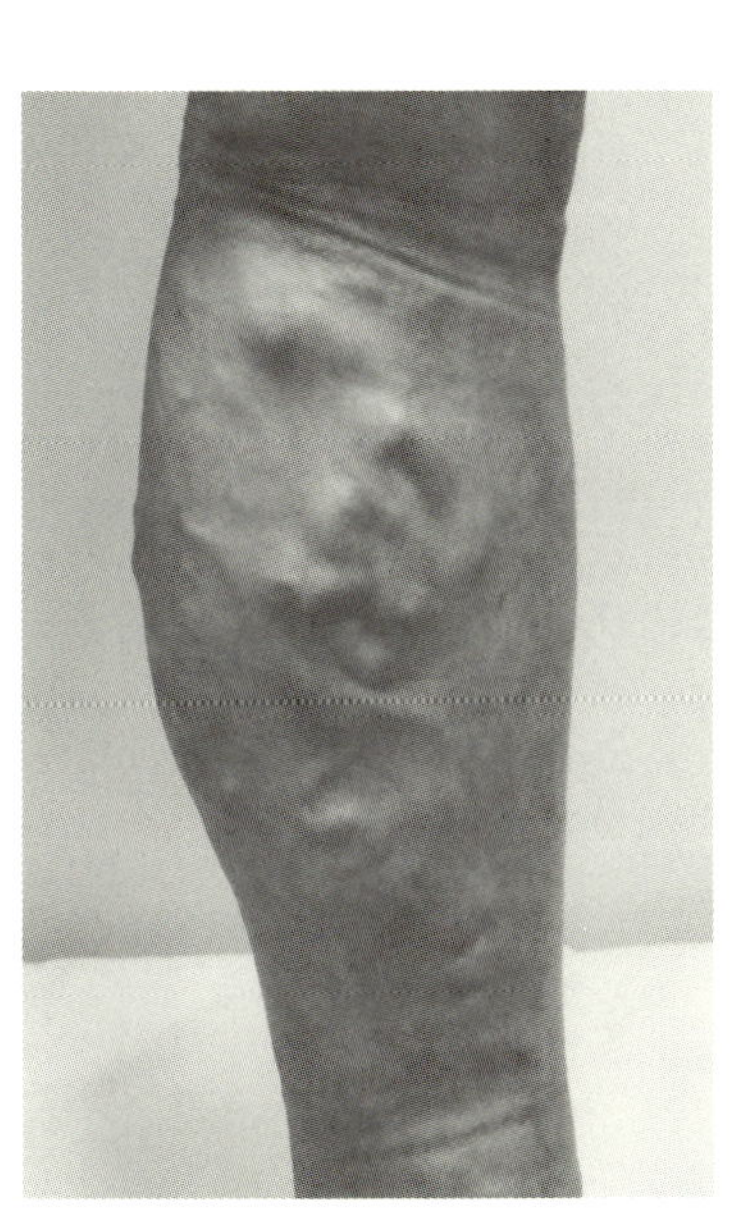

下肢静脈瘤

空咳が治らない

Q

風邪をひいた後、空咳だけが治りません。悪い病気でしょうか。（60歳・女性）

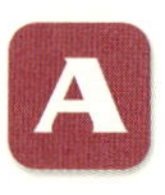

画像検査で原因の特定を

3週間以上継続する咳＝**咳嗽**を**遷延性咳嗽**や**慢性咳嗽**といいます。原因の多くは、**咳喘息**、**アトピー咳嗽**、**感染後咳嗽**です。

咳喘息は、**喘鳴**や呼吸困難を伴わず慢性咳嗽が唯一の症状です。経過中に3割から4割の方で「ゼーゼー」「ヒューヒュー」という雑音＝喘鳴が出現し、典型的喘息に移行しますので、ステロイド吸入薬等の治療継続が必要です。

アトピー咳嗽は、咽喉頭の掻痒感（かゆい感じ）を伴う**乾性咳嗽**で、アレルギーを起こしやすい体質の中年女性に多いといわれます。咳嗽が現われる時間帯は就寝時、深夜から早朝に多く、会話やたばこの煙、精神的緊張などが誘因の要素になり得ます。気管支拡張薬は効

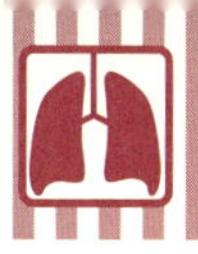

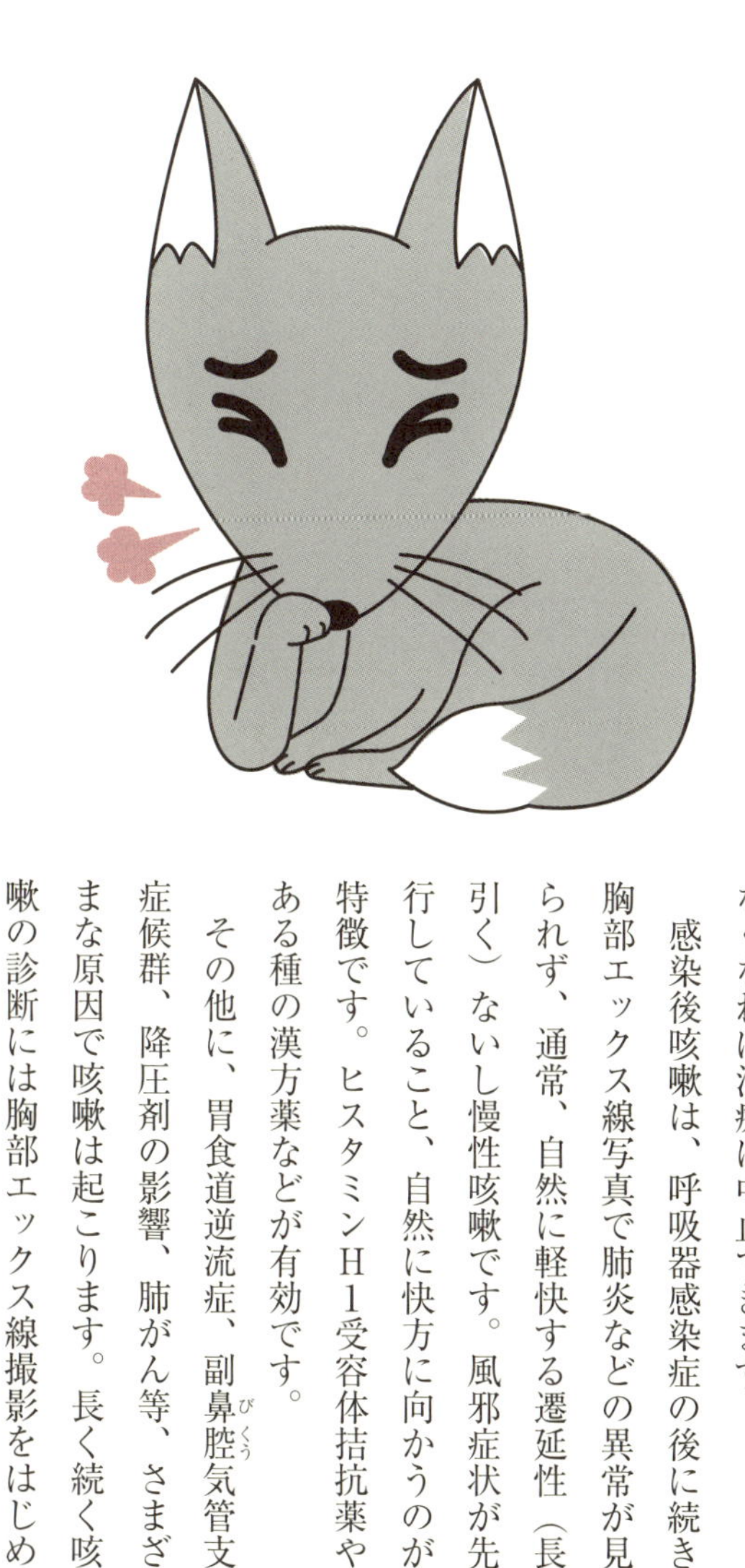

きめがなく、ヒスタミンH1受容体拮抗薬やステロイド吸入薬等が有効です。咳嗽がなくなれば治療は中止できます。

感染後咳嗽は、呼吸器感染症の後に続き、胸部エックス線写真で肺炎などの異常が見られず、通常、自然に軽快する遷延性（長引く）ないし慢性咳嗽です。風邪症状が先行していること、自然に快方に向かうのが特徴です。ヒスタミンH1受容体拮抗薬や、ある種の漢方薬などが有効です。

その他に、胃食道逆流症、副鼻腔気管支症候群、降圧剤の影響、肺がん等、さまざまな原因で咳嗽は起こります。長く続く咳嗽の診断には胸部エックス線撮影をはじめ画像検査が必須です。

●総合診療科・内科部長　横関 万里

咳が1ヵ月以上続く

もう1ヵ月以上前に風邪をひきました。すぐに熱も下がり、のどの痛みもなくなったのですが、咳(せき)だけがずっと続いています。近くの診療所で咳止め薬ももらい、喘息(ぜんそく)かもしれないと吸入薬ももらったのですが、ほとんど効果がありません。よい治療法はないのでしょうか。たばこは吸いません。（44歳・女性）

A

過敏になった気管支が原因の場合も

喫煙者が風邪をひいた場合、慢性気管支炎が長く続くこともありますが、喫煙しない方の場合、風邪による咳は**普通1～3週間程度**で自然に収まります。それ以上続く場合、風邪以外の咳の原因を考える必要があります。

長く続く咳で通常の咳止め薬が効かない場合、まず考えるのがアレルギーや喘息による咳です。恐らく治療をした先生も、このことを考えて吸入薬を出したと思われますが、効果がないとなると次に考えられるのは**感冒後咳嗽(がいそう)**という疾患です。

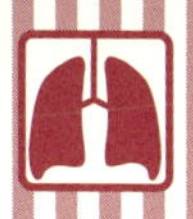

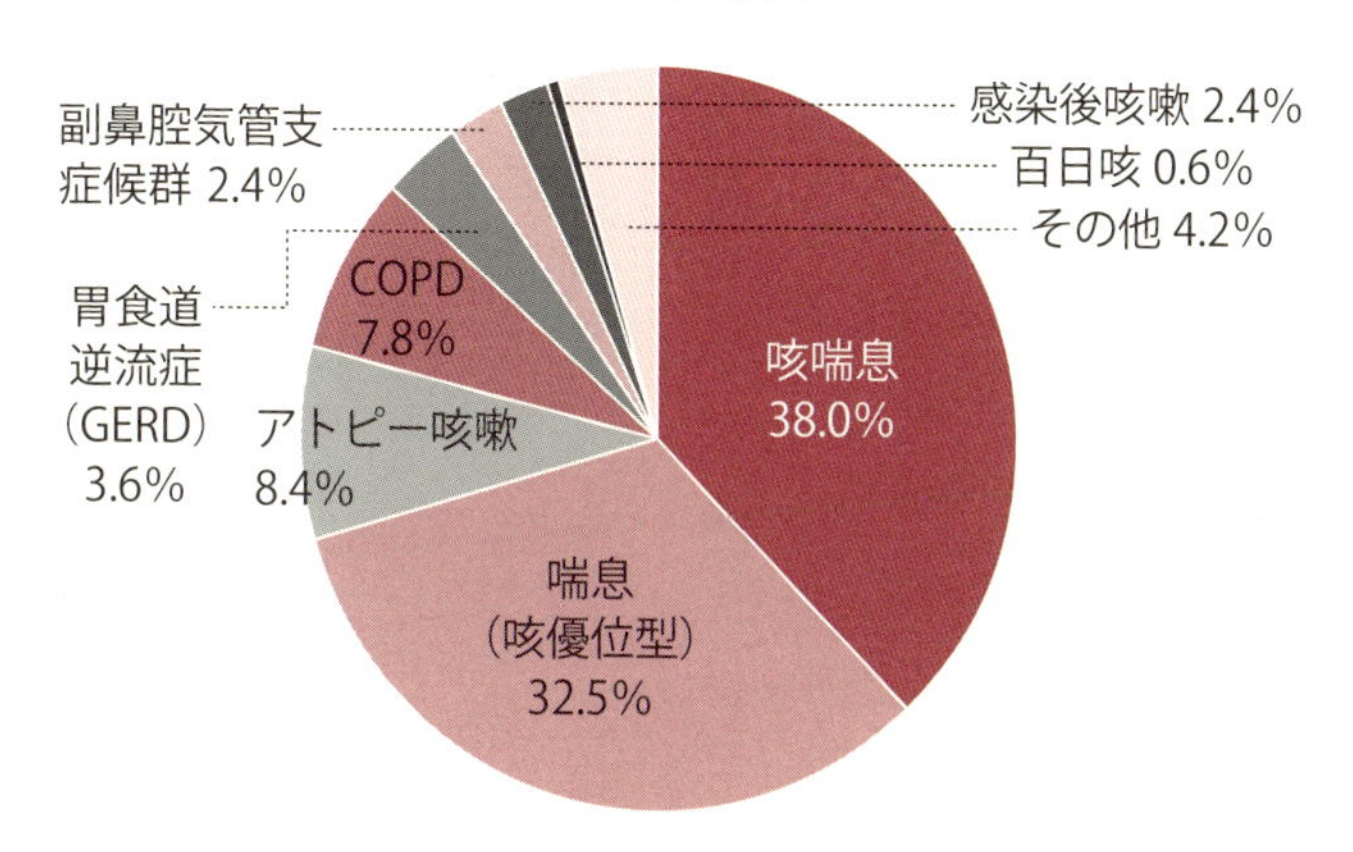

これは風邪のウイルスがのどや気管支に感染した後、気管支が過敏となるために起こる咳です。治療はなかなか難しく、患者さんと医師が辛抱強くいろいろな治療法を試していく必要がありますが、数年前よりこの類いの咳に対して、ある種の漢方薬が効果があることが分かってきました。

まだ、必ず効果があるとまでは断言できませんが、よく効く人にはびっくりするほど効果があります。当院には咳の専門家がいますので、試してみてはどうでしょうか。

●内科（感染症）部長　田中　俊憲

長引く咳―もしかして結核？

Q

近年、結核になる患者が増えていると聞きました。そういえば最近、咳が長引いている気がします。私は結核でしょうか。（76歳・男性）

A

高齢者に増加している二次結核症

まず、医療者としてどんな時に結核を疑うかといいますと……。

①2週間以上続く咳の症例
②なかなか診断が確定しない呼吸器疾患の症例
③一般の肺炎として治療していても改善が得られない症例
④ステロイド剤を投与している症例
⑤コントロールの悪い糖尿病の症例
⑥個人の免疫力が低下していると考えられる症例

これらのケースに遭遇した場合、**結核**を念頭においた診療を始めます。結核の感染は、咳

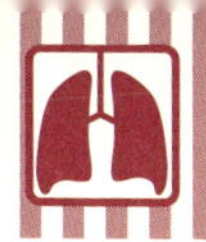

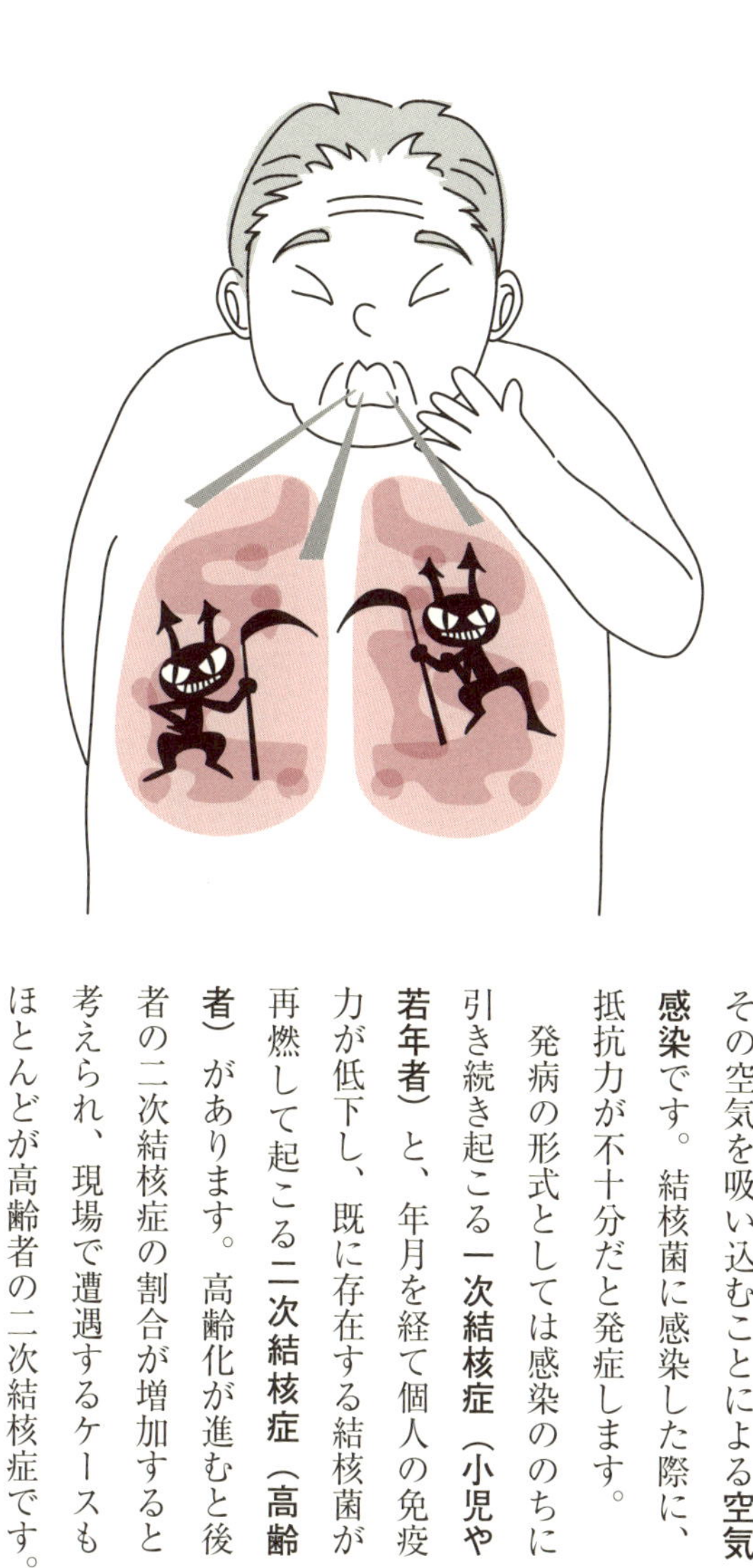

などのしぶきに含まれる水分が蒸発して、残った結核菌が空気中に漂い、その空気を吸い込むことによる**空気感染**です。結核菌に感染した際に、抵抗力が不十分だと発症します。

発病の形式としては感染ののちに引き続き起こる**一次結核症（小児や若年者）**と、年月を経て個人の免疫力が低下し、既に存在する結核菌が再燃して起こる**二次結核症（高齢者）**があります。高齢化が進むと後者の二次結核症の割合が増加すると考えられ、現場で遭遇するケースもほとんどが高齢者の二次結核症です。

●副院長　宮原 隆成・堀田 順一

最近の結核の特徴

Q

肺がんで治療中の78歳の祖父に、最近咳（せき）が続いているなぁ……と思っていたら、急に食欲がなくなり極度のだるさを訴えました。主治医に相談し検査したところ、痰（たん）から結核菌が検出されたと報告を受けました。最近の結核について教えてください。（42歳・女性）

A

高齢者と集団発生が増えている

ここ数年の**結核**にかかる人数の推移を見ると、戦後減少してきたものが1997年を境に増加に転じています。増加した内容は、70歳以上の高齢者が主です。現在の日本の特徴は、**高齢者結核**が多いこと、若年者では食生活の乱れと結核免疫の低下による**集団発生**が増えていることです。

わが国の結核診断では、検診での発見が20％程度で、約80％は自覚症状による医療機関受診で発見されています。さらに驚くべきことは、慢性の呼吸器疾患で通院されている患者さんで肺結核は第3位——実に20人に1人が肺結核なのです。

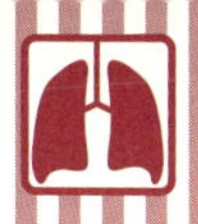

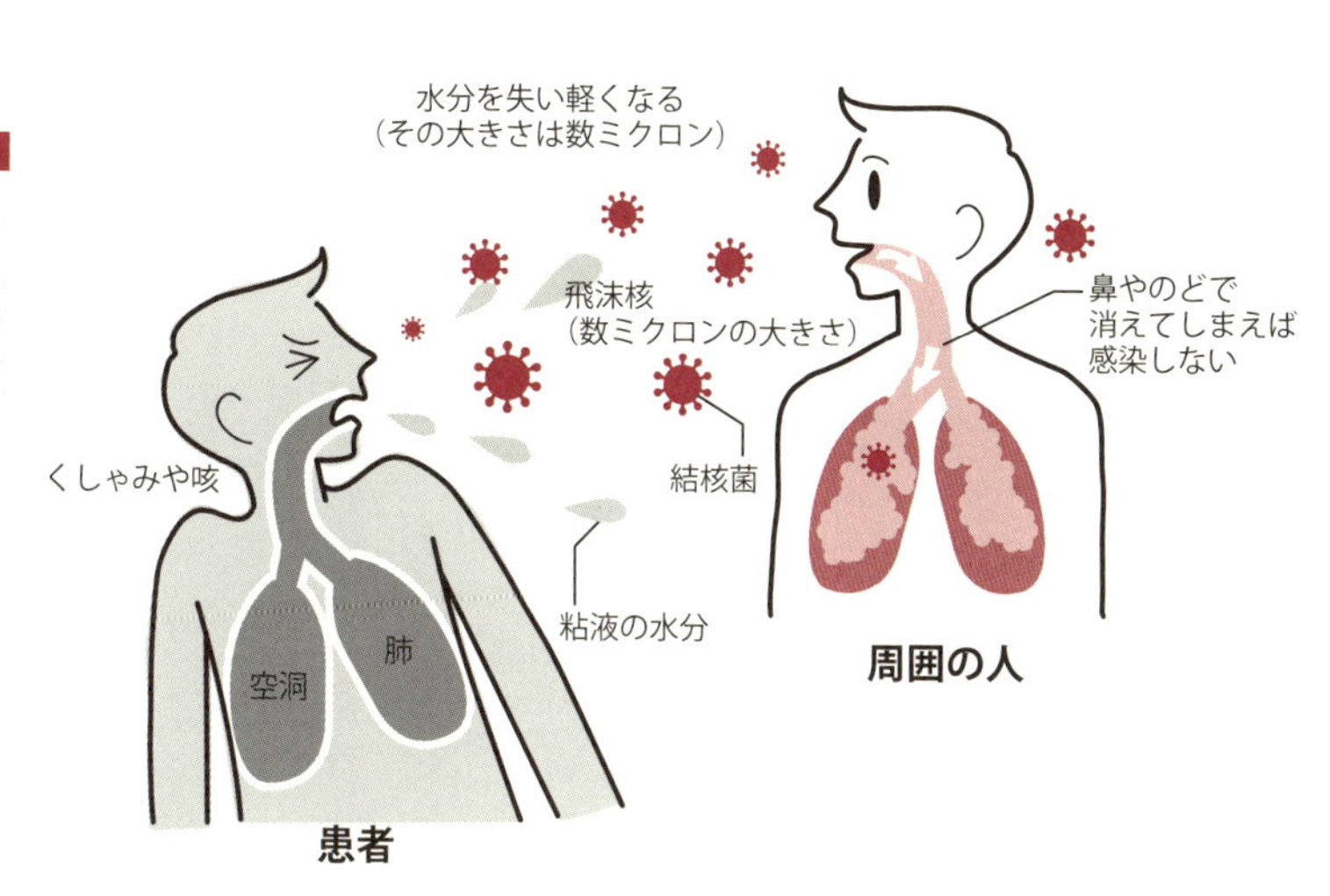

特に気をつけることは結核発病のリスクですが、ご質問者のご家族のようにもともと肺に疾患を抱えていて、さらに体の抵抗力を落とすような治療を受けている方は注意が必要です。初期症状である**微熱**（寝汗を伴う）、**だるさ**、**体重減少**と、次の段階での**2週間以上続く頑固な咳**を認める時は、結核を疑う必要があると考えます。

●副院長　宮原　隆成・堀田　順一

祖父が誤嚥性肺炎に

Q

施設に入所していた93歳の祖父が救急車で搬送されました。主治医からは誤嚥性肺炎で、重篤と言われました。肺炎はよく起こる病気なのですか。（48歳・女性）

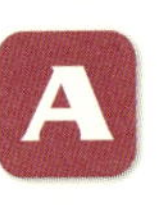

高齢になるほど発生しやすい

厚生労働省の人口動態統計（２０１１年）では、死因の第1位は悪性新生物、第2位は心疾患、**第３位は肺炎**、第４位が脳血管疾患となり、肺炎が脳血管疾患を抜きました。肺炎による死亡数は12万４０００人です。男性の90歳代では肺炎が死因の第1位です。

肺炎にはさまざまな病態があります。日本呼吸器学会は、肺炎とは**肺実質の急性の感染症の炎症**と定義しています。その中で超高齢化社会の到来とともに、医療・介護関連肺炎という概念が確立されました。①長期療養型病床群もしくは介護施設に入所している②過去90日以内に病院を退院した③介護を必要とする高齢者、身障者である④通院にて継続的に血管内治療を受けている——これらの人に起こります。

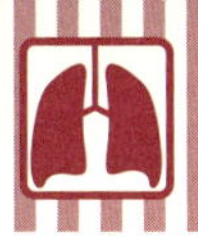

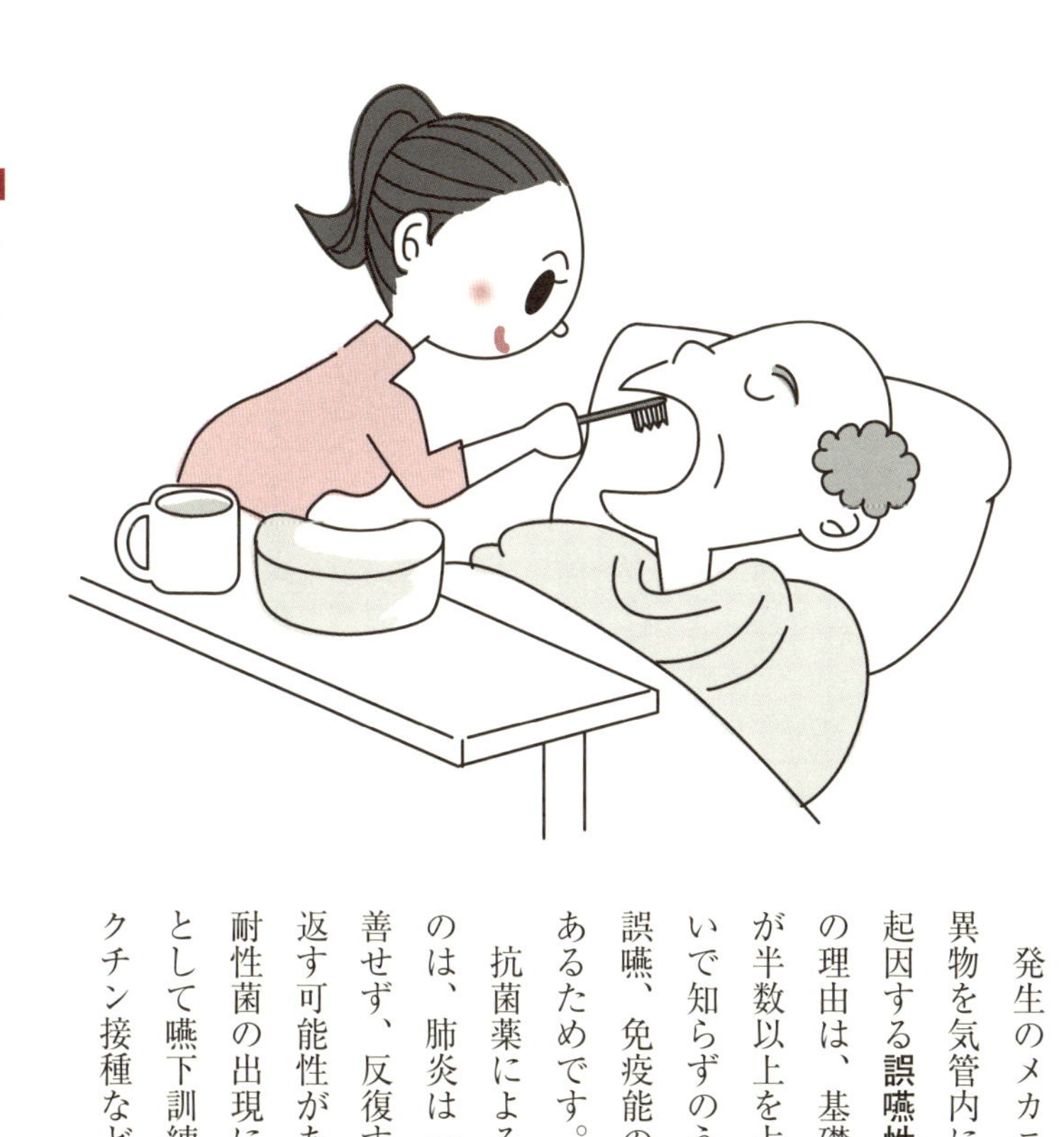

発生のメカニズムとしては、食べ物や異物を気管内に飲み込んでしまうことに起因する**誤嚥性肺炎**が挙げられます。その理由は、基礎疾患として中枢神経疾患が半数以上を占め、不顕性誤嚥（むせないで知らずのうちに起こる誤嚥）を含む誤嚥、免疫能の低下、低栄養状態などがあるためです。

抗菌薬による治療を行います。重要なのは、肺炎は一度治っても嚥下障害は改善せず、反復する誤嚥により肺炎が繰り返す可能性があることです。その場合は、耐性菌の出現にも注意が必要です。予防として嚥下訓練、口腔ケア、肺炎球菌ワクチン接種などが推奨されます。

●副院長　宮原 隆成

マイコプラズマ肺炎について

Q

子どもがマイコプラズマ肺炎と診断されました。私は父親を肺炎で亡くしているので、とても心配なのですが、やはり怖い病気なのでしょうか。（31歳・女性）

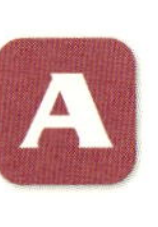

重症化はしないが感染力は強い

いいえ、高齢者に多い重症肺炎とは違う病気です。

高齢者、特に体力の衰えた方に起こる肺炎は肺炎球菌、インフルエンザ菌（ウイルスではありません）といった細菌によって起こるもので、重症化した場合は非常に危険です。

それに対し**マイコプラズマ肺炎**は、マイコプラズマという特殊な細菌によって起こる肺炎で、通常は命にかかわるほど重症化することはありません。ただ、**感染力が強い**のでインフルエンザのように周囲へ伝染していくのが問題です。

２０１１年は10月に入ってから、国内でマイコプラズマが例年の2倍以上に急増していますので、注意が必要です。

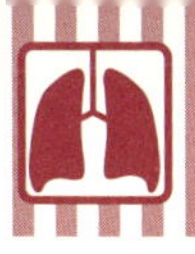

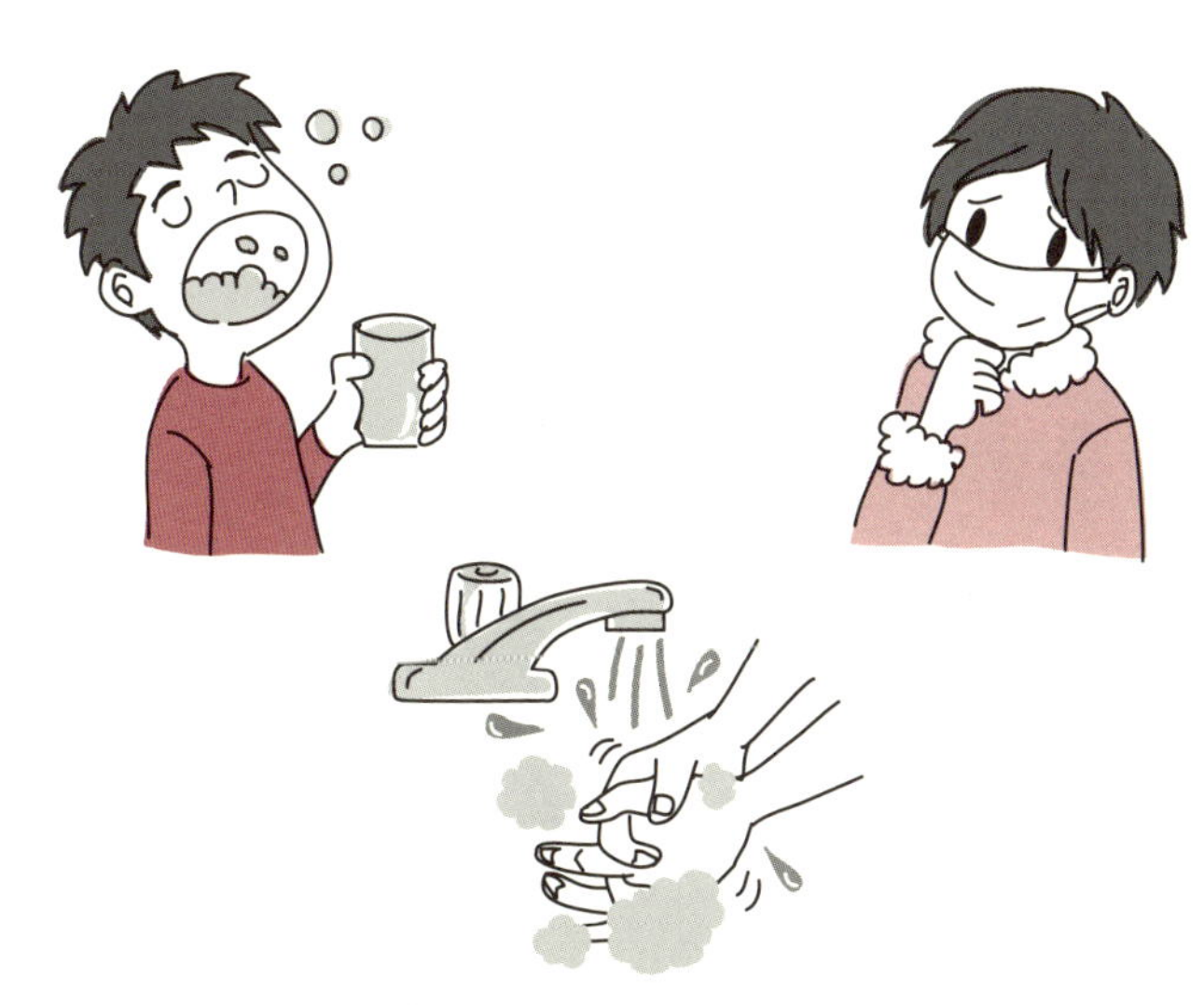

うがい・手洗い・マスクで予防

飛沫感染によって広がり、咳やくしゃみで飛び散ったしぶきを吸い込んで感染します。お子さんがマイコプラズマ肺炎となってしまったら、とにかく**マスクを着け**、**手洗い**、**うがい**をしっかり行うようにしてください。

症状の特徴は、強い咳と発熱ですが、恐らく症状からは風邪と区別が付かないと思います。風邪の症状が出たら早めに病院で検査を受けてください。

マイコプラズマ肺炎には、風邪薬や、通常の肺炎で使用されることが多い**抗生剤はあまり効果がありません**。きちんと検査を受けて、マクロライド系の抗生剤を使用することが大切です。

●内科（感染症）部長　田中 俊憲

間質性肺炎について

Q
咳（せき）が続いていたため、先日病院を受診したところ間質性肺炎と言われました。あまり聞いたことのない病気ですが、どのような病気でしょうか。（45歳・男性）

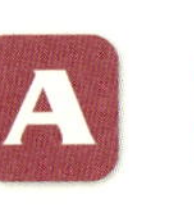

肺胞以外の肺の部分に発症する肺炎

私たちが呼吸をして吸い込んだ空気は、**肺胞**という場所で空気中の酸素を体内に取り込み、体内の二酸化炭素を体外に出すというガス交換が行われています。このガス交換を行う肺胞という場所を**肺の実質**といいますが、急性上気道炎発症時などに合併して、しばしば耳にする肺炎という病気はこの肺の実質に発症した炎症を指しています。こうした実質性肺炎に対して、炎症が主として**肺胞以外の肺に発症した肺炎**のことを**間質性肺炎**と呼びます。

間質性肺炎の自覚症状には、痰（たん）を伴わない**空咳**（からせき）や、体を動かす時の**息切れ**が多く、実質性肺炎の時に認められる痰や発熱は、あまり多くありません。また健康診断時に胸部写真上の異常陰影をきっかけに見つかることも多く、無症状のことがあるのも実質性との大きな違い

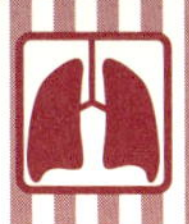

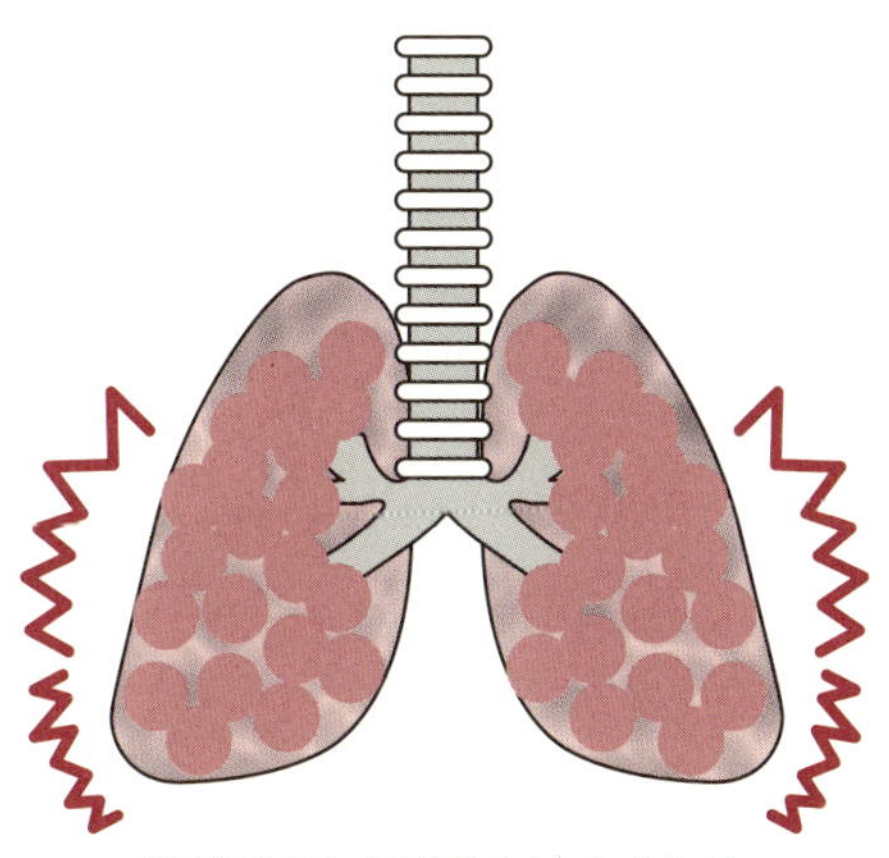

肺が固くなり膨らみにくくなる

です。

間質性肺炎には多くの原因がありますが、一つは**薬剤性**です。その薬剤もさまざまで、抗がん剤、抗リウマチ薬、抗不整脈薬、インターフェロン、漢方薬など多くの薬剤で発症することが知られています。細かい粉じんを吸った結果に生ずるじん肺という病気も間質性肺炎ですし、放射線照射時に照射部位に間質性肺炎が合併することもあります。ある種のウイルスや真菌（カビ）の感染時に生ずることもあります。しかし**原因不明**が最も多いのも事実です。

間質性肺炎の治療は原因ごとに異なりますので、空咳や体動時の息切れが続いている方は、呼吸器内科を受診してください。

●若穂病院長　北澤 邦彦

間質性肺炎の原因

Q

咳（せき）が出たため病院を受診し、間質性肺炎と言われました。ほかにも、膠原（こうげん）病はないか、飲んでいる薬はないか、仕事は、ペットは……などを聞かれました。私は関節リウマチがありますが、どういうことでしょうか。（64歳・女性）

A

専門的な検査と原因別の治療選択が必要

肺炎と聞くと、気管支または肺胞に起こった、細菌による感染を思い浮かべると思います。肺は、血液中の酸素と二酸化炭素を大気中のものと交換する器官です。大気を取り込む肺胞と毛細血管が密接に絡み合い、それらを取り囲んで支持しているのが間質です。**間質性肺炎**はこの支持組織である間質に起こった炎症で、細菌による通常の肺炎ではありません。

原因が特定できる間質性肺炎としては、ウイルス感染、膠原病、放射線治療、薬剤、ペットあるいは微小吸入抗原（キノコの胞子）などがあります。**原因がはっきりしない特発性**では、特発性肺線維症、非特異的間質性肺炎、特発性器質化肺炎などに分類されます。症状は、

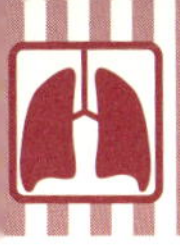

痰を伴わない咳で始まり、体動時の呼吸困難へと進行します。原因疾患の有無やその病態によって治療の方法や効果が変わります。間質性肺炎が疑われた場合、ＣＴが必須の検査です。血液検査、肺機能と合わせ、原因の特定や活動性を評価し、治療します。

ご質問の方は、関節リウマチに関係した間質性肺炎の可能性があります。関節リウマチの状況によっては治療薬の影響も否定できません。ＣＴを含めた専門的な検査、治療が必要になるでしょう。

●副院長　宮原　隆成

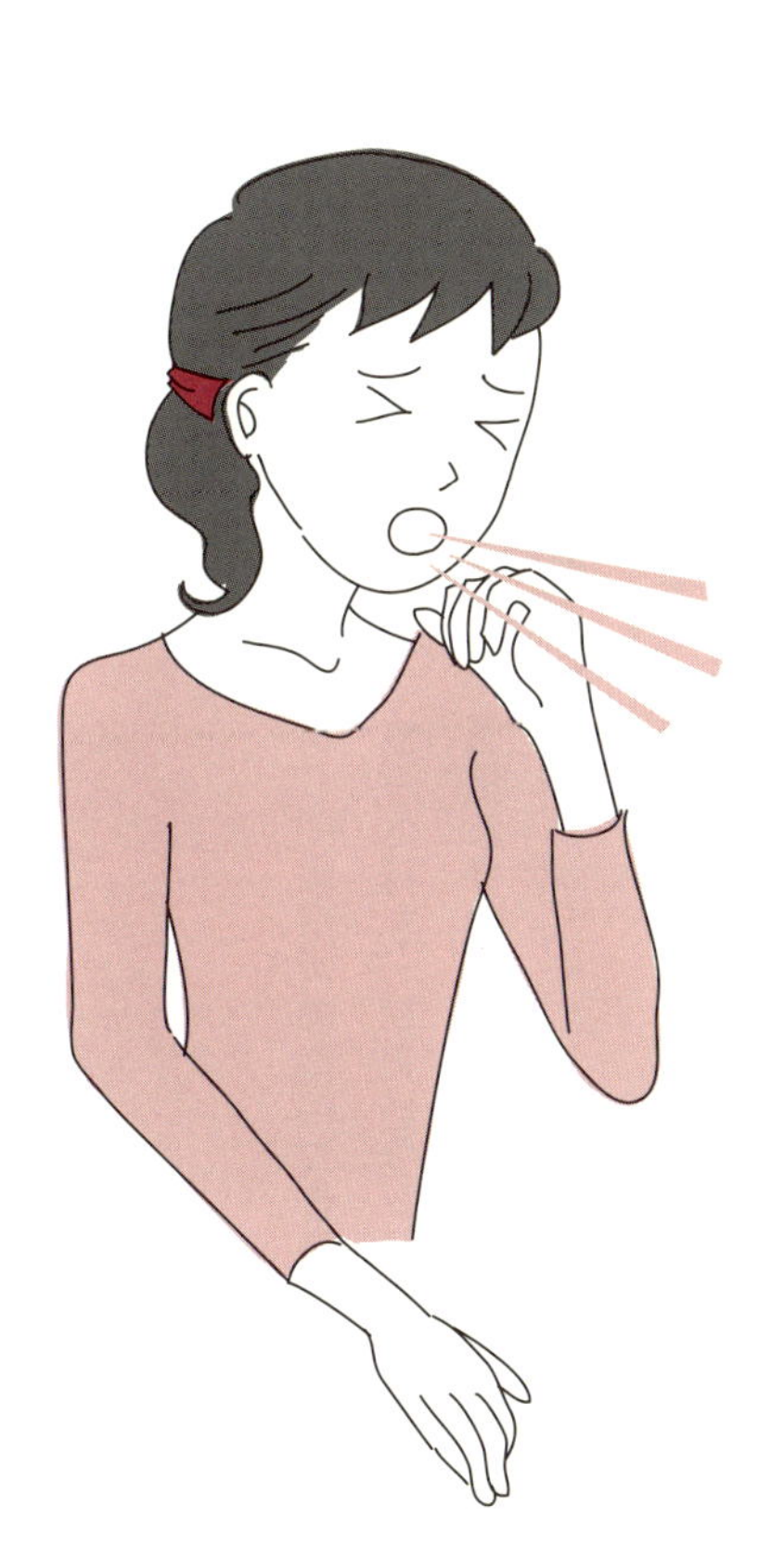

アスピリン喘息と診断された

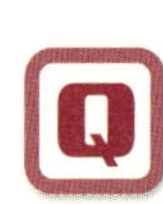

3日前から38度の発熱があり、家庭常備薬の消炎鎮痛薬を飲みました。その約30分後から突然呼吸が苦しくなって病院へ行き、アスピリン喘息と診断されました。約2年前からにおいが分からなくなり、鼻詰まりの自覚はあったのですが、喘息と言われたことはありませんでした。（46歳・女性）

A

通常の気管支喘息の治療管理を

鼻の症状が先行し、消炎鎮痛剤で喘息発作が誘発されていることから、やはり**アスピリン喘息**と考えられます。

臨床的特徴としては、①発生頻度は**女性にやや多く**②**鼻茸**（鼻の穴にできる腫れ物）や**副鼻腔炎**の鼻合併症を高頻度に認め③**多くは成人**（30～60歳）に発症し、小児にはほとんど見られず④明らかな季節性がなく、非アトピー型が約7割を占める――などがあります。アスピリン喘息というと、アスピリン（ピリン）だけと思われがちですが、基本的には**消炎鎮痛**

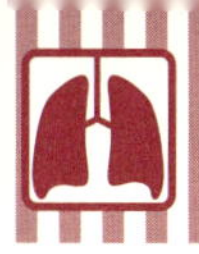

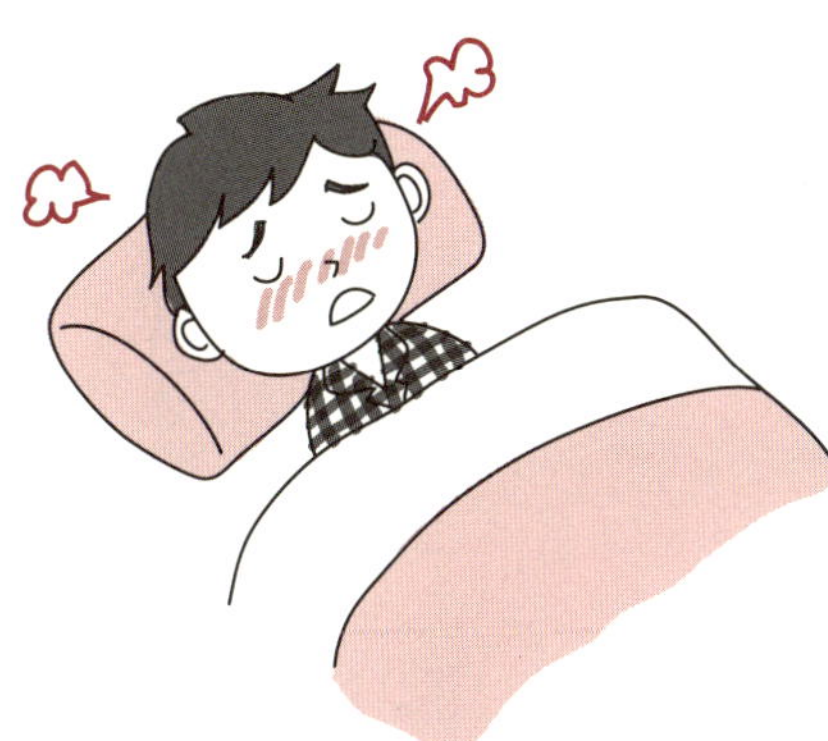

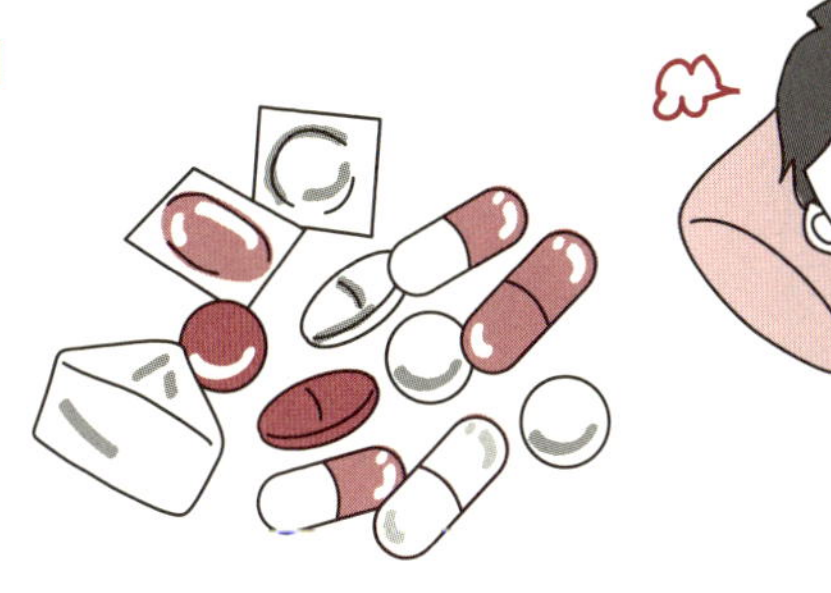

剤一般と考えるのがよいでしょう。詳しくは酸性非ステロイド系抗炎症薬ということになりますが、患者さんには判断が困難と思われます。

前述のような特徴のある方が消炎鎮痛剤を使用される際は、専門の医師としっかり相談することが必要です。アスピリン喘息の患者さんの中には、消炎鎮痛剤投与の有無に関わらず1年を通して咳(せき)の自覚症状を有し、難治性である人が多く見られます。従って、鎮痛剤の使用を避けるとともに、通常の気管支喘息の治療管理が必要になります。

●副院長　宮原 隆成・堀田 順一

肺年齢が高齢と言われた

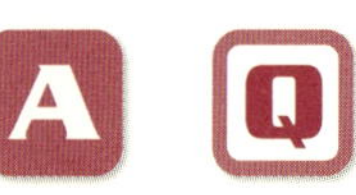

病院を受診したところ、肺年齢が80歳だと言われました。肺年齢について教えてください。（50歳・男性）

専門医による精密な検査が必要

肺年齢とは自分の1秒間に吐ける息の量（1秒量）が、標準の方に比べてどの程度であるかを確認するための目安です。**1秒量**の標準値は、性、年齢、身長によって異なり、20歳代をピークに加齢とともに減少します。

たばこの煙などによって破壊された肺胞は、元に戻りません。そこで、呼吸機能を**年齢**という身近な指標を用いることで、自分の**肺の健康状態**を実感し、普段は意識しない肺の状態をチェックするために、日本呼吸器学会が２００７年、肺年齢を算出するための計算式を設定しました。

慢性閉塞性肺疾患（ＣＯＰＤ）は、喫煙が主な原因とされる肺の生活習慣病です。胸部エ

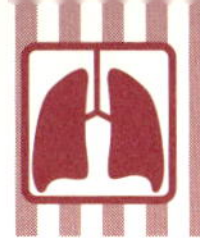

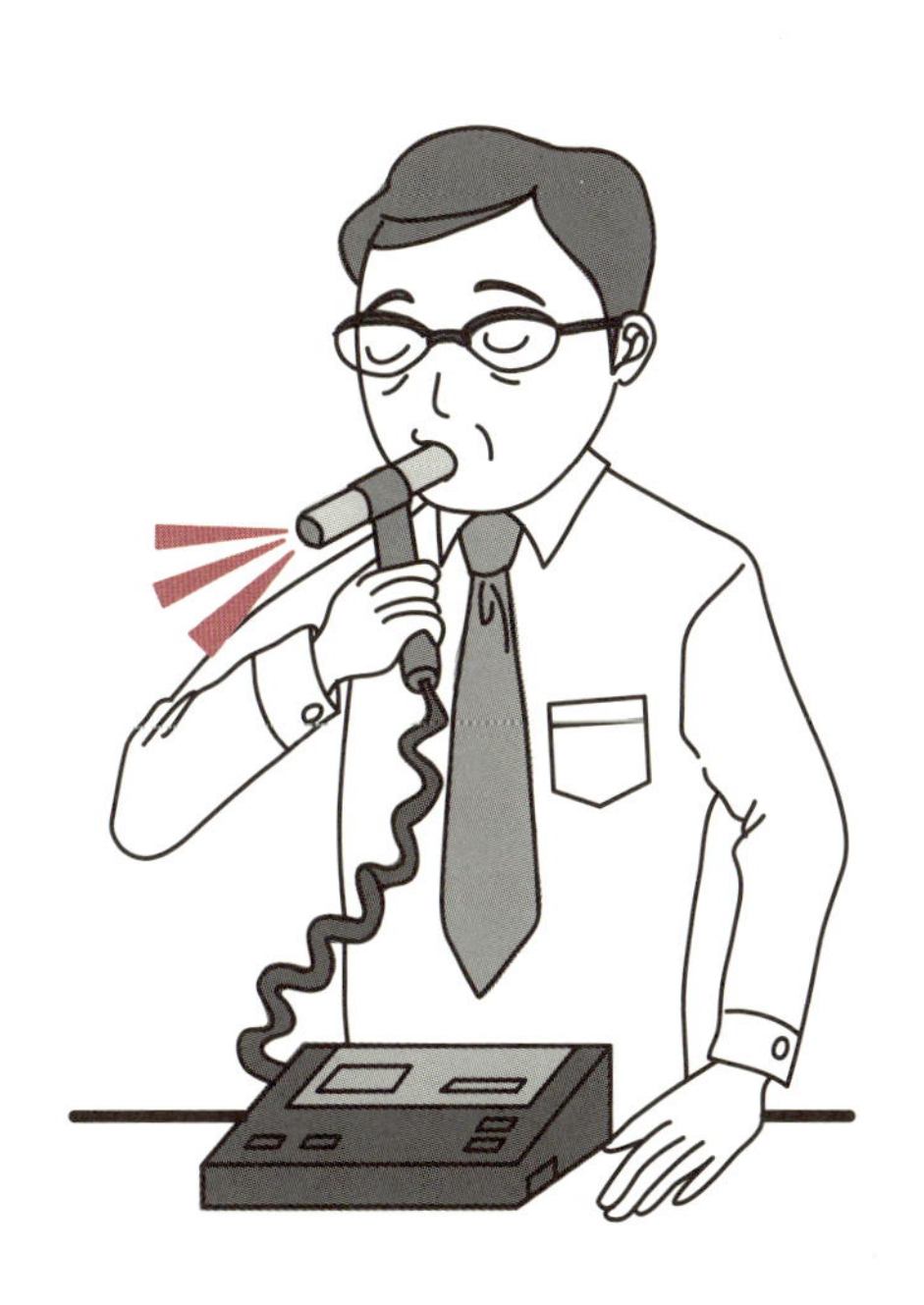

ックス線検査は肺の異常を見つけるものですが、COPDの早期発見は難しいとされており、早期発見のためには呼吸機能検査が必要です。COPDの初期の段階では咳(せき)、痰(たん)、息切れなどの症状を自覚しにくいため、早期診断には呼吸機能検査が不可欠です。

肺年齢が実年齢以上で「肺疾患の疑い」がある方は、専門医による精密検査が必要です。また「COPDの疑い」のある方は専門医の診断の後、禁煙や早期の治療が必要です。肺年齢を知りたい方は、呼吸器内科を掲げている総合病院を受診することをおすすめします。

●若穂病院院長　北澤 邦彦

喉に何か引っ掛かる感じがする

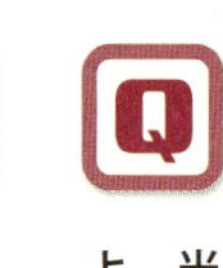

半年ほど前から喉に何か引っ掛かっているような感じが続いています。何科を受診したらよいのですか。また、どんな病気があり得ますか。（50歳・女性）

A

まずは耳鼻科と内科で検査を

喉には狭い部分にさまざまな構造物があり、非常に繊細な動きをしています。頸部（首）の前方には甲状腺、中心部には気道（声帯・気管など）、後方には食道があります。また、上方には鼻腔や舌もあります。まずは耳鼻科か内科を受診してはいかがでしょうか。

問診では体重の変化、喫煙歴、アルコール摂取歴、鼻症状の有無、痰の有無などを確認し、診察では、甲状腺、頸部リンパ節、後咽頭を観察します。鼻の疾患では、**アレルギー性鼻炎**や**慢性副鼻腔炎**が違和感の原因になりえます。抗ヒスタミン剤や抗生剤などの治療で、症状は確実に良くなります。

また、中高年の場合は悪性腫瘍でないことを確認することも大切です。咽喉頭・上部食道

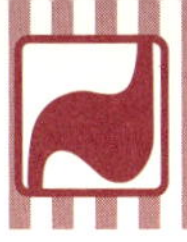

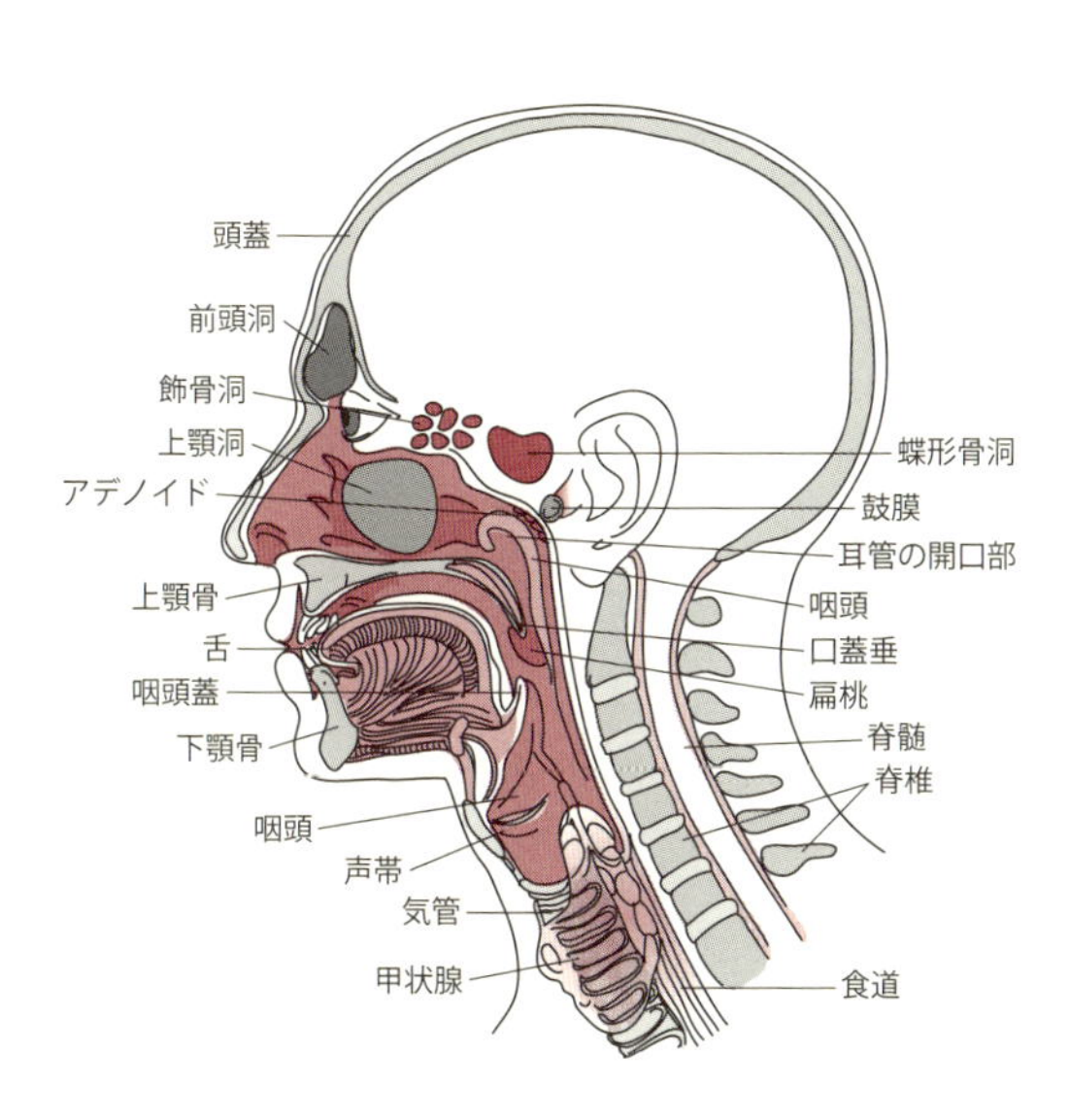

口・鼻・喉部分の断面図

の悪性腫瘍の確認や、食道疾患の有無を確認するために、上部消化管内視鏡検査や咽頭ファイバーを行います。

案外多い原因としては、**逆流性食道炎・咽喉頭逆流症**があります。これは食道と胃のつなぎ目がゆるく、胃液が逆流するものです。食後すぐに横になる習慣のある方や、太っている方は要注意です。胃酸分泌を抑える薬を服用したり、生活習慣を見直すことで改善します。

各種検査で異常がなく、日常生活のストレスや不安感が「喉の違和感」に姿を変えて現れる**心身症**であることも、実際には多く見られます。このような場合は、漢方薬や抗不安薬を用いてストレス緩和などを治療の一環として行うこともあります。

●総合診療科・内科主任医師　石津 富久恵

食事がつかえる感じがする

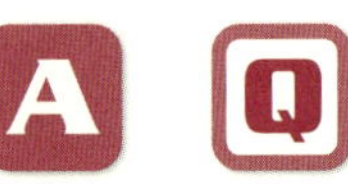

最近食事の時、少しつかえる感じがあります。どんな検査を受けたらいいでしょうか。

（74歳・男性）

内視鏡やCT、PET／CTなどで検査を

まず行うべき検査は、**上部消化管内視鏡検査**です。ものがつかえる感じ、すなわち**嚥下困難**を訴えたら、**食道がん**をまず疑います。しかし、全てががんとは限らず、良性疾患では**食道アカラシア**、**逆流性食道炎**などがあります。

食道がんの内視鏡診断ではヨードによる染色が必須で、がんの部分は褐色に染色されず白い不染帯となります。初期では、しみる感じなどの違和感が初発症状の場合があります。その際も通常の観察にヨード染色を加えることで早期のがん（表在がん）を発見できます。その他、食道がんではCT、PET／CT（陽電子放出断層撮影）などの検査があります。

これらの検査は、食道がんの他臓器浸潤の有無やリンパ節転移、肺や肝臓などへの転移診

断に用いられます。特にPET／CTは食道がんの遠隔臓器への転移・再発の診断に有効です。食道がんに対する治療は、**内視鏡的治療**、**手術**、**化学放射線療法**がありますが、それぞれの治療はがんの各ステージによって何を行うかが決まっています。

手術は食道切除、再建、リンパ節郭清（切除）が行われます。食道がんのリンパ節転移は首、胸、腹部と広範囲に及ぶため、これらのリンパ節を郭清するために大きな手術となります。最近では傷が少ない**低侵襲**な**胸腔鏡下手術**（きょうくう）も開発されています。食道がん治療は手術療法に化学放射線療法などを加えた集学的治療が重要ですので、治療経験豊富な医師による診療を受けてください。

●消化器外科統括部長　中田 岳成・藍澤 喜久雄

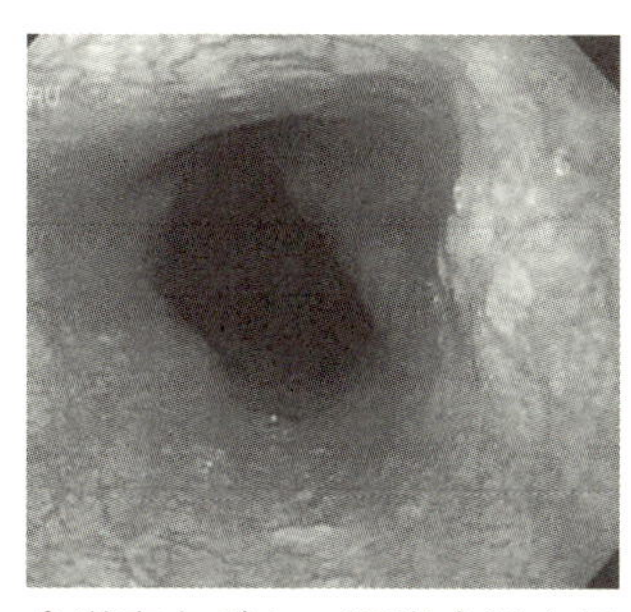

食道表在がん：通常食道内視鏡観察所見

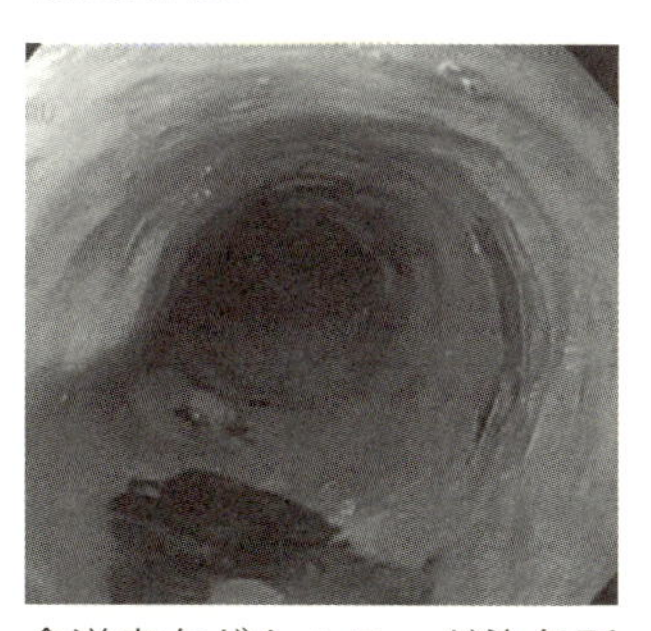

食道表在がん：ヨード染色所見。病変部がヨード不染帯になっている

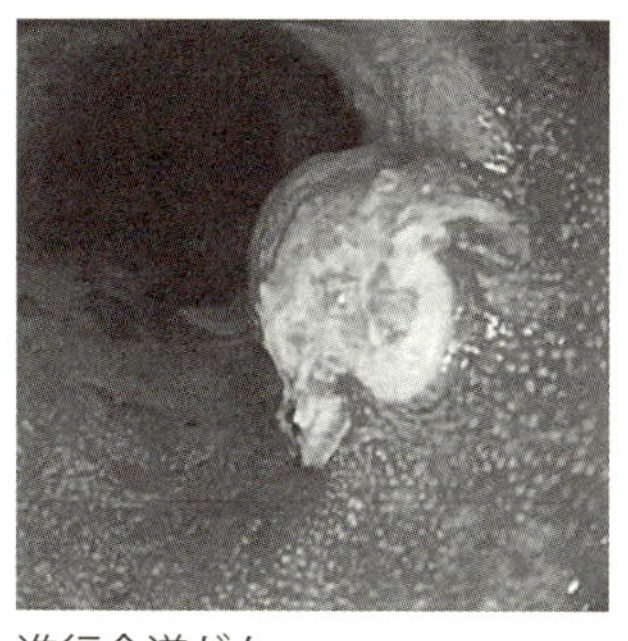

進行食道がん

みぞおちが痛い

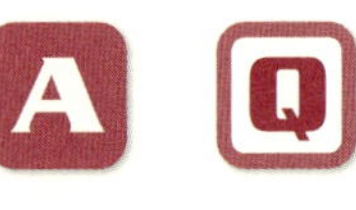

みぞおちの痛みで悩んでいます。胃薬で少し良くなる気がしますが、心配です。どんな病気があるか教えてください。（70歳・男性）

原因を特定するため検査を

みぞおちの痛みとのことですので、おなかの上あたりの痛みを指していると思います。医学用語では**心窩部痛**（しんかぶつう）といいます。

この位置には胃がありますが、痛みの原因が必ずしも胃の病気によるものとは限りません。心窩部痛を来す疾患としては、**胃炎**や**胃潰瘍**、**十二指腸潰瘍**、**膵炎**（すいえん）、**膵石**（すいせき）、**胆石**、**虫垂炎の初期**などが知られています。また、**その部位のがん**でも痛みは出ます。それ以外に、**この位置にある大腸の炎症**や**下痢**、**便秘**でも痛みを起こすことがあります。また、多くの場合、腹痛は消化器の痛みであることが多いのですが、**心筋梗塞**や**心臓の病気**で痛みが出ることもあり、みぞおちが痛いということだけでは原因特定ができません。

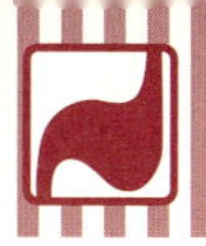

この方の場合、胃薬で少し改善するのであれば胃、十二指腸の痛みかもしれません。痛みの程度や性質（空腹時なのか、食事で改善するのか等）によって判断できることがあります。市販の胃薬で様子を見るだけでなく、検査することをおすすめします。

●若穂病院副院長代行　熊木 俊成

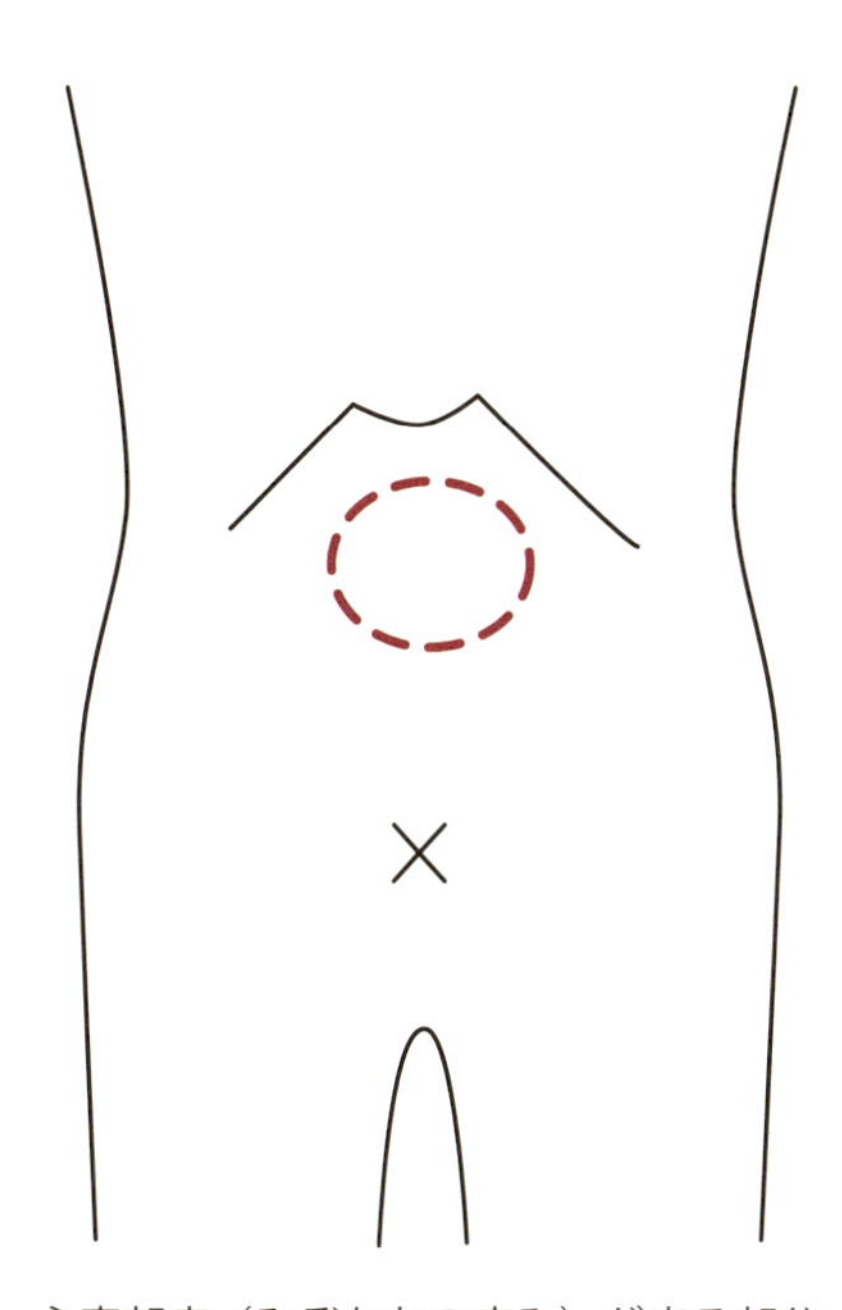

心窩部痛（みぞおちの痛み）が出る部分

上部胃がんの縮小手術

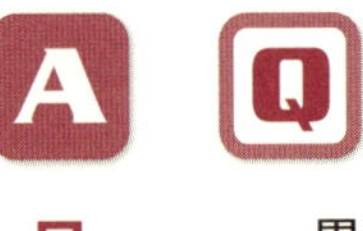

胃の上部のがんで、手術を受けることになりました。胃を残せる方法はあるのでしょうか。

（63歳・男性）

早期の場合は胃の温存も可能

通常、がんが胃の上部に発生した場合（上部胃がん）は、胃の**全摘術**が行われ、胃の下部を残すことはほとんどありません。胃の下部を残さない理由は、リンパ液の流れが幽門（胃の出口）方向へ向かっているため、特に進行がんでは下部周囲のリンパ節にも、がんが転移している可能性が高いからです。しかし、胃の上部の狭い範囲に限られている早期胃がん（大きさ4センチ以下）では、胃の下部領域のリンパ節には転移が認められないことが分かってきました。

そこで、胃の下部を残して**噴門**（胃の入り口）**側の胃を切除する手術**（噴門側胃切除術）が行われています。この場合には、胃の上部が食道の端とともに切除されますので、残った

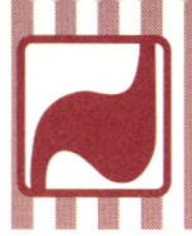

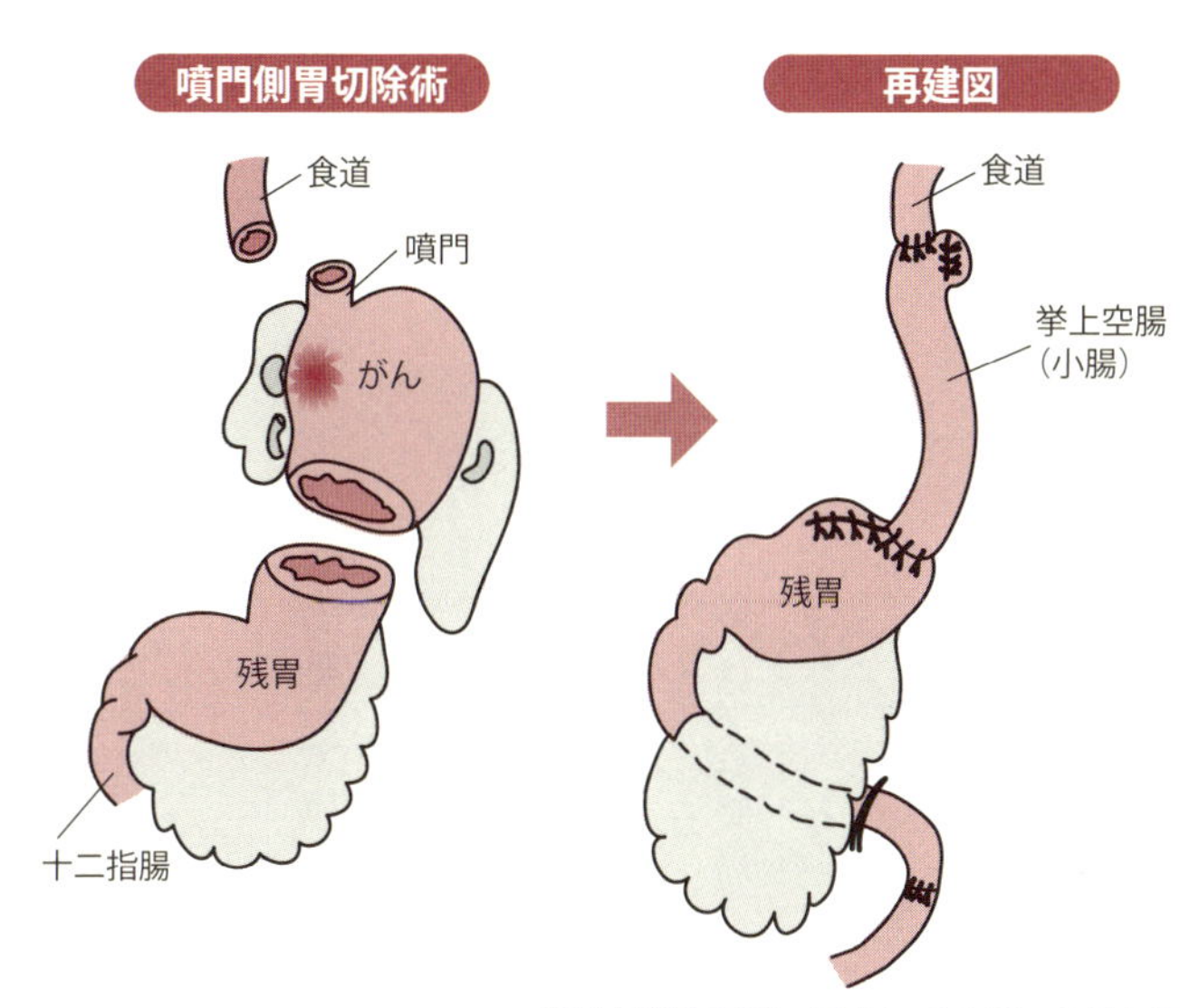

食道と残胃の間に15センチくらいの長さの空腸（小腸）を挙上し、つなぎます。

下部の胃と食道の間に長さ15センチくらいの小腸を引き上げて、食道と胃、それぞれとつなぎます。こうすることによって胃の3分の1が残り、胃の機能がある程度温存されます。

また、食道と胃の間に小腸を置くことによって、食道と胃を直接つなぐ方法に比べて胸やけなどの症状が少なくなるなどの利点があります。

噴門側胃切除術は上部胃がんに対する縮小手術ですが、やはり早期胃がんに対してのみ行うべきで、上部の進行胃がんに対しては全摘術が標準の方法となります。

●消化器外科統括部長
中田 岳成・藍澤 喜久雄

胃粘膜下腫瘍の手術

Q

人間ドックで1センチの胃粘膜下腫瘍と言われました。手術は必要ですか。（62歳・男性）

A

2センチ未満なら経過観察で

胃粘膜下腫瘍は、胃がんに比べるとあまりなじみのない病気ですが、胃の内視鏡検査で比較的多く見られます。胃の壁は、**粘膜層**、**粘膜下層**、**筋層**、**漿膜層**の順に4層の構造です。胃がんは粘膜層から発生しますが、粘膜下腫瘍は粘膜下層や筋層から発生した腫瘍です。

診断ですが、胃がんは生検（細胞を採取し組織学的に判断する検査）で診断できますが、粘膜下腫瘍は粘膜の下にあり、細胞が採取できない場合が多く生検では診断に至りません。そこで、大きさをチェックし、以下の場合は手術が必要です。①5センチ以上であるもの②経過中の急激な増大を示すもの③辺縁が不整なもの④内部が不均一なもの⑤生検でGISTと確定診断が付いたもの――などです。最後のGIST（Gastrointestinal stromal tumor）

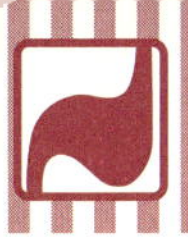

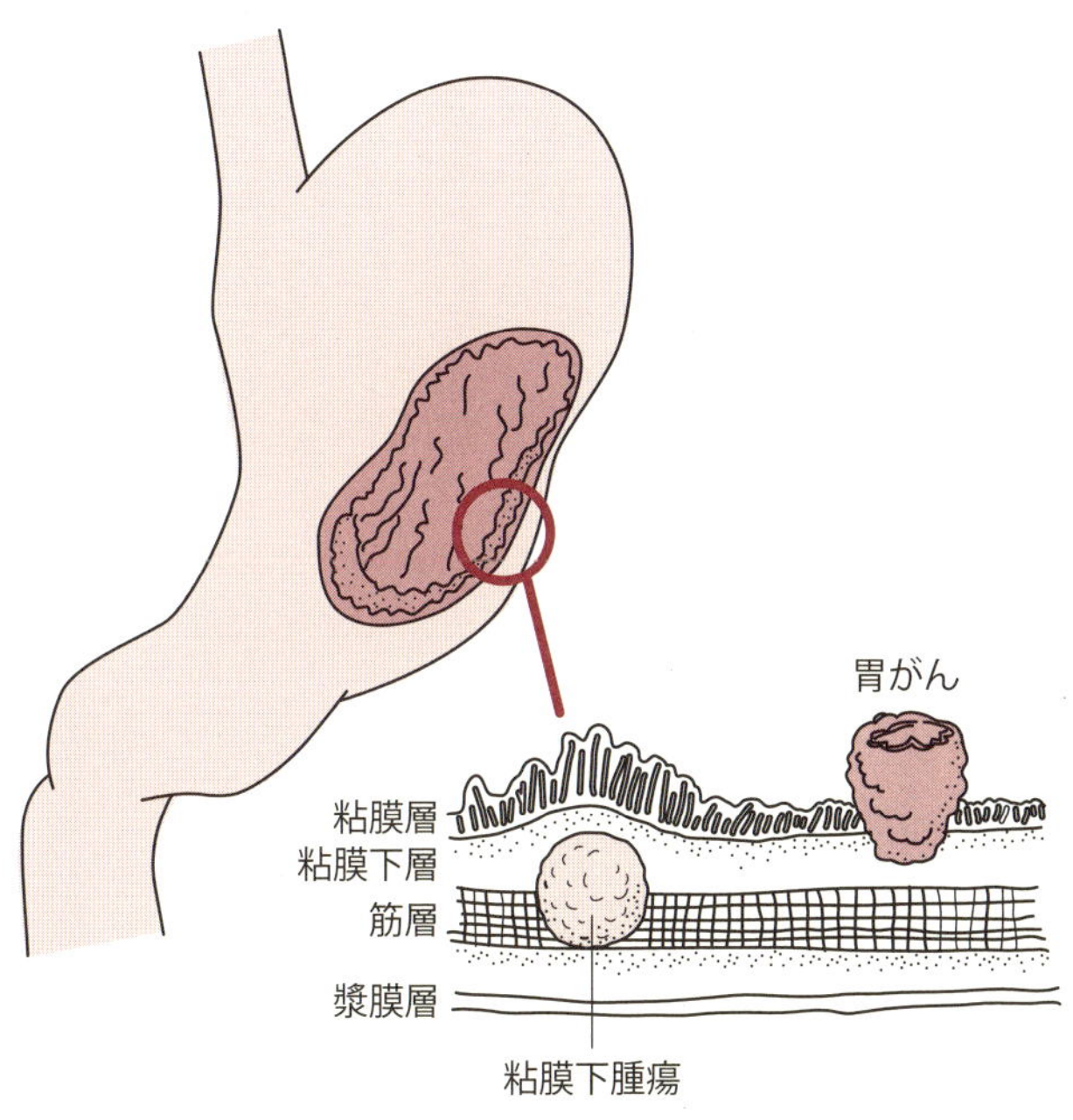

は、新しい概念の悪性腫瘍でc-kitという細胞増殖に働く遺伝子に異常があって腫瘍化したものです。

治療は、手術での摘出が第1選択となります。5センチ未満では体に優しい**腹腔**（ふくくう）**鏡下手術**が可能です。他臓器への転移がある場合でも、イマチニブ（分子標的治療薬という新しい抗がん剤）による治療が可能です。2センチ未満の場合は、胃内視鏡検査で経過観察してください。

●消化器外科統括部長
中田　岳成・松下　明正

ピロリ菌の除菌療法

Q

人間ドックで「ピロリ菌陽性」と診断されました。今まで胃潰瘍（かいよう）といわれたことはありませんが、治療は必要でしょうか。（52歳・女性）

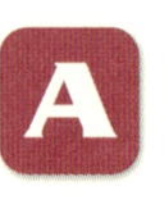

胃薬と抗生物質で。2次までは保険適用

ヘリコバクター・ピロリ菌は胃・十二指腸潰瘍の原因として有名になりましたが、ほかにもさまざまな疾患の原因となります。特に、胃の中に長期間ピロリ菌が存在すると**萎縮性胃炎**というタイプの慢性胃炎が進行し、**胃がん**ができやすくなることが分かっています。

ピロリ菌関連疾患のうち健康保険を使って治療できるのは、①胃潰瘍、十二指腸潰瘍②胃MALTリンパ腫③特発性血小板減少性紫斑病④早期胃がんに対する内視鏡的治療後胃――の4疾患に限られていましたが、2013年に⑤1年以内に内視鏡検査を施行している慢性胃炎の方も、保険が利くようになりました。

ピロリ菌の除菌療法は、胃薬と2種類の抗生物質を朝・夕の1日2回、1週間にわたって

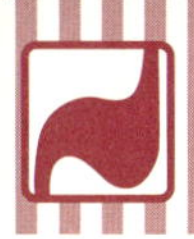

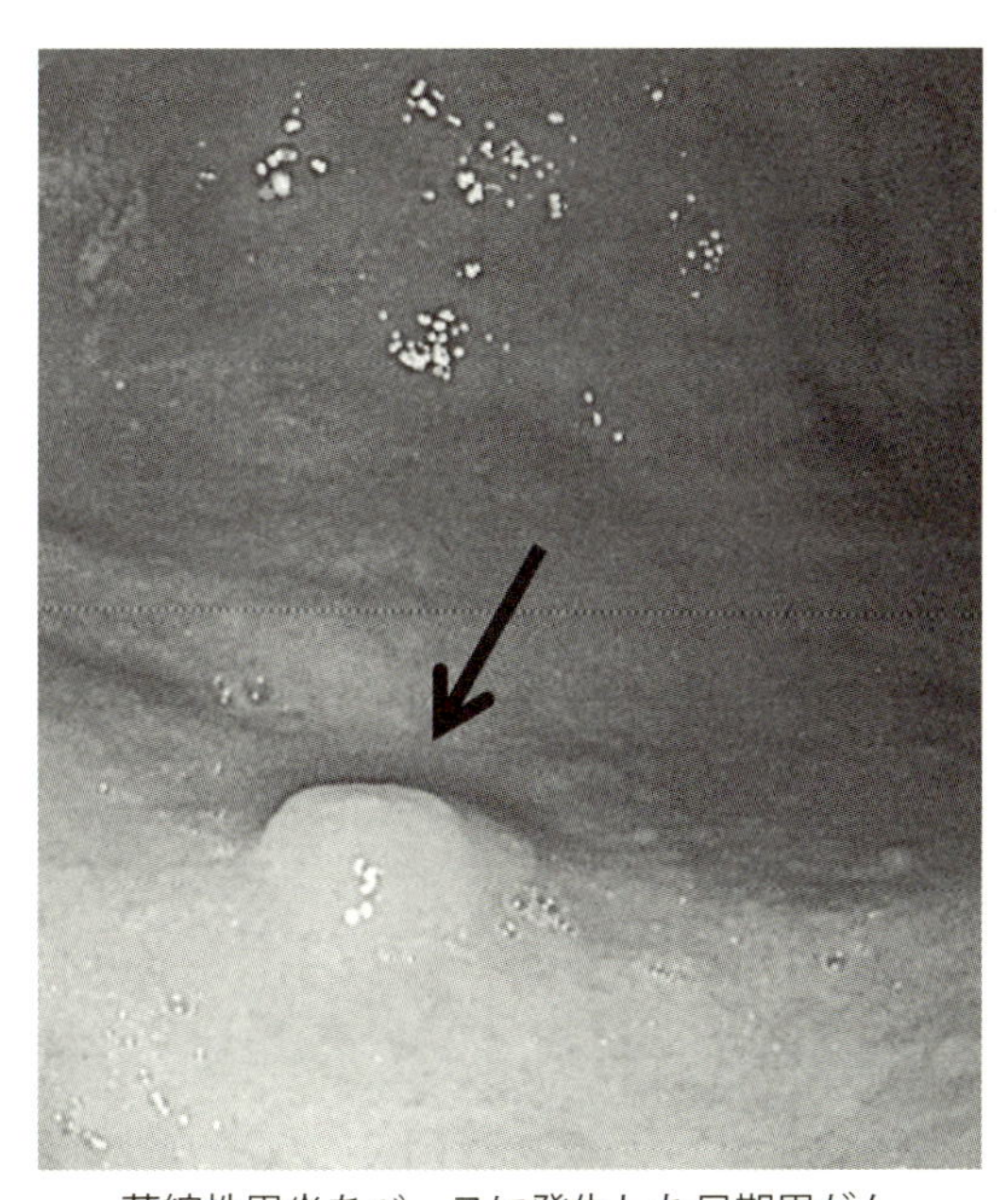

萎縮性胃炎をベースに発生した早期胃がん

内服します。1回の治療で除菌できなかった場合は、抗生物質の種類を変えて2次除菌を行いますが、この**2次除菌までは保険で治療可能**です。

2次除菌を行ってもピロリ菌が消失しなかった場合には、さらに抗生剤の種類を変えて3次除菌をすることが可能ですが、3次除菌にはまだ保険が利きません。この場合は専門医にご相談ください。

●診療部長　新澤 真理

父の飲み込む力が弱くなった

Q

ほぼ寝たきりの父を自宅で介護しています。父もだんだん飲み込む力が弱くなり、痩せてきました。何かよいアドバイスをお願いします。（60歳・女性）

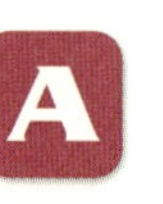

高齢者の摂食・嚥下障害にはきちんと対処を

食べ物を口に入れて飲み込み、胃に運ぶ運動を**嚥下**といいますが、高齢者に対しては、この**嚥下障害**の適切な対処をしないと、脱水、低栄養のみならず、誤嚥性肺炎などの合併症を生じ、病気の経過や寿命にも影響します。嚥下障害を疑う症状としては、むせる、咳が出るための食欲低下や、飲み込みやすいものだけを選ぶ、口の中にいつまでも食べ物をためている——などで、食事内容の変化、食事時間が長引くことなどが見られます。

嚥下障害が軽度の場合、在宅で行える対処方法としては、嚥下に意識を集中する、しっかり息をこらえて嚥下する、嚥下時に下を向く、嚥下時に右下あるいは左下を向いて嚥下する、とろみ食、ゼリー食にする、リクライニング姿勢での水飲み、摂食をするなどがあります。

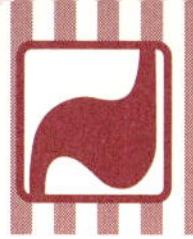

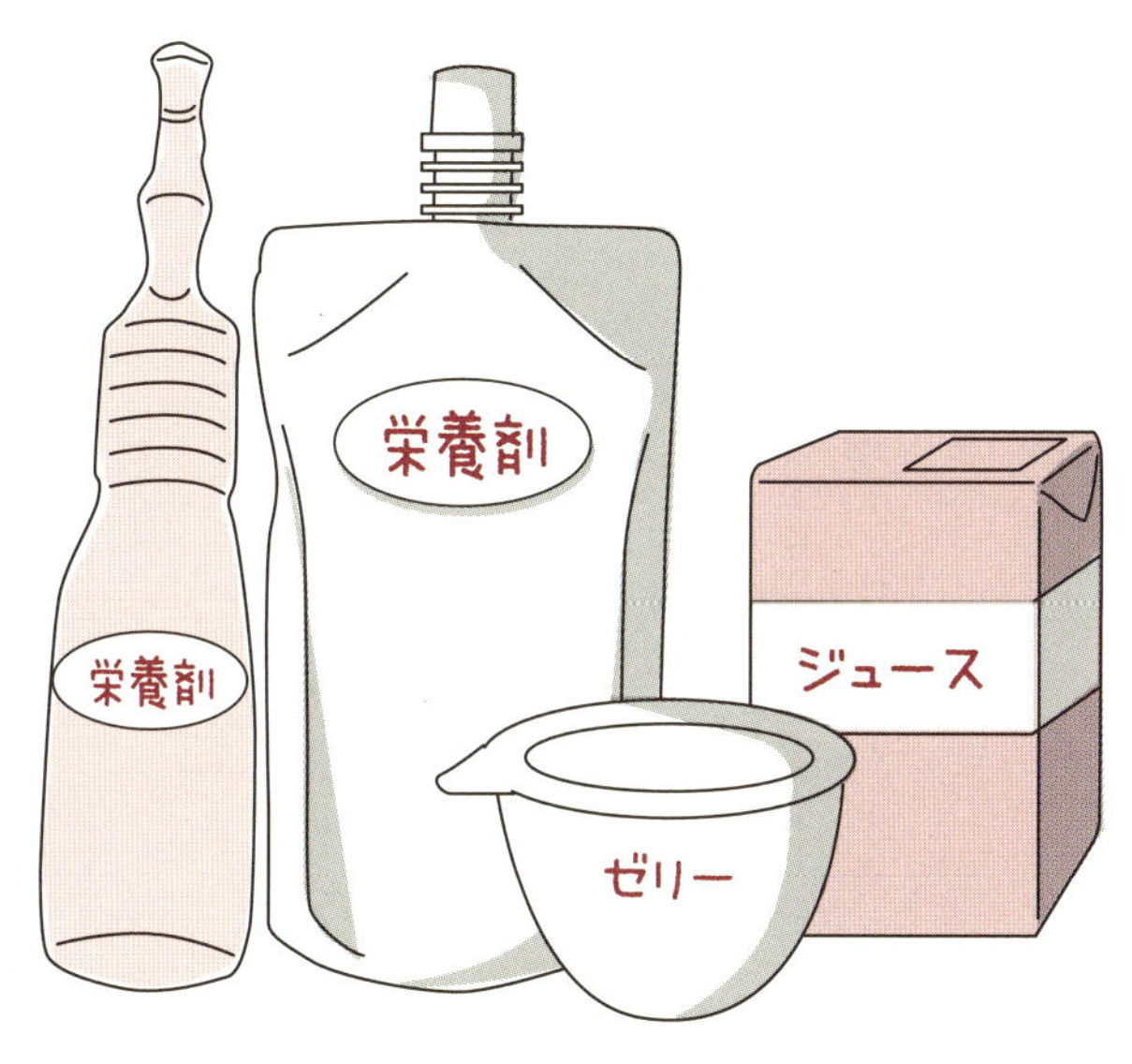

いろいろな栄養補助剤があります

体重当たり1日に必要な摂取カロリーは20~25キロカロリー、水分量は30ミリリットル以上、タンパク質は1日60~70グラムを目標とします。低栄養や脱水が嚥下障害を悪化させるという悪循環を防ぐため、口からの摂取だけにこだわらず、早めに栄養補助剤を利用し、場合によっては経管による栄養補給も考慮してください。また、家族や介護関連スタッフが「いつもと違う」ことに気付いた時、かかりつけ医、病院などに何でも報告や相談ができる関係、態勢をつくっておくことも大切です。

●消化器外科統括部長
中田 岳成・藍澤 喜久雄

胃ろうについて

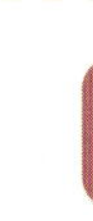

87歳の母は認知症が進んで寝たきりで、最近は口から食べることができなくなりました。医師は「胃ろう」を付けて栄養補給することを提案していますが、私にはどうしてよいか分かりません。（56歳・女性）

A

チューブで胃に直接栄養補給する方法

認知症は他の病気にならない限り、最期は寝たきりで食べられなくなります。食べられなくなった人や、食べ物を誤嚥（ごえん）して肺炎を起こす人には、腹部に開けた小さな穴からチューブで胃に栄養を送る方法が行われています。これが**胃ろう**です。

胃カメラを使ってチューブを胃内に留置する方法（プル法）が最もよく行われており、チューブからの栄養剤の注入は家庭でも行えます。チューブの交換は半年に1回くらいです。

当院の消化器病センターでは年間90人くらいの方に胃ろうを付けていますが、高齢化が進んで年々増加傾向にあります。

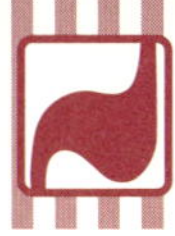

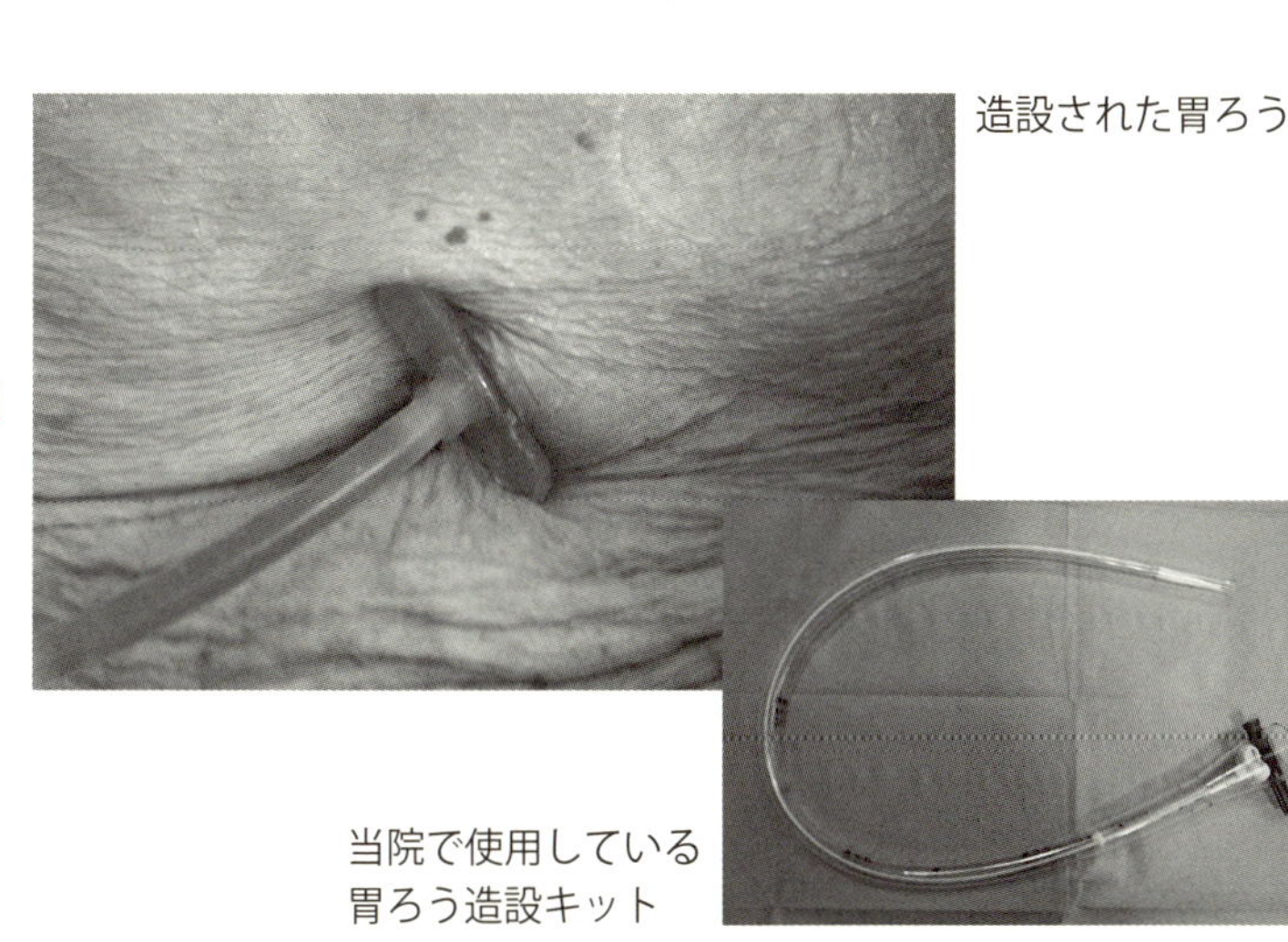

造設された胃ろう

当院で使用している
胃ろう造設キット

ただ、胃ろうによって栄養状態は保たれますが、**認知症の進行が止められるわけではありません**。一方、点滴だけですと大体は数ヵ月で眠るように自然な最期を迎えます。患者さんが元気なうちに事前に伝えておかない限り、胃ろうを付けるかどうかは、家族の判断にゆだねられます。

ヨーロッパなどでは「認知症で食べられなくなれば寿命」との考え方が浸透していますが、日本ではまだ国民的同意がありません。平穏死という言葉があります。寿命を迎えたら、いたずらに延命治療はせず、安らかな人生の終末を迎えるという考え方も重要です。「食べられなくなったら胃ろうを」「胃ろうにしないと施設に入れない」ということだけで考えず、最期を見届けるあなたが「お母さんにとって何がいいのか」をよく考えて決めてください。

●消化器外科統括部長　中田 岳成・藍澤 喜久雄

脂肪肝の治療について

Q

人間ドックで脂肪肝と言われましたが、特に治療は必要ないのでしょうか。（45歳・男性）

A

肝硬変や肝がんが発生することも

近年、食事の欧米化や、車社会で運動不足になることにより、生活習慣病の一つである**脂肪肝**の頻度が増加していると言われています。

脂肪肝のうち、アルコール多飲ではない方の脂肪肝を**非アルコール性脂肪性肝疾患**と呼び、そのうち病的意義のない**単純性脂肪肝**と、肝臓病として炎症、線維化を伴い肝硬変や肝臓がんに進行する**非アルコール性脂肪性肝炎**に分けて考えられています。

日本で非アルコール性脂肪性肝炎についての研究が始まってから、まだ十数年程度しかたっていませんが、非アルコール性脂肪性肝炎と診断される方の頻度は増えています。

肝臓は沈黙の臓器と呼ばれます。炎症や肝機能異常があっても自覚症状に乏しいため、非アルコール性脂肪肝炎の場合、定期的な血液検査や専門医による画像検査を受けていないと、無症状のまま肝硬変、あるいは肝がんに至ることがあります。
脂肪肝は**生活習慣病**の肝臓における表現形と認識され、**メタボリック症候群**、**肥満**、**糖尿病**、**高血圧**、**脂質異常症**（高脂血症）、**高尿酸血症**などが危険因子とされています。治療の原則は食事療法、運動療法など生活習慣の改善で、背景の基礎疾患（糖尿病、高脂血症など）の治療も重要になります。ドックで脂肪肝と判定され、血液検査で肝機能異常、糖尿病なども指摘されている場合は、専門医を受診しましょう。

●消化器外科統括部長　中田 岳成

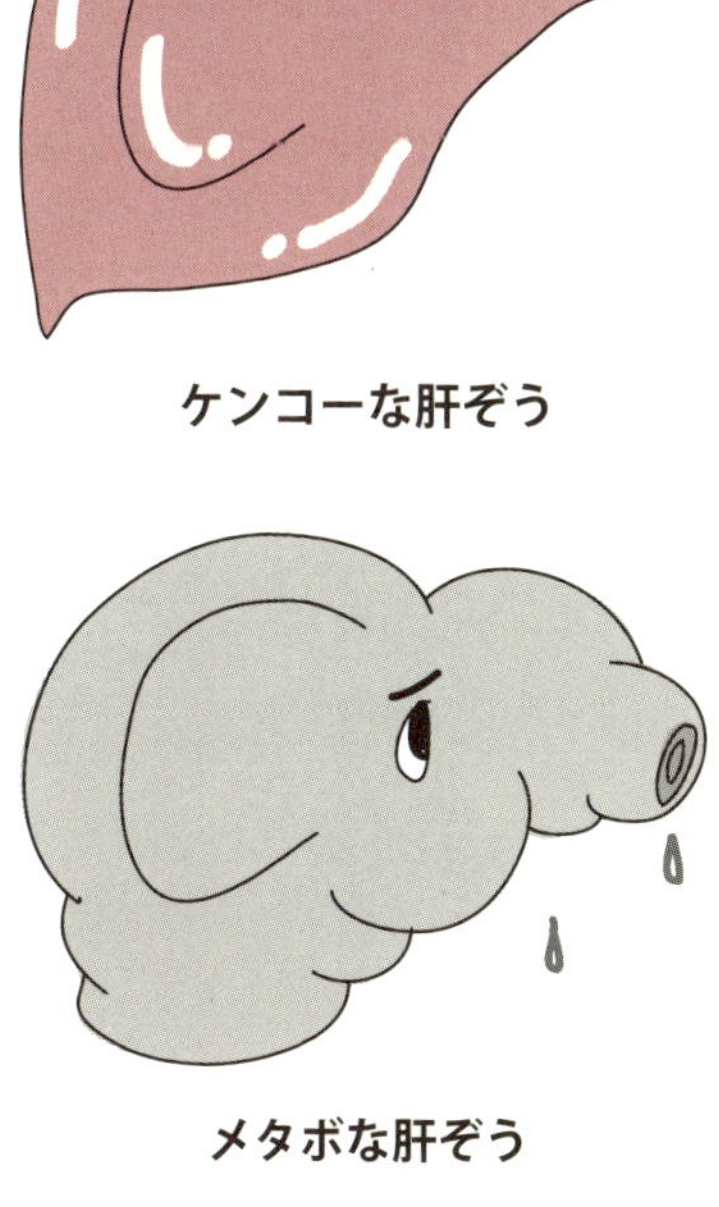

C型慢性肝炎―65歳以上の治療法

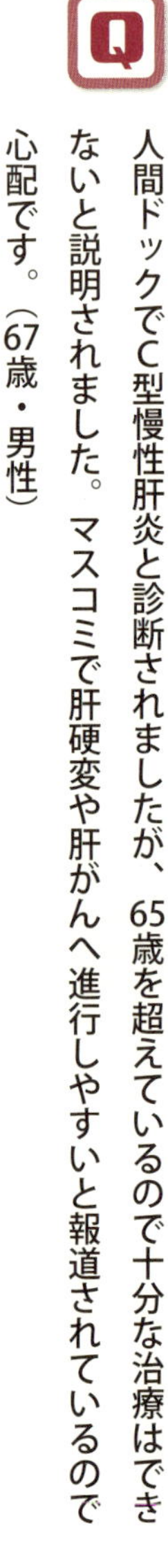

Q

人間ドックでC型慢性肝炎と診断されましたが、65歳を超えているので十分な治療はできないと説明されました。マスコミで肝硬変や肝がんへ進行しやすいと報道されているので心配です。（67歳・男性）

A

進行を抑えるいくつかの療法、相談を

C型肝炎と一口に言いましても、世界では大きく六つの遺伝子型が存在し、さらにそれぞれが2～3のサブタイプに分かれています。

C型肝炎ウイルスの根本的治療は、**インターフェロン療法**によってウイルスを排除することです。ただし、遺伝子型やウイルス量、肝炎の進行具合、年齢などによって使用可能なインターフェロンの種類が変わってきますので、専門医で十分調べてもらってください。

日本人のC型慢性肝炎で一番多い1型高ウイルス量の場合、ペグインターフェロン＋リバビリン＋プロテアーゼ阻害剤による**3剤併用療法**が推奨されています。しかし、この治療法

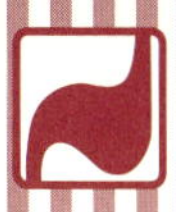

C 型慢性肝炎の治療〔ALT（GPT）≧31〕

初回治療（24〜48 週）
①インターフェロン製剤＋リバビリン製剤＋プロテアーゼ阻害薬
②インターフェロン製剤＋リバビリン製剤
③インターフェロン製剤単独

→ ウイルス排除＝治癒

効果なし ↓

再治療（24〜36 週）
①インターフェロン製剤＋リバビリン製剤＋プロテアーゼ阻害薬
②インターフェロン製剤＋リバビリン製剤
③インターフェロン製剤単独

↑ ウイルス排除＝治癒

効果なし ↓

進行を抑える治療
①インターフェロン少量長期療法（2 年間）
②ウルソデオキシコール酸／強力ネオミノファーゲン C
③瀉血療法

は副作用の面から65歳以上で、高血圧症や糖尿病を合併している方には慎重な投与が必要です。

何らかの理由でインターフェロン療法が行えない場合には、**ウルソデオキシコール酸**や**グリチルリチン製剤**、**瀉血**（しゃけつ）**療法**などで肝機能を抑えることで、肝炎の進行も抑えていくことが可能です。さらに2014年9月にはインターフェロンを用いない、内服薬のみによる抗ウイルス療法が認可となりました。治癒率は8割以上と効果が高く、特に年齢や貧血・うつ病などでインターフェロンの適応とならなかった方、副作用のためインターフェロン療法が途中で中止となった方には朗報です。C型肝炎と診断されたら、早めに専門医に相談してください。

●診療部長　新澤 真理

高い肝機能値で肝炎が心配

Q 健康診断で数年前から肝機能の値が高いといわれています。B型やC型肝炎の心配はないと言われていますが、お酒も飲まないのに心配です。（55歳・女性）

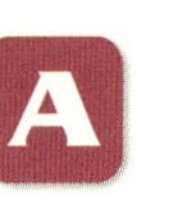

ウイルス性以外も。最終診断は総合病院で

B型やC型のウイルス性肝炎以外にも、**免疫異常、アルコール、過栄養、薬剤、先天性肝疾患、心臓病**などによって**肝機能障害**が生じます。

これらの病気のうち、免疫異常による肝臓病は、抗核抗体や抗ミトコンドリア抗体といった自己抗体を血液検査で調べれば、見当が付いてきます。

先天性肝疾患や心臓病による肝障害の場合は、詳しい血液検査や超音波検査、CT検査を組み合わせることによって、診断が可能になってきます。

薬剤による肝臓病は、病院・医院から処方を受けている薬剤だけではなく、薬局から普段購入している薬剤や健康食品、サプリメントなどが原因になっている場合もあります。

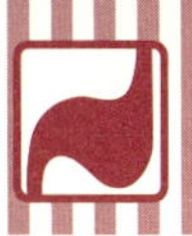

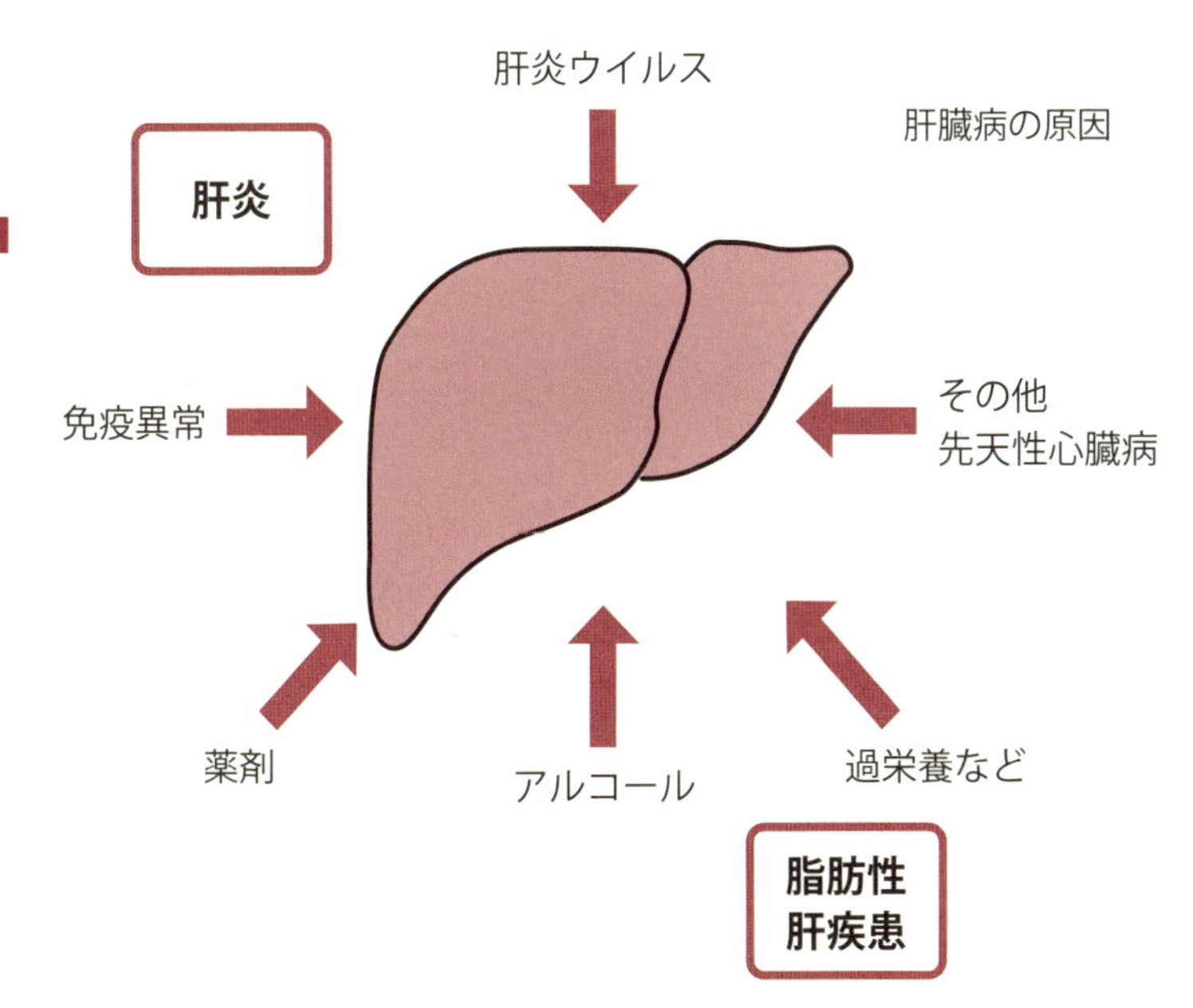

最近ではお酒を飲まない方でも、アルコール多飲者と似たような肝炎や肝硬変を来す**非アルコール性脂肪性肝炎**の存在も知られています。

肝臓病の最終診断には、肝臓の組織を一部採取して調べる**肝生検**が必要になる場合も多いので、原因不明の肝機能異常が続く場合には総合病院の受診をおすすめします。

●診療部長　新澤 真理

お酒を飲まないのに肝臓病が心配

人間ドックで肥満と肝機能の値が高いといわれ、超音波検査で脂肪肝の疑いを指摘されました。お酒を全く飲まないのに心配です。(45歳・男性)

A

非アルコール性の脂肪性肝炎も

人間ドックでは、肝機能をASTやALTといった肝細胞の壊れ具合の指標、飲酒時や肝臓への脂肪沈着、および肝細胞の破壊時に上昇するγ(ガンマ)−GTPの数値で評価します。

アルコールを飲まない方の脂肪肝は、以前は進行しない疾患とされていましたが、現在では**非アルコール性脂肪性肝炎**という慢性肝炎から肝硬変、肝臓がんへ至る疾患の存在が知られています。

非アルコール性脂肪性肝炎は、**肝臓におけるメタボリック症候群**の表現型とされています。肝硬変、肝臓がんへ進行する危険性はもちろんですが、**高血圧症**、**脂質異常症**(高脂血症)、**糖尿病**を合併しやすく、また、**狭心症**や**心筋梗塞**、**脳梗塞**などの心血管の症状を発生しやす

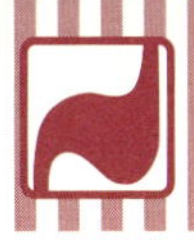

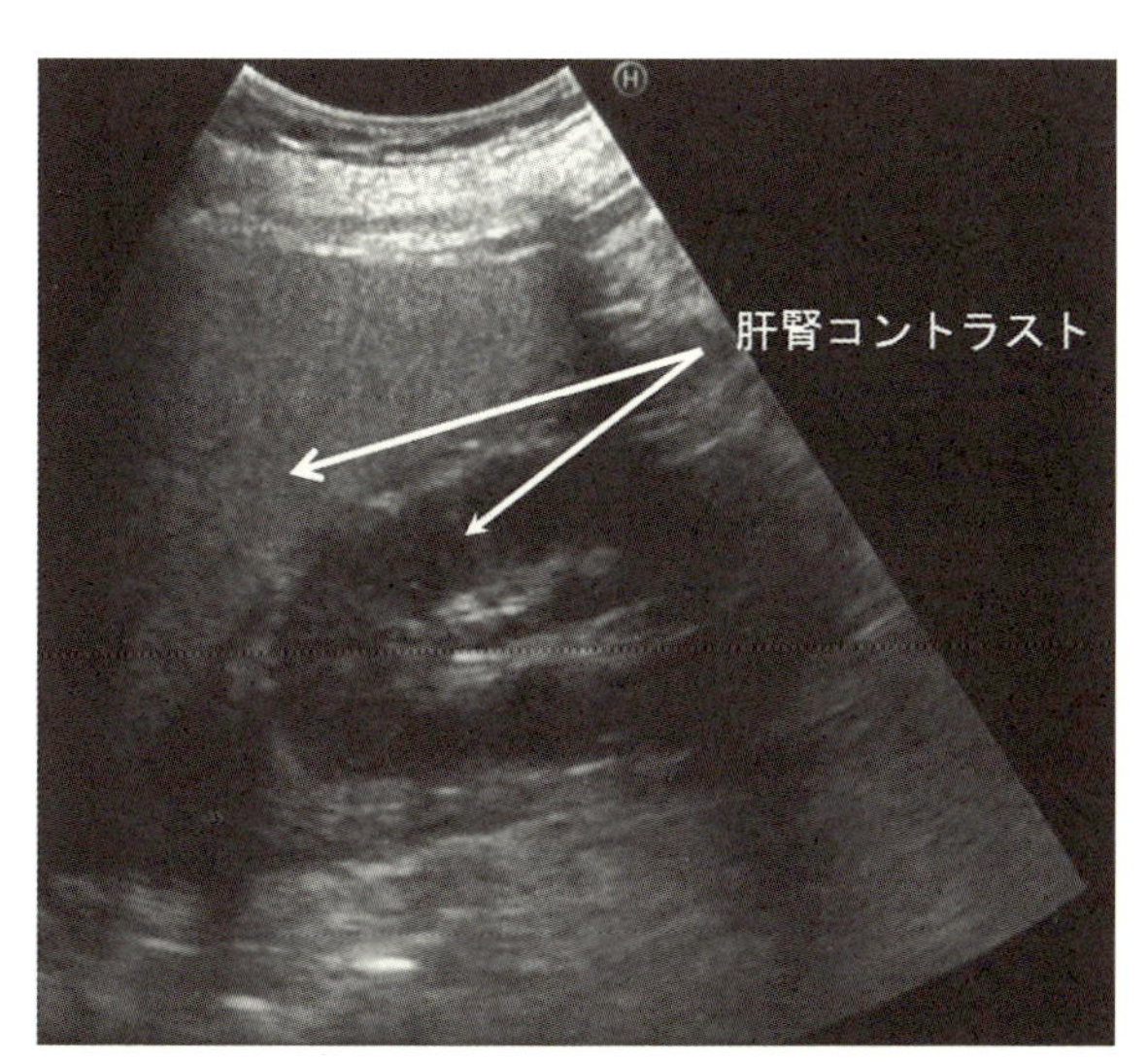

腹部超音波検査（右側腹部走査）。肝臓への脂肪沈着により間実質のエコー輝度が上昇し、腎実質とコントラストが明瞭となっている

いことから、しっかりとした診断と治療が必要です。

非アルコール性脂肪性肝炎の診断は、血液検査でウイルス性肝疾患、自己免疫性肝疾患、先天性肝疾患を否定した上で、**HOMA－R**（インスリン抵抗性の指標）や**フェリチン**、**ヒアルロン酸**などを測定することで、ある程度の見当は付きます。ただし、非アルコール性脂肪性肝炎の確定診断には、肝臓組織の一部を採取して調べる肝生検が必要なので、消化器の専門医に相談してください。

●診療部長　新澤 真理

肝嚢胞を指摘された

Q

人間ドックで肝嚢胞（かんのうほう）を指摘されました。どんな病気ですか。（50歳・男性）

A

肝臓に液体の袋。ほとんどが良性

肝嚢胞とは、肝臓に液体の袋ができる病気です。腹部超音波検査などによって、無症状で発見されることが多く、数は1個から複数個、大きさは小さなものから10センチを超えるものまであります。**ほとんどが良性**の病気です。

原因には、先天性、外傷性、炎症性、腫瘍性、寄生虫性などがあります。肝臓以外に腎臓、膵臓（すいぞう）、脾臓（ひぞう）、卵巣などに多発することもあります。多くは無症状ですが、大きくなれば、腫瘤（しゅりゅう）（はれもの）の自覚、腹満感（おなかの張り）などが現れることがあります。

先天性肝嚢胞で症状がない場合は、定期検査だけでよく、治療は不要です。圧迫症状が強い場合や感染、出血、破裂などがある場合に治療が必要になることもあります。ただし、嚢

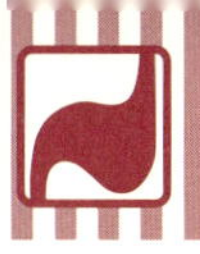

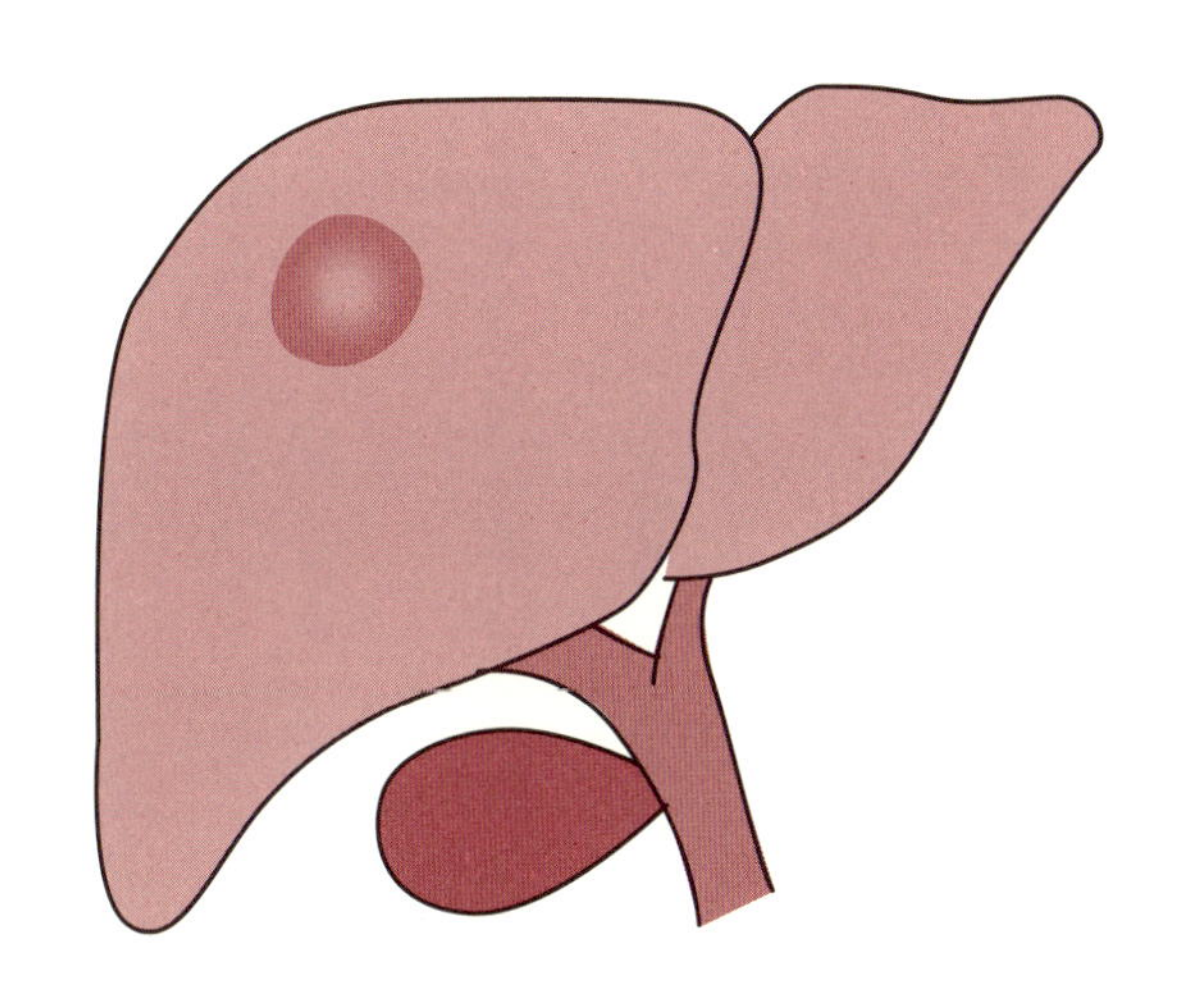

肝臓に出現した肝嚢胞

胞壁に隆起が見られたり、多房性を示す場合は、別の嚢胞性腫瘍や転移性腫瘍の場合もあるため精密検査が必要になります。

単純肝嚢胞は、超音波で観察しながら、針を皮膚の外から肝臓内の嚢胞に刺して内容液を外に出し、アルコールなどを注入して嚢胞壁の細胞を固定することで治療します。経皮治療の対象とならない場合は、開腹や内視鏡的に手術を行います。また、大きな肝嚢胞は腹部を外傷した際に肝臓を損傷する危険があるので注意が必要です。

●若穂病院副院長代行　熊木 俊成

膵臓がんの早期発見・予防法は

実弟と義兄が相次いで膵臓がんで亡くなりました。自分も同じ病気にならないか心配です。早期発見や予防の方法はありますか。（64歳・女性）

A

定期的な超音波検査が最も有効

膵臓がんの早期発見は困難で、いまだに早期がんの定義さえできないのが現状です。これは、膵臓の位置が胃の裏側にあるため体表から捉えにくいのが大きな要因です。

血縁関係のある方に膵臓がんにかかった人がいる場合（**家族歴**）には、**定期的な超音波検査**を受けて膵管の拡張がないかを確認していくのが、膵臓がんを小さいうちに発見する最も有効な手段とされています。膵管を超音波で捉えるには一定以上の技量が必要ですので、検査は消化器を専門にしている施設で受けるのが望ましいと考えます。

日本膵臓学会の膵癌診療ガイドライン（２０１３年）では、**膵臓がんの危険因子**には家族歴のほかに、**①肥満②糖尿病③慢性膵炎④遺伝性膵炎⑤喫煙⑥膵嚢胞性疾患⑦大量飲酒**——

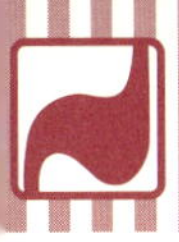

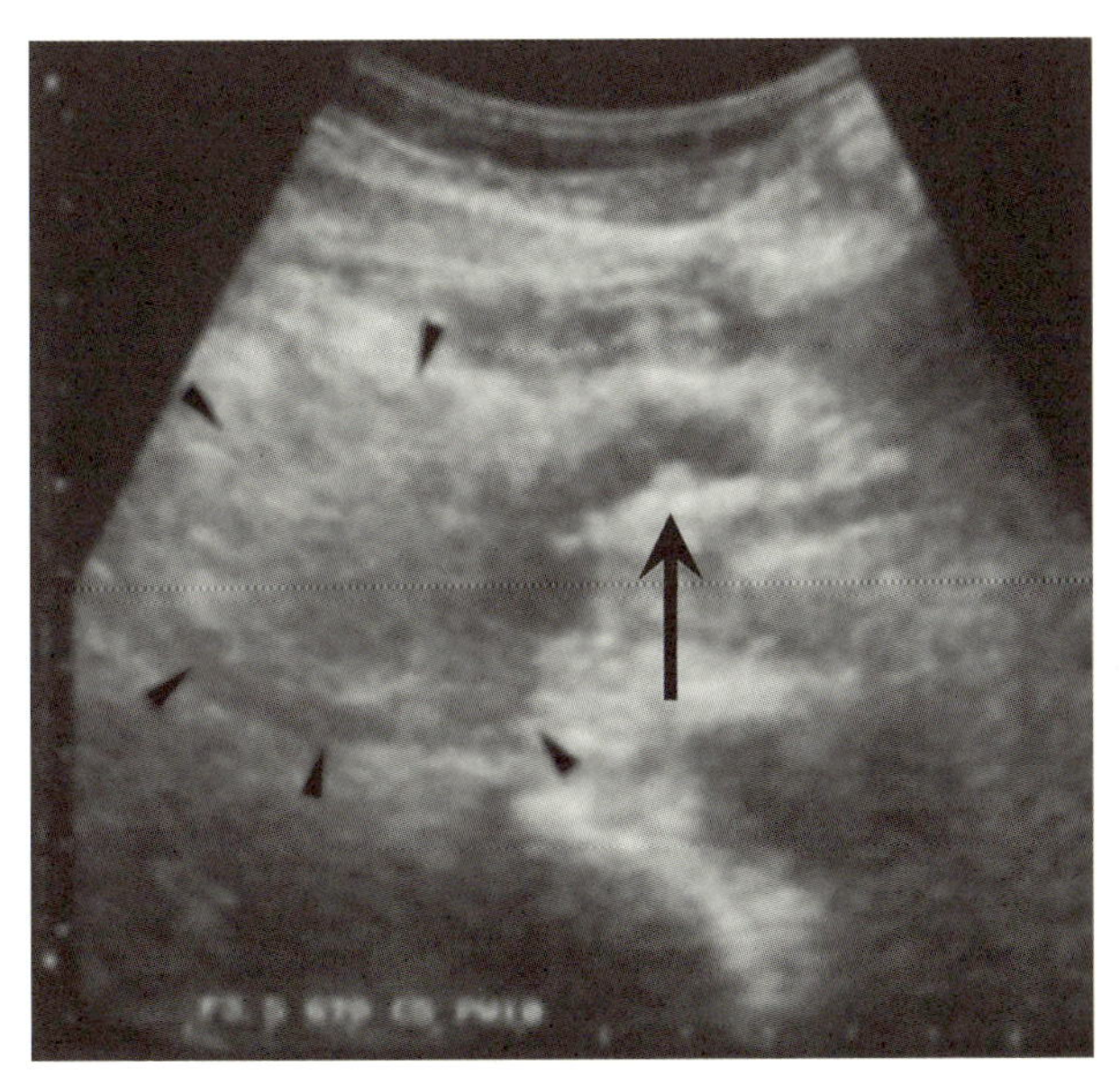

膵頭部がん（◀）の超音波画像。後方の主膵管が拡張（↑）している

が挙げられています。

その他にも、コーヒーの多飲やコレステロール大量摂取、ヘリコバクターピロリ感染が、膵臓がんの危険因子の可能性があるとされています。

これらの項目に該当する覚えのある方は一度医療機関で検査を受けるとともに、その後も定期的な検査を続けることをおすすめします。

●診療部長　新澤 真理

膵臓がんは増えている？

Q

治療が難しいといわれている膵臓（すいぞう）がんは増えているのですか。（60歳・男性）

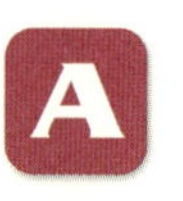

近年、生活習慣の変化などで増加

膵臓がんは、膵臓から発生した悪性腫瘍のことを指しますが、日本人のがんによる死因としては第5位であり、年間約2万8000人の方が亡くなっています。その数は20年前に比べると、2倍以上に増加しています。

膵臓がんの危険因子として、**家族歴**（家系内に膵臓がんの方がいること）、**糖尿病**、**肥満**、**慢性膵炎**、**膵嚢胞性病変**（すいのうほうせいびょうへん）、**喫煙**などが挙げられます。近年、増加している背景として、生活習慣、食生活の変化に伴う肥満、糖尿病の増加が関係していると考えられています。

膵臓がんが難治と呼ばれるのは、早期発見が難しく、診断された時点で、既に手術治療が難しい状態になっている方が多いことが理由の一つです。先に挙げた危険因子が当てはまる

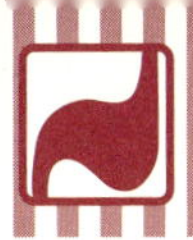

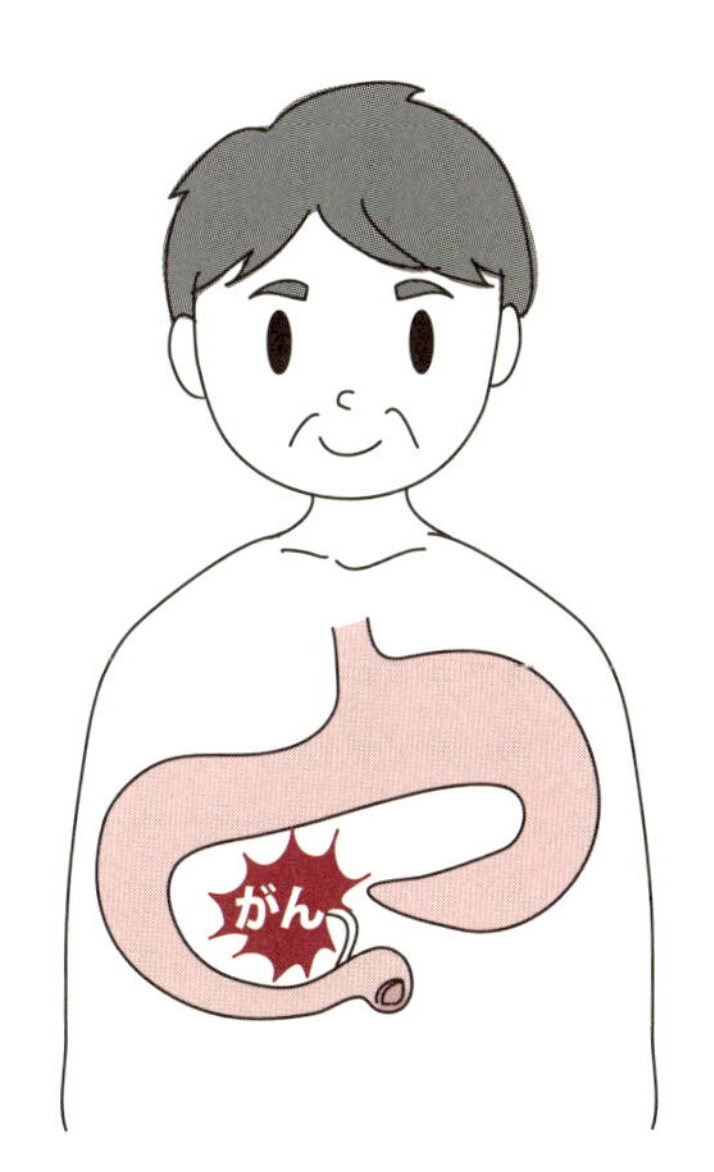

膵がんは気付かないうちに進行していきます

方は、人間ドックなどでの腹部超音波検査、腫瘍マーカー（がんの指標の一つ）を含む血液検査を受けることをおすすめします。さらに精密検査が必要と診断された場合は、ＣＴ検査、ＭＲＩ検査などにより、早期発見の可能性が高くなります。

膵臓がんの手術治療は高度な技術を要しますが、技術の向上および、がんの再発を予防する抗がん剤治療の進歩によって、この10年で治療成績は向上しています。私たちは早期発見、専門的な治療によって、膵臓がんの治癒を目指しています。

●消化器外科統括部長　中田 岳成

大腸ポリープを指摘された

Q

営業担当のサラリーマンです。先日、友人が日帰りで大腸ポリープを内視鏡手術で切除したと聞きました。ストレスの多い職場で、自分も検診で指摘されているので心配です。

（45歳・男性）

A

小さければ日帰り治療も可能

大腸検診は便潜血2回法が基本で、**2回のうち1回でも陽性なら精密検査の対象**になります。精密検査の方法としては、全大腸内視鏡検査と、途中のS状結腸まで内視鏡で観察し、その奥はバリウムによる造影検査で確認する二つの方法が推奨されています。精度はほぼ同等です。

大腸ポリープは、**腺腫**（せんしゅ）**とその他のポリープ**の二つに大別されます。腺腫は大腸ポリープの8割を占め、大きくなるほどがんの発生母地になりやすいため、**5ミリ以上の腺腫は内視鏡で切除する対象**となります。また、ポリープ状の大腸早期がんも内視鏡的切除が可能です。

施設によって若干対応は異なりますが、自己管理のできる若い方で、ポリープがあまり大きくなければ**日帰りの治療は可能**です。この場合、術後1週間はアルコールを避け、過激な運動や力仕事を控える必要があります。

大腸がんの予防因子としては野菜と運動、危険因子としては肉類、アルコール、肥満、喫煙などが挙げられています。

●診療部長　新澤　真理

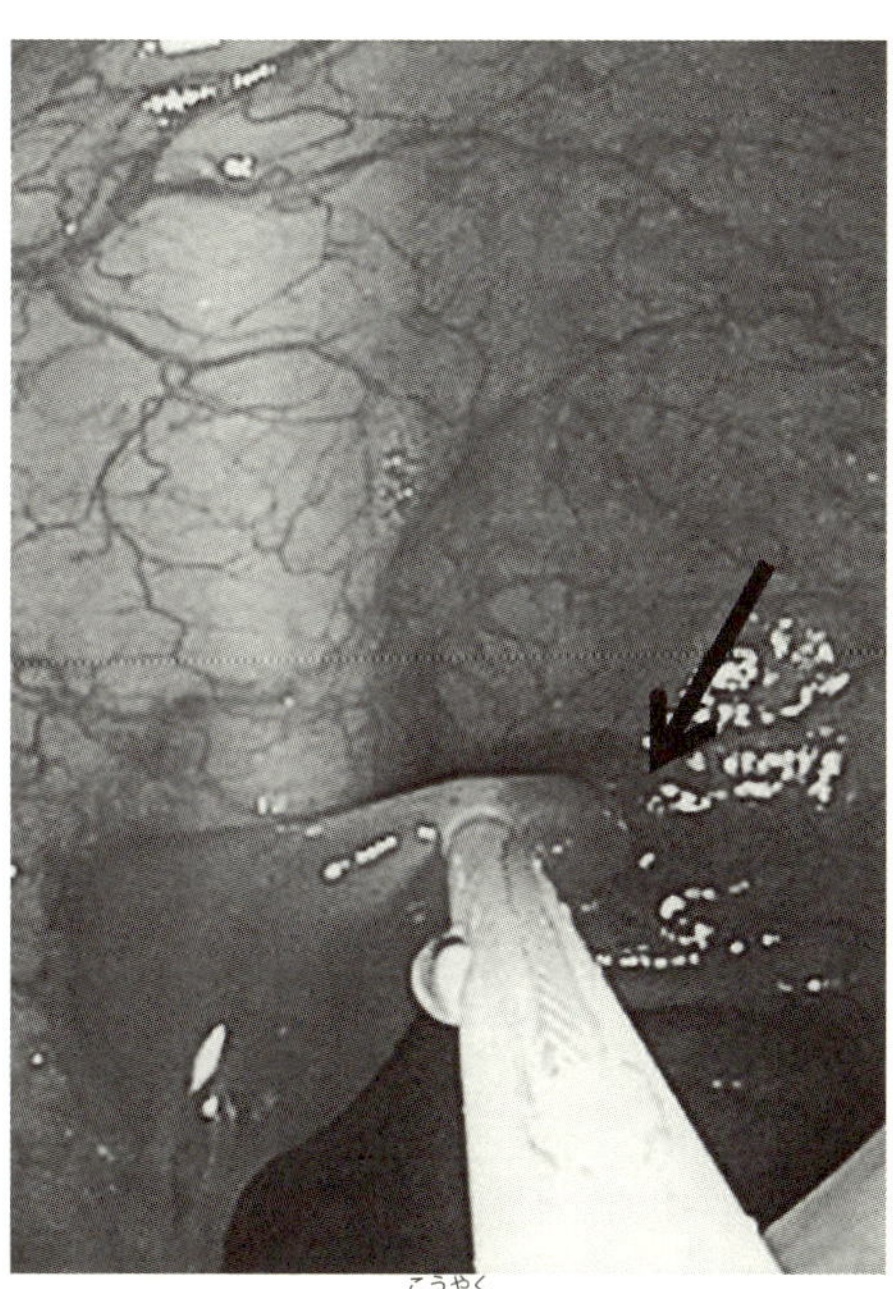

大腸腺腫をスネアで絞扼（こうやく）し高周波電流で通電して切除するところ

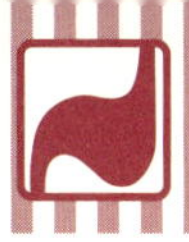

進行した大腸がんの治療法

Q

検診で便潜血が陽性だったため大腸の内視鏡検査を受け、大腸に進行したがんが見つかりました。仕事の関係であまり長期間は休めません。どのような治療方法がありますか。

（55歳・男性）

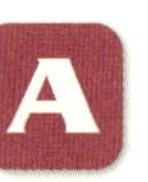

腹腔鏡補助下などの外科手術が必要

大腸がんは食生活の欧米化に伴って増加しているがんの一つです。早期がんの場合は内視鏡を使って切除される場合も多いのですが、**進行がんの場合は外科手術が必要**です。

外科手術には大きく二つの方法があります。一つは大きくおなかを切開して行う**開腹手術**ですが、ここでは最近増加している低侵襲（切る範囲が小さい）の**腹腔（ふくくう）鏡補助下手術**について説明します。これは腹腔鏡（おなかの中を観察するカメラ）で映し出された映像をモニターで見ながら行う手術です。ただし、大腸の切除と吻合（ふんごう）（つなぐこと）は4センチ程度の傷から体外に取り出して行います。傷が小さいために痛みが少なく、体の回復が早く、3週間

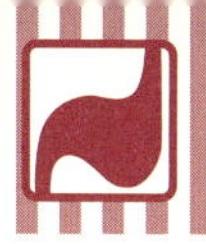

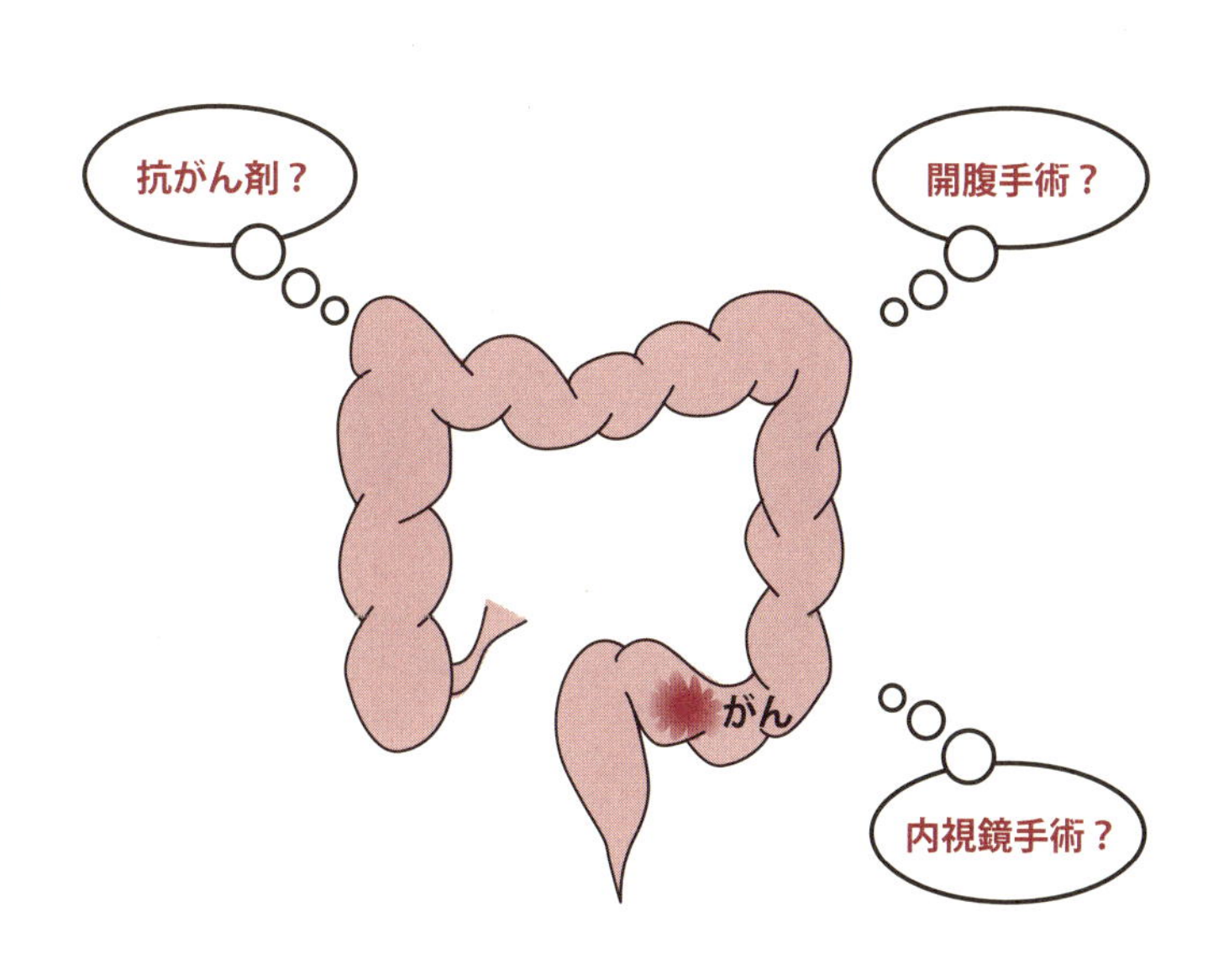

程度で社会復帰できます。

進行大腸がんも保険が利くため、腹腔鏡下手術の約60％は進行がんに対して行われています。手術の成績（予後）も開腹手術に劣りません。ただし、8センチ以上の大きながん、周囲の組織や肝臓・肺などへ広がったがん、あるいは下部直腸の進行がんに対しては、開腹手術を選択する施設が多いようです。リンパ節に転移があればⅢ期以上となり、開腹手術や腹腔鏡補助下手術に関係なく術後の抗がん剤治療が必要ですが、通院治療の場合もあります。あなたのがんがどのような状態であるのかを調べ、適切な治療を受けるようおすすめします。

●消化器外科統括部長
中田　岳成・久保　周

直腸がんの手術で人工肛門に？

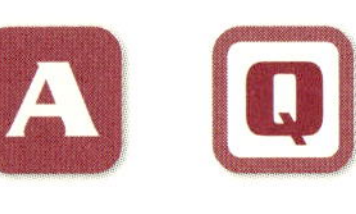

直腸がんと分かり、手術が必要になりました。人工肛門になるのでしょうか。

（58歳・男性）

肛門を残す手術も。手術前に担当医に確認を

直腸がんといっても、必ずしも**人工肛門**になるわけではありません。がんが肛門から十分離れた直腸上部にある場合、がんから3センチ離して肛門側の直腸を切り取り、その後、口側の腸管を引き寄せておなかの中で腸管をつなぎ合わせますので、**肛門機能**は残ります。

一方、がんがより肛門に近い直腸下部にある場合、肛門側はがんから2センチ離れた部位で切り取ることが必要ですが、切り取り線が肛門にかからない場合はつなぐことが可能です。しかし、切り取り線が肛門にかかる場合や、がんそのものが肛門に及んでいる場合は、人工肛門になります。

最近では手術器械が進歩し、経肛門的につなぐことが容易になってきましたし、肛門から

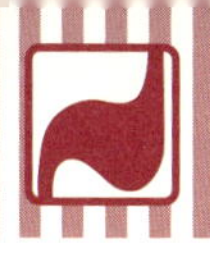

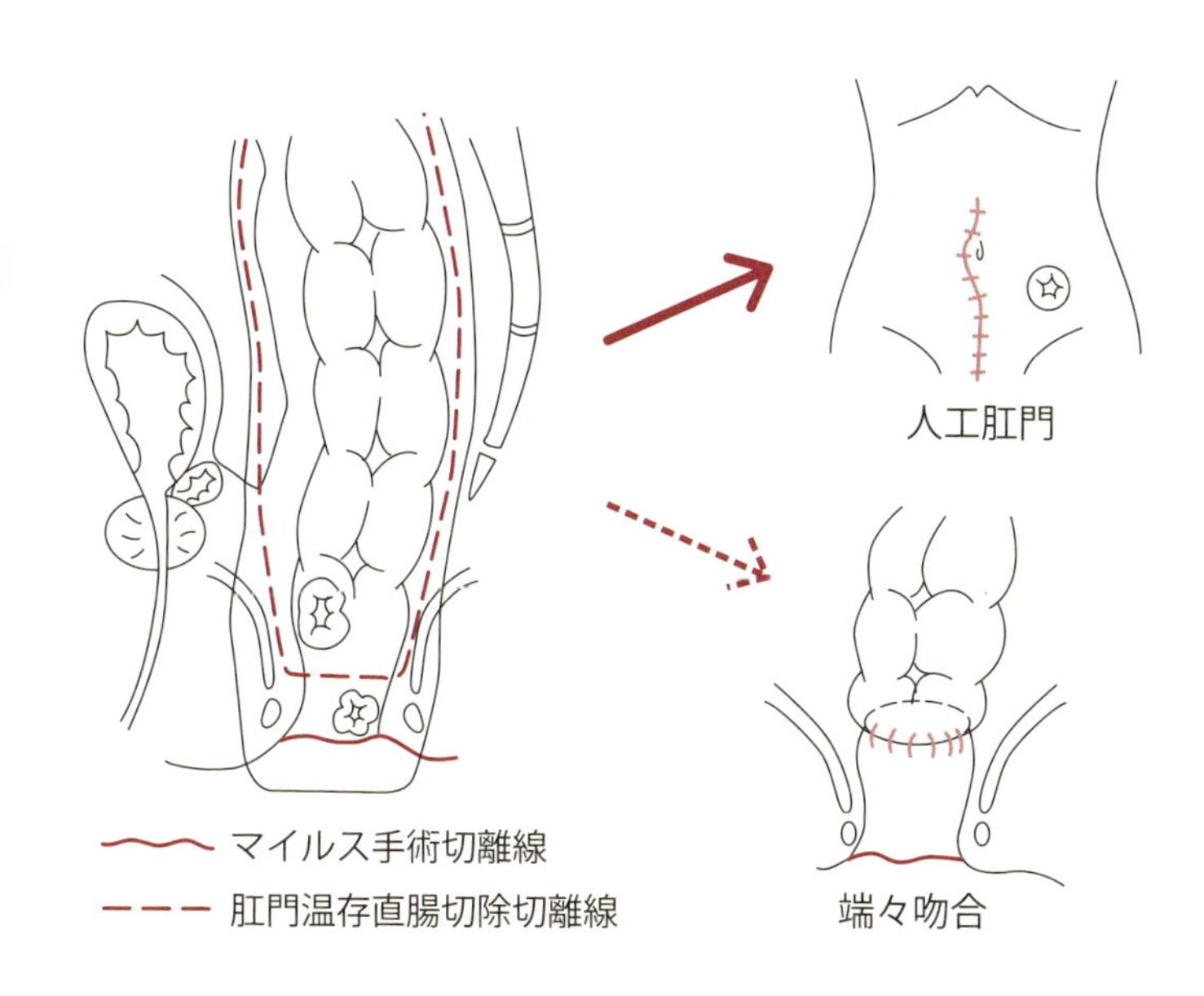

手で縫う方法も工夫されていますので、人工肛門を造らずにつなぐことが可能になっています。現在では直腸がんの90％以上、**下部直腸がん**でも80％近くに肛門を残す手術が行われています。

担当医からは手術前に、自分の直腸がんの位置と進行度、そして人工肛門になるか・ならないかの説明を十分に受けてください。また、人工肛門の問題のみならず、局所での再発を起こさないような根治切除、さらに自律神経温存などの重要な問題もあります。ぜひ、手術経験が豊富な消化器がん外科治療認定医がいる病院で治療してください。

●消化器外科統括部長
中田 岳成・藍澤 喜久雄

足の付け根が腫れてきた

Q

1ヵ月前から右足の付け根が腫れてきました。痛みはなく、手で押さえれば引っ込みますが、すぐに出てきてしまいます。悪いものでしょうか。（64歳・男性）

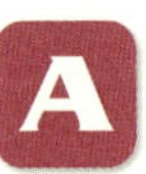

鼠径部ヘルニアは嵌頓前に手術を

いわゆる**脱腸**、医学的には**鼠径部**(そけいぶ)**ヘルニア**と考えられます。子どもに多い疾患ですが、成人にも発症します。子どもの場合は先天的な原因であるのに対して、成人の場合は後天的な原因も関係しています。加齢に伴って体を支えている組織が弱くなり、弱くなった部位からおなかの臓器が飛び出る疾患です。

おなかの内側から見ると、あたかも鼠径部に落とし穴ができたような感じです。飛び出ているのは小腸のことが多く、押さえるといったんはおなかの中に戻るのですが、穴が空いているのですぐに出てきてしまいます。

まれに強い痛みを伴って腸が戻らなくなってしまう**嵌頓**(かんとん)を起こすことがあり、緊急手術で

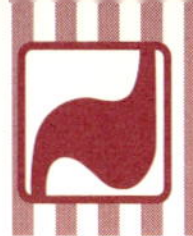

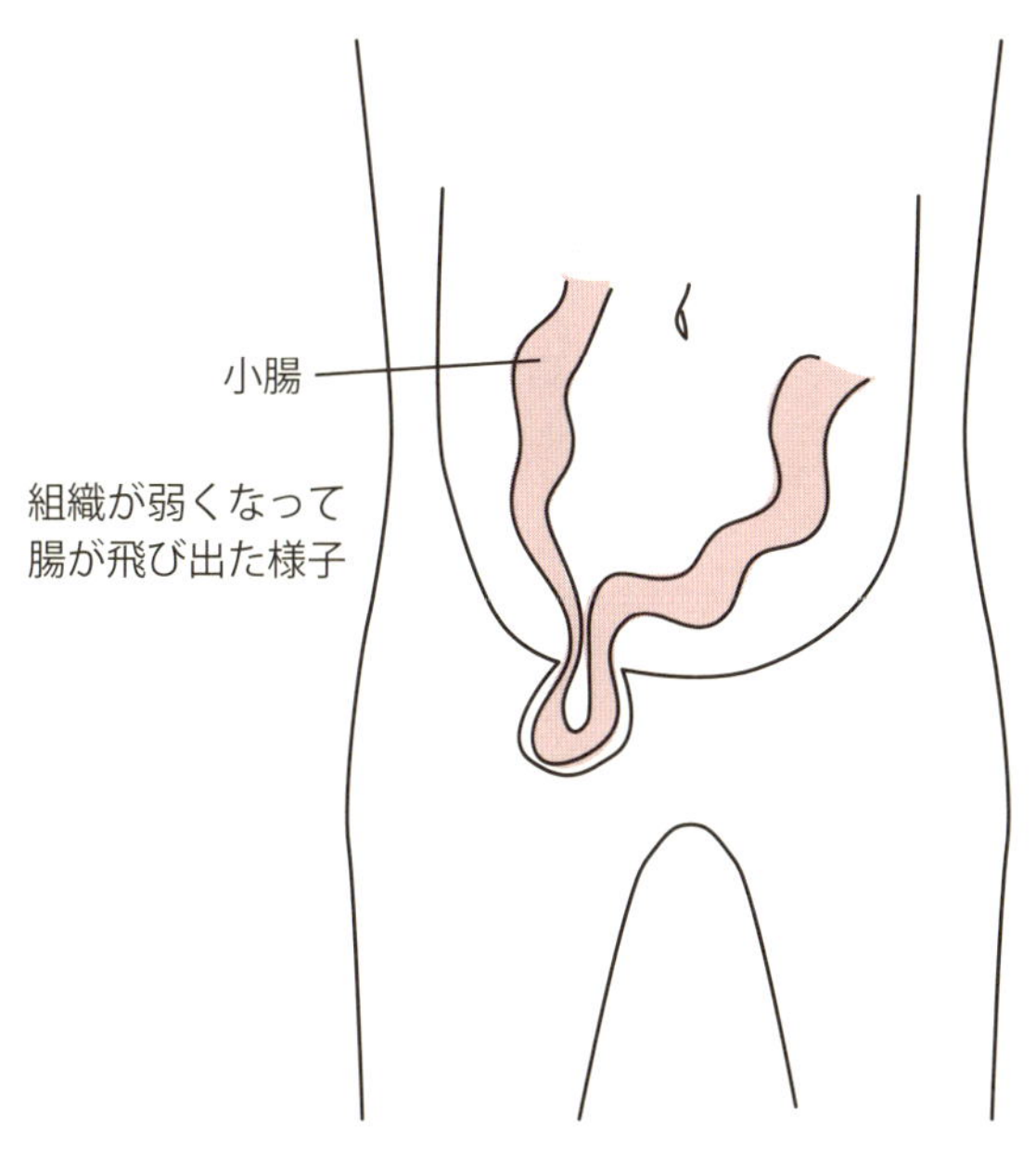

小腸の一部を切除しなくてはならないこともあります。

嵌頓を起こさなくても自然に治ることはなく、次第に腫れが大きくなってきます。従って、治療方法は手術以外にありません。弱くなった部位をメッシュという人工の布で補強する手術が一般的で、数日から1週間程度の入院で治療できます。最近では全身麻酔で行う**腹腔鏡下手術**が普及してきました。

急いで治療する必要はありませんが、嵌頓する前に時間をつくって手術することをおすすめします。

●消化器内視鏡外科部長　関野 康

血圧の正しい測定方法

Q 脳卒中の予防において血圧は重要であるといわれます。測定の仕方を含めて詳しく教えてください。（77歳・女性）

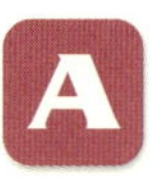

起床後1時間以内と就寝前の2回測定を

高血圧症は**動脈硬化症**を来す最も重視すべき疾患です。過去数十年間で、高血圧治療によって減少した病気は脳出血でした。次に脳梗塞、心疾患、腎疾患であり、脳出血と脳梗塞を含めた**脳卒中**にとって、高血圧治療は非常に重要です。血圧を２ mmHg 下げることにより、脳卒中死亡は９１００人減少し、脳卒中になる人も２万人減少します。

病院や医院を受診しますと血圧（外来血圧）を測りますが、近年は自宅での血圧測定（**家庭血圧**）の重要性が認識されています。外来血圧１４０／90未満、家庭血圧１３５／85未満とされています。家庭血圧は24時間測定することが理想ですが、特殊な血圧計が必要ですので、朝起きて１時間以内（**早朝血圧**）と、就寝前（**夜間血圧**）の２回測るのがよいでしょう。

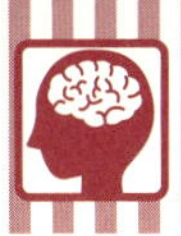

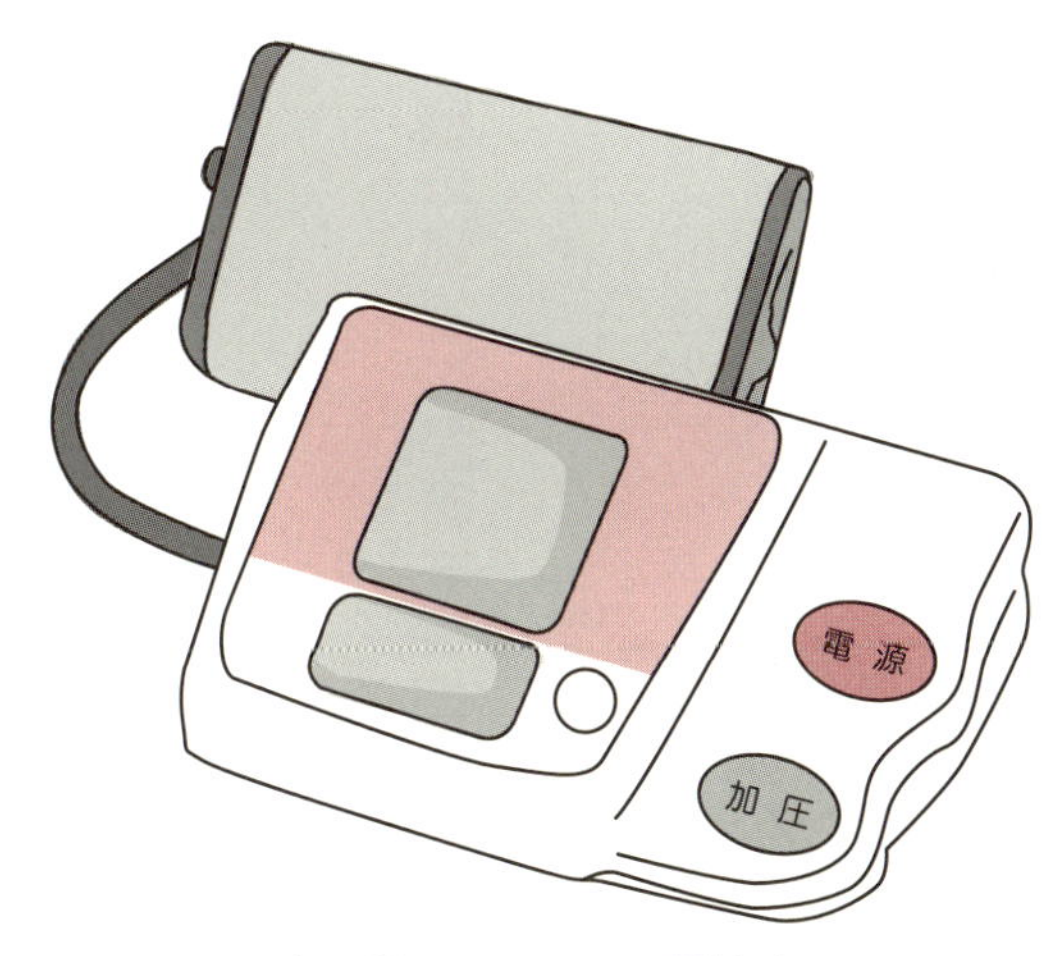

血圧計で1日2回の測定を

早朝に上昇、夜間に下降するのが正常の血圧変動です。いずれのときもいすに座り血圧計を机に置いて上腕に装着し、1分間安静にした後、2回測って平均を記録します。以前は安定するまで数回測定するとしていましたが、最新の高血圧治療ガイドラインではこのように推奨される予定です。

ご家庭で血圧を測定すると、測るたびに違う、高い数値が出ると心配してさらに上昇、結局測定しなくなる――といったこともしばしば見られますが、脳卒中の発生は早朝に多いといわれます。外来血圧では、血圧の薬を内服した後ですので下がっていることが多いものです。脳卒中の予防には、早朝血圧の測定など家庭血圧がとても重要です。

●副院長　中村裕一

眼科で脳外科受診をすすめられた

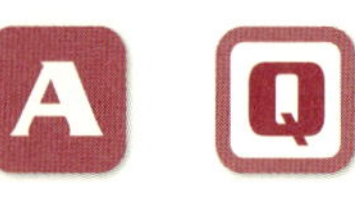

目が見えづらくなって眼科に行ったのに、脳外科で診てもらった方がよいと言われました。（65歳・女性）

脳の病気に起因することも

目が見えづらくなるということは、視路（視覚の伝導路）のどこかに異常を来し、視力・視野に障害が起きたと考えられます。網膜の病気、視神経の病気の他に、脳の病気によっても視力、視野が障害されることがあります。緑内障でも、まれに頭蓋内疾患によって、脳圧が高い状態が続くときに起こることがあります。

脳の病気としては、視神経を直接圧迫する**脳腫瘍**、**脳動脈瘤**が原因で、視力・視野狭窄を来すものがあります。特に**下垂体腺腫**は視交叉部を圧迫し、**両耳側半盲**といって両目ともに耳側が見えづらくなるのが特徴的です。

もう一つ、似たような用語で**同名半盲**という視野狭窄も脳の病気の特徴で、両目ともに同

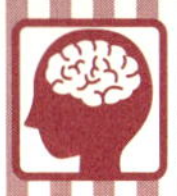

側（右側ないしは左側）が見えづらくなるものです。見えづらい側と、反対側の視交叉部から後ろ側の脳内病変の脳出血、脳梗塞、脳腫瘍などが原因で起こります。その他、一時的に突然に片目が見えなくなってしまう**一過性黒内障**も、内頸動脈系の一過性虚血発作（TIA）の一つで、脳梗塞の警告症状と考えられています。

いずれにしても、①片目か、両目か②視野のどの辺りが見えづらいのか③症状は急激に起こったのか、徐々に起こったのかが重要となります。お近くの脳神経外科を受診していただき、CTあるいはMRI検査を受けるのが望ましいでしょう。

●脳神経外科部長　村岡尚

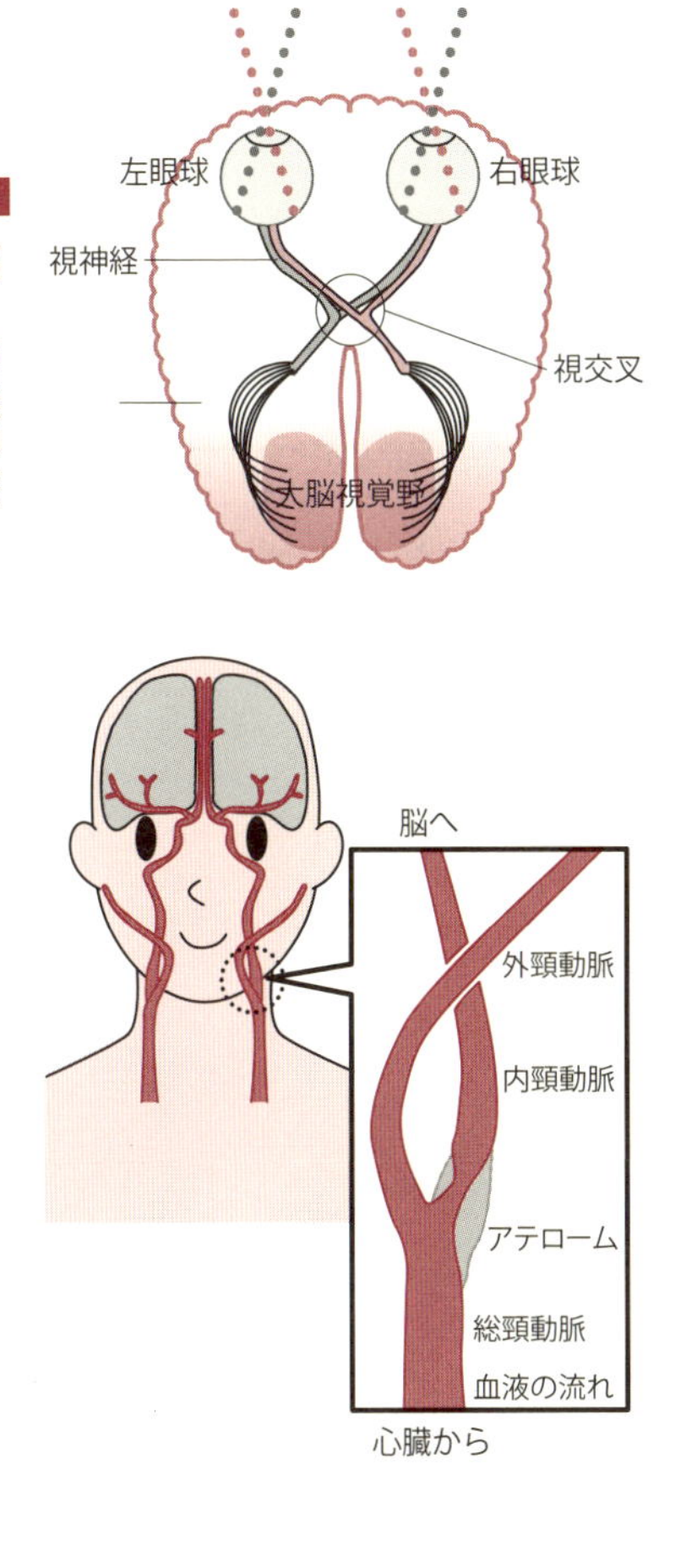

糖尿病予備軍で脳梗塞が心配

Q

年齢的に脳梗塞が心配です。糖尿病予備軍なのですが、どうすべきでしょうか。

（69歳・男性）

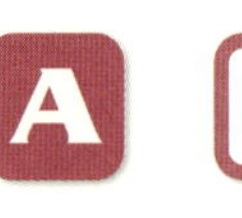

血圧、血糖値などの正常化と検査を

脳梗塞のうち、動脈硬化で脳動脈が詰まるものを**脳血栓**、不整脈（**心房細動**）で心臓などにできた血栓が脳に詰まるものを**脳塞栓**（そくせん）といいます。高血圧、**糖尿病**、脂質異常症（高脂血症）、喫煙、多量飲酒、肥満などが要因となり、予防にはこれらの改善が重要です。特に血圧の管理は大切で、厳密に１４０／90 mmHg未満とする必要があり、家庭での朝晩の血圧（１３５／85 mmHg未満）も重要です。

ご質問の方は食後２時間の血糖値１６５㎎／dL、ＨｂＡ１ｃ（ＮＧＳＰ）６・３％であり、境界型糖尿病と診断されています。現在全国で２２１０万人が糖尿病、あるいはその疑いがあり、**網膜症**、**腎症**、**末梢**（まっしょう）**神経症**の三大合併症が危険です。さらに心筋梗塞や脳梗塞が２

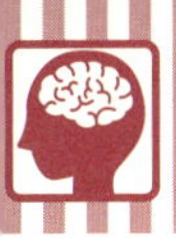

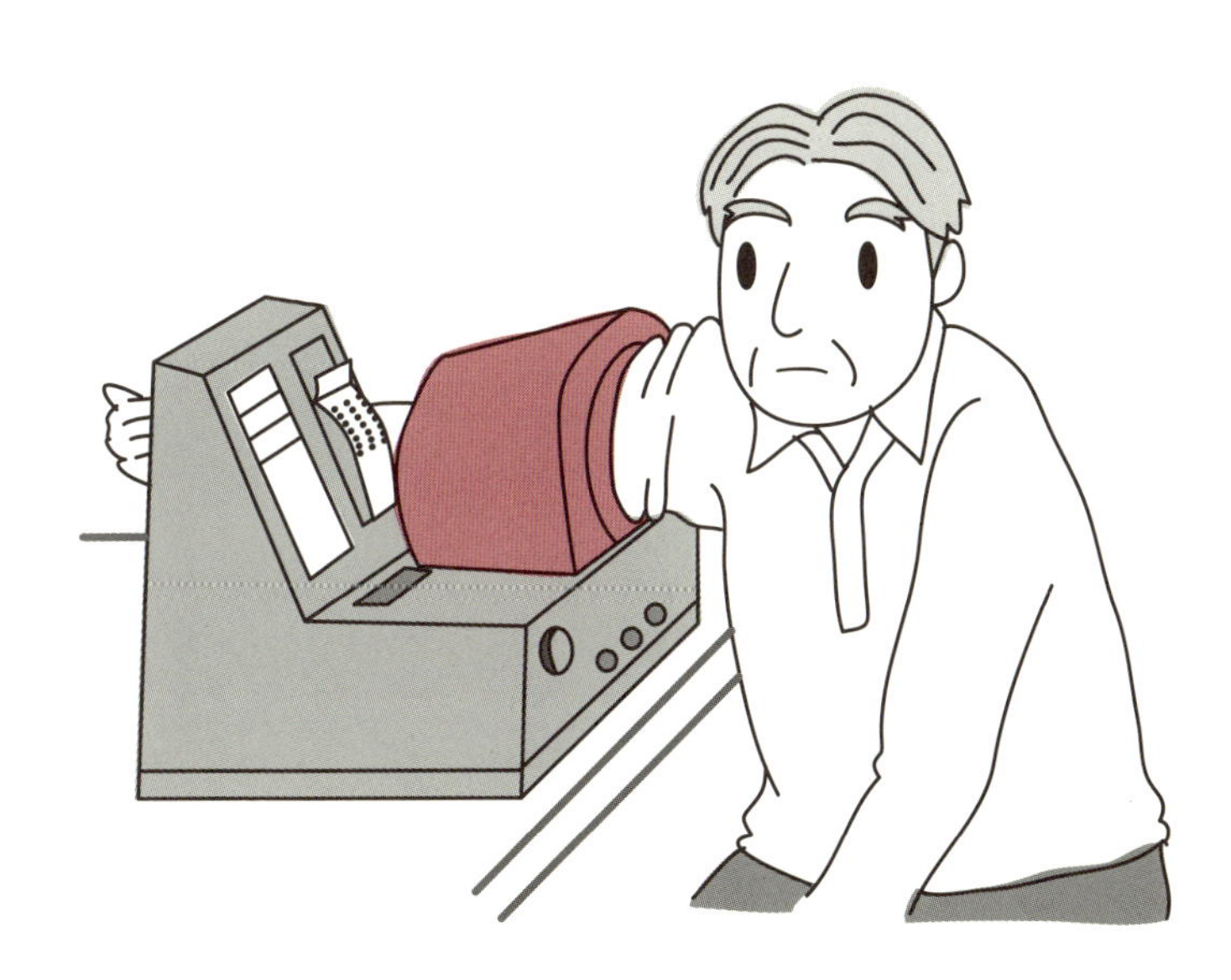

倍以上発症するといわれ、**認知症**にもなりやすい病気です。

従って、脳梗塞に対する予防には、食事量や内容、十分な運動、適度な水分補給が大切です。糖尿病の治療薬は各種のものが増えてきています。**インクレチン関連薬**などは長期安全性が不十分ですが、血管内膜の炎症抑制など、動脈硬化の予防効果が期待されています。

高齢になり、血圧、コレステロール値、血糖値などに異常がある場合には、早期に正常化させること、さらに動脈硬化の指標となる検査（頸(けい)動脈エコー、ＡＢＩ、ＣＡＶＩ）や、頭部ＭＲＩなどの検査をするのがよいでしょう。

●副院長　中村 裕一

脳梗塞によい薬の使用について

Q

脳梗塞になったらすぐ使えるよい薬ができたということですが、どの病気でも使えますか。（69歳・男性）

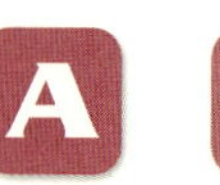

ほとんどで使用可能。早期の治療開始が必要

その薬は注射薬で、t－PA（アルテプラーゼ）という血栓溶解剤です。1991年に心筋梗塞、2005年10月からようやく脳梗塞に使えるようになっています。米国では10年前から使われています。ただし、脳梗塞の全てに投与できるわけではありません。使用後、脳出血など出血を来すことが5～8％あり、死亡する場合もあります。このため適用の基準が厳密に定められており、特に出血性の病気がある場合や、重症すぎる、あるいは逆に軽微な症状の場合、さらには過度な高血圧などでは慎重な使用が求められます。再発も10～30％あります。

現在、長野県内では、脳卒中を治療するほとんど全ての病院でこの薬剤の使用が可能です。

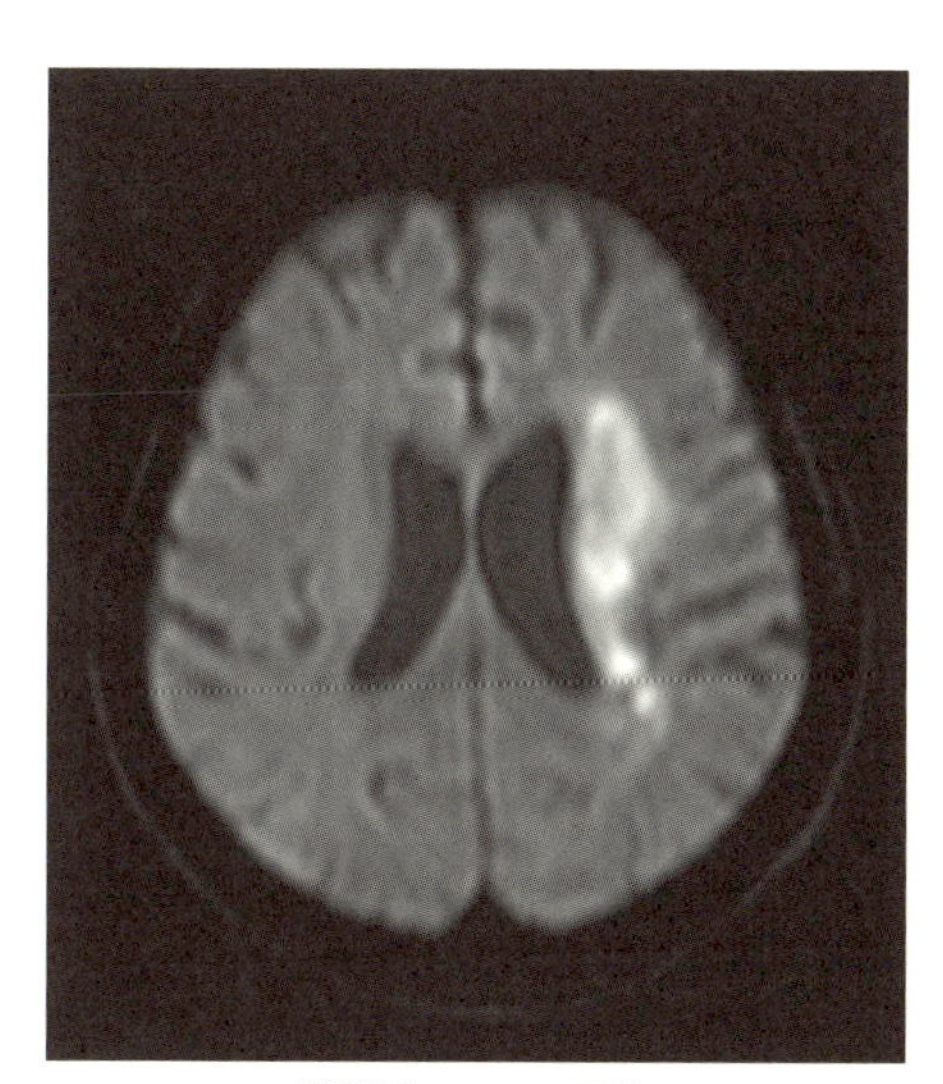

脳梗塞のMRI画像

しかし、最も大切なのは脳梗塞発症からの経過時間で、**4時間30分以内**の投与が必要です。病院到着後、CTスキャンなど検査や処置が必要なので、できれば**発症2時間以内に来院**する必要があります。米国でも脳梗塞の10%くらいしか治療できないのが現状です。

脳梗塞は手足のまひなどの症状が徐々に悪化することもあり、家で様子を見ていて、悪くなってから来院される方が多いようです。アルテプラーゼは決して〝夢の薬〟ではありません。改良型も開発中です。できるだけ早い来院と治療の開始がよいでしょう。

●副院長　中村 裕一

脳に悪性腫瘍の疑い

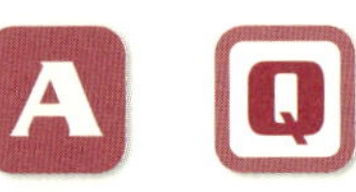

家族が脳に悪性腫瘍の疑いがあると言われたそうです。治療法はあるのでしょうか。
（55歳・男性）

手術でできるだけ腫瘍を減らす

脳腫瘍は脳実質内にできる腫瘍や、頭骨内ではあるが脳外にできる腫瘍などいろいろありますが、悪性のものはほとんどが脳内にできる腫瘍で、**悪性グリオーマ**と呼ばれています。

この腫瘍は脳神経細胞の間に入り込み、腫瘍の境界、範囲が不明瞭です。**手術**で周辺組織を含めて切除することは重大な障害を生じるため、全部を摘出することは一般的に困難です。従って、通常は手術だけでなく**抗腫瘍剤**の点滴や内服薬、**放射線治療**などを併用します。最新の抗腫瘍剤はかなり効果があると証明されています。また、放射線治療も最近のサイバーナイフなどは、腫瘍の形態にあわせて放射線照射できるようになりました。また遺伝子治療や特殊な放射線治療も試みられています。

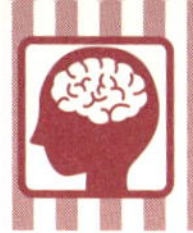

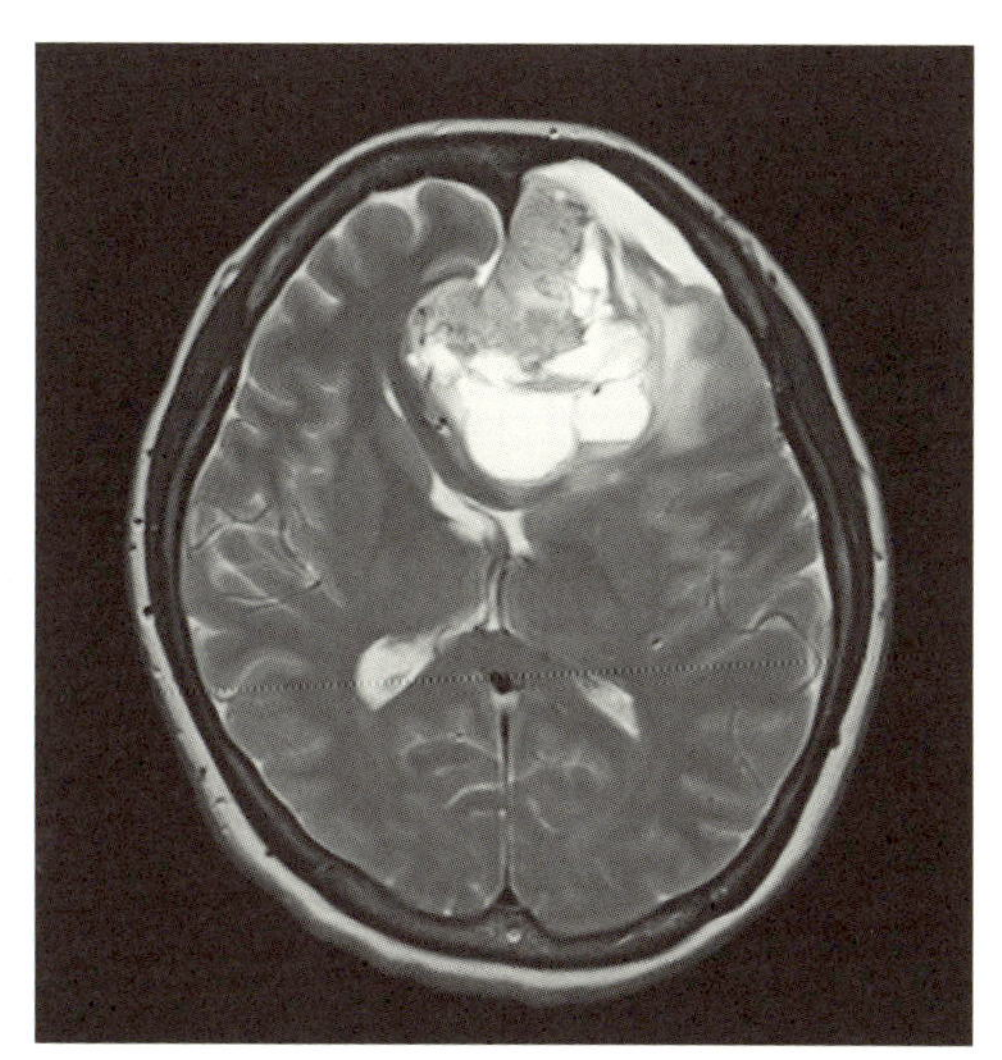

脳腫瘍のMRI画像。悪性グリオーマが現れている

しかし、これらは今のところ補助的な治療法でしかありません。最も大切なことは全摘出が無理でも、できるだけ**手術で腫瘍を減らす**ことです。長野県内でも摘出手術を得意とする数人の脳神経外科医がおり、また手術中に**ナビゲーション**や**蛍光色素**を使って腫瘍範囲を決めるなど、さまざまな手術の工夫が実用化されてきています。

悪性脳腫瘍は治療が困難な病気の一つですが、治療法は年々進歩していますので、主治医によく相談してください。なお、転移性脳腫瘍の場合ではPET（陽電子放射線断層撮影）検査などが診断で役立つこともあります。

●副院長　中村 裕一

頭の中に水がたまっている？

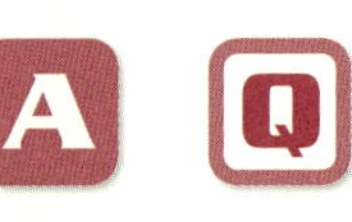

最近物忘れがあり、CT検査を受けたら頭の中に水がたまっていると言われました。大丈夫でしょうか。（68歳・女性）

追加の検査を受けるべきか相談を

検査されたCT画像を拝見していませんので、あくまでも推測ですが、大きく分けて三つ考えられます。

まずは**硬膜下水腫**。脳を覆っている硬膜の下に脳脊髄液がたまった状態のことで、原因は脳萎縮や外傷です。血液成分があると硬膜下血腫になる可能性があり、認知症や歩行障害などを来します。

二つ目は脳脊髄液が入っている脳室が拡大した**水頭症**。脳脊髄液の通過障害や吸収障害があり、頭の中に脳脊髄液がたまります。脳圧の亢進（こうしん）（高まる）に伴い、認知症や歩行障害、尿失禁などを来します。

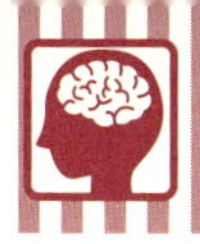

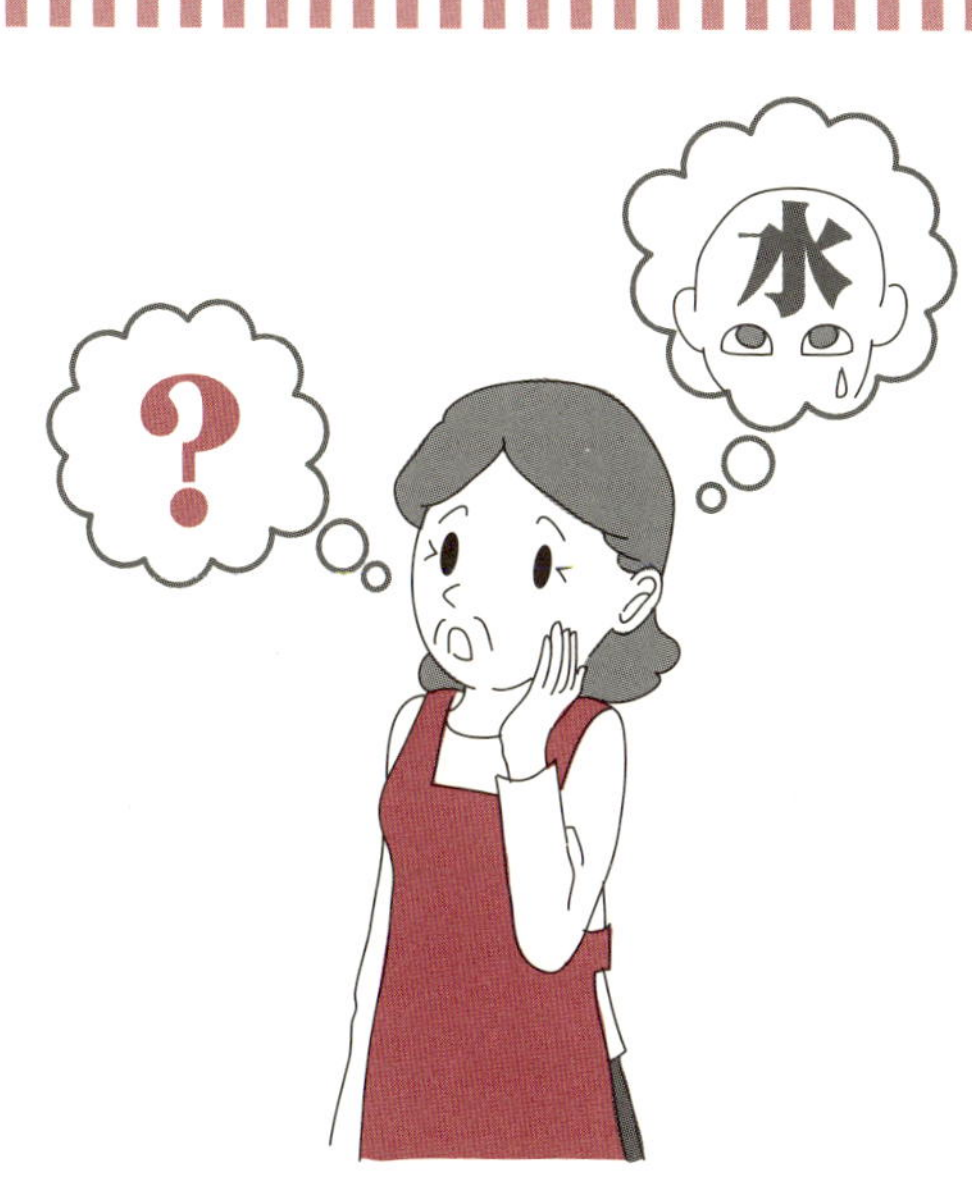

三つ目は**くも膜嚢胞**（のうほう）。脳脊髄液を包む良性の袋（のう胞）が形成されたもので、多くは先天性で無症状です。ただし、頭部の外傷をきっかけに頭蓋内出血を起こすことがあり、腫瘍成分が含まれていると増大する恐れがあります。

どの程度たまっている状態かが分かりませんが、いずれにしても脳脊髄液がたまった状態と考えられるので、MRIによる精査が必要でしょう。その他の原因として、脳梗塞や脳腫瘍などを見分けることもできます。また脳血流検査ではアルツハイマー型認知症などの鑑別が可能です。慢性硬膜下血腫や水頭症は手術で治療可能な認知症でもあります。追加検査を受けるべきかは、受診した医療機関で相談してみてください。

●脳神経外科部長　村岡 尚

スノーボード外傷が心配

Q

今季スノーボードを始めようと思っています。スキーよりスノーボードの外傷の方が重症になりやすいと聞きましたが、なぜですか。（19歳・男性）

A

頭部打撲で症状を伴ったらすぐ受診

スノーボード外傷では、スキーに比べてより多くの重傷頭部外傷を来します。頭部外傷が多い理由は、スノーボード特有の**逆エッジ**という状態が影響しています。逆エッジは谷側のエッジを立てた状態ですが、両足が固定されているため、無防備なまま一瞬にして転倒し、後頭部を打ちます。初心者には、この逆エッジによる頭部外傷が多いです。一方、中級者以上ではジャンプの失敗によるケガが多くなります。

特にスノーボード外傷では、頭骨内に急激に出血を来す**急性硬膜下血腫**の受傷率が高くなります。これは、死亡率が高い外傷で、意識障害や半身麻痺など後遺症をもたらす可能性があります。スキーでは衝突や転落が原因となりますが、スノーボードでは単純な転倒で受傷

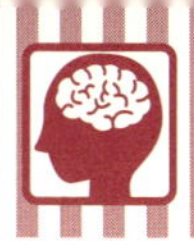

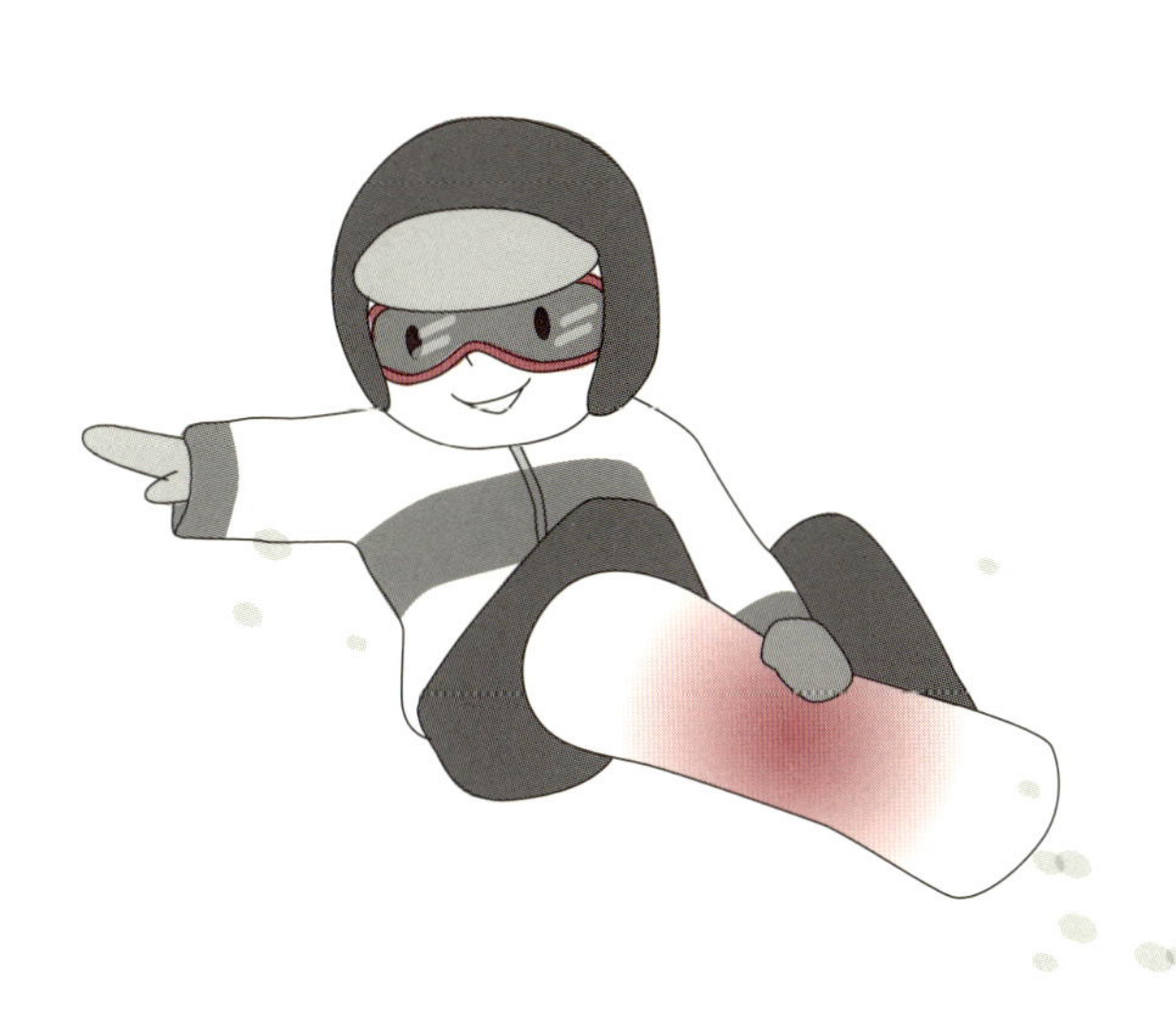

します。

また、一度目の受傷時には脳振盪などの軽い症状でも、二度目に軽微な頭部外傷を受けた直後から昏睡状態になってしまう**セカンドインパクト症候群**には注意が必要です。従って、頭部を打撲して意識障害や記憶障害、頭痛、吐き気、めまいを伴った場合は、直ちに救急指定病院を受診して頭部のＣＴ検査を受けてください。急性硬膜下血腫などの重傷頭部外傷の場合は、緊急の開頭手術が必要です。

スポーツに危険はつきものです。スノーボードを始める際は必ず安全・転倒対策の講習を受け、**ヘルメット**やプロテクターを着けてケガのないように滑りましょう。特にヘルメットは、頭部外傷の予防に有効です。

●脳神経外科部長　村岡 尚

親子で頭痛の悩み―特効薬に頼れる？

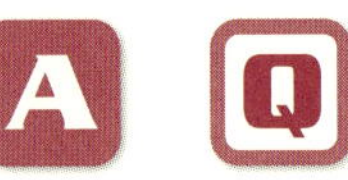

親子で頭痛に悩まされています。最近では病院で出される特効薬がありますが、これらの薬に頼るのもどうかと思っています。何かよい方法はありませんか。（40歳・女性）

ハーブ療法も。頭痛専門医に相談を

前頭部や目の奥を中心とし、吐き気を伴い、寝込むような中等度から強度の頭痛は、多くが**片頭痛**です。ストレスを受ける、人ごみの中にいる、またはチョコレートやチーズ、あるいはかんきつ類を食べた後に起こることもあります。

数時間から3日以内に頭痛は消失します。市販の鎮痛薬でも軽減しますが、飲みすぎると難治性の**薬物乱用頭痛**となってしまいますので、他の治療法を求められるのは当然でしょう。

現在、誘因をできるだけ避けることや、はり、きゅう、マッサージなどの治療法以外に、**漢方薬**やサプリメントなどの**ハーブ療法**が考えられています。

ハーブ療法のうち、漢方薬としては呉茱萸湯（ゴシュユトウ）に効果があるといわれ、また五苓散（ゴレイサン）、川芎（センキュウ）

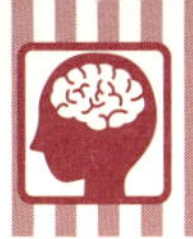

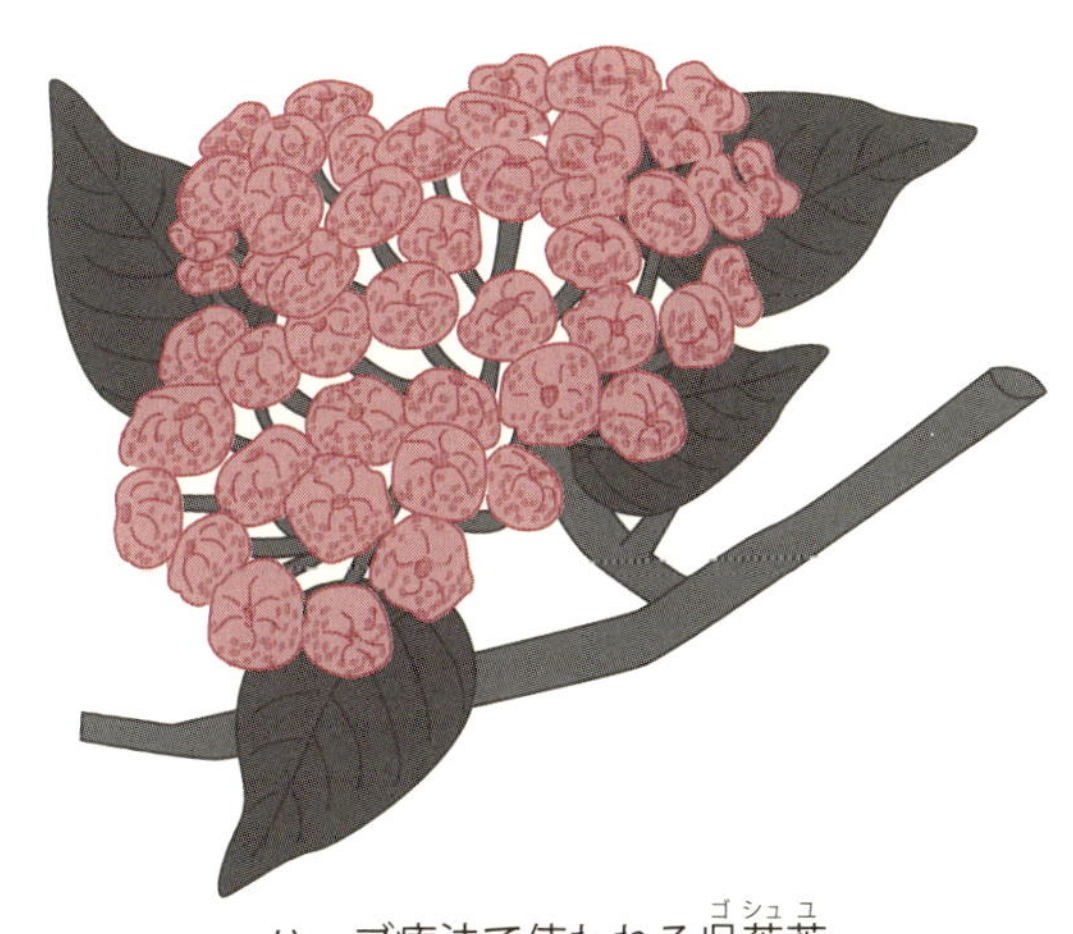

ハーブ療法で使われる呉茱萸(ゴシュユ)

茶調散(チャチョウサン)、当帰四逆加呉茱萸生姜湯(トウキシギャクカゴシュユショウキョウトウ)などを、体の状態に応じて服用するとよいと思います。さらに、予防には**マグネシウム**や**ビタミンB2**を含んだ食品やサプリメントがよく、フィーバーフュー（ナツシロギク）とバターバー（西洋フキ）が片頭痛を軽減すると考えられています。

ハーブ療法については自己判断せず、頭痛専門医などによくご相談ください。

●副院長　中村裕一

片頭痛で抗てんかん薬を処方された

Q

片頭痛の薬で抗てんかん薬を処方されました。けいれんもないのに、どうしてでしょうか。

（42歳・女性）

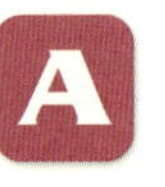

片頭痛の抑制。使用時は医師に相談を

抗てんかん薬の**バルプロ酸**を処方されたと思います。欧米では**片頭痛**予防薬の第1選択薬の一つとされており、日本でも「片頭痛発作の発症抑制」効果があるとして、保険が適用される薬です。

日本頭痛学会のガイドラインでは、月に2回以上の片頭痛の発作がある場合は、バルプロ酸を投与すると1ヵ月当たりの発作回数が減少し、成人の場合の用量は1日400〜600ミリグラムがすすめられています。

抗てんかん薬は、**予防的に毎日規則正しく飲む**必要があります。頭痛が起きてから急に飲んでも効果は望めません。頭痛発作が発現した場合には、必要に応じて別の発作治療薬（ト

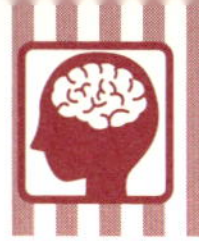

リプタンなど）を服用するようにします。女性の場合で、妊娠中および妊娠中の可能性のある場合は、原則として使ってはいけないとされていますが、どうしても必要なときは慎重に用います。妊娠出産を予定している女性は、事前に医師と十分な打ち合わせをし、計画的に妊娠・出産することで安全性が高まります。

抗てんかん薬は、効果や副作用をチェックしながら、血中濃度を定期的に測定し至適血中濃度を維持するように投与量を調節しますので、用法・用量を守ることが大切です。頭痛発作がなくなって症状が安定したら、いったん服薬を中止してしばらく様子を見ることがあります。症状がよくなってきたら、薬の継続について医師と相談してみるとよいでしょう。

●脳神経外科部長　村岡　尚

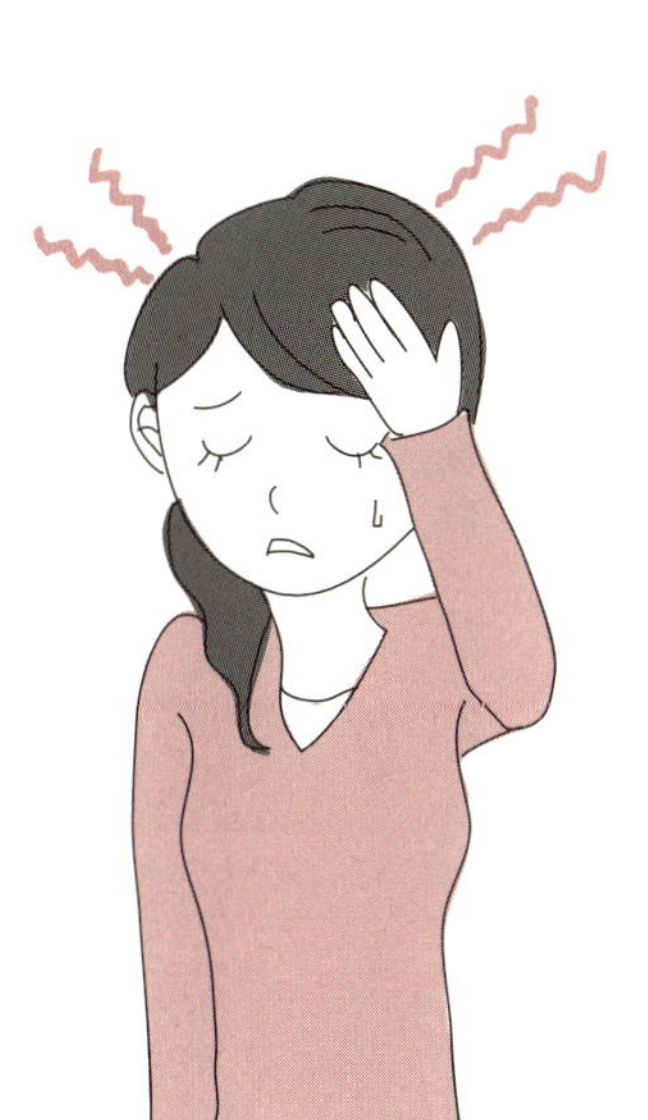

抗てんかん薬の服用いつまで

Q

頭痛が頻繁にあります。MRIでは異常はなく、脳波検査で異常波があったので抗てんかん薬を内服中です。いつまで飲めばよいのでしょうか。（22歳・女性）

A

状況で徐々に減らす。長期服用も安全に

片頭痛のような**頭痛**を来す疾患の中には、**てんかん**の場合がまれにあります。多くの場合、いろいろな型のけいれん発作が起こっているのですが気付かれず、頭痛のみ自覚されています。**抗てんかん薬**の服用により頭痛は消失することが多いようです。遺伝性は明らかではありません。

さて、いつまで内服すればよいかについてですが、まず**脳波に発作波が現れている間**は必要です。脳波異常がなくなり、症状もない状態が数年続いたのであれば、半年以上かけて徐々に抗てんかん薬の量を減らすことがよいでしょう。さらに、中止後に脳波検査を行って発作波がないことを確認します。軽度の脳波異常なら、症状がなければ服薬せず、定期的な

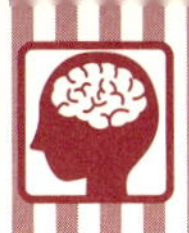

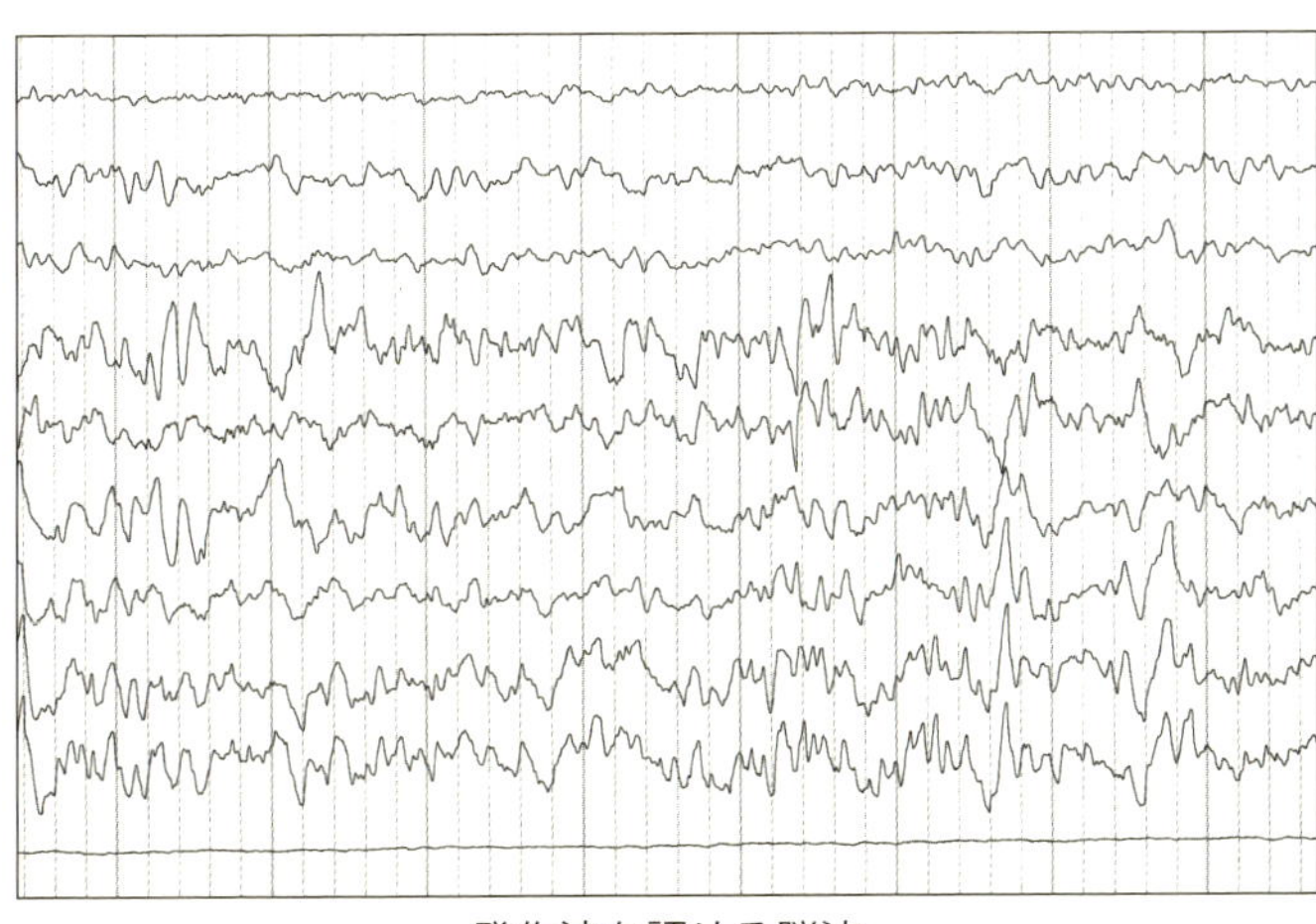

発作波を認める脳波

検査で済む場合もあります。

しかしながら、成人以降の脳波の発作波は消失することはあまり多くありません。特に、てんかん発作が時々起こっている場合には抗てんかん薬の内服は欠かさないことが大切です。過労や睡眠不足などは要注意で、車の運転中などに発作を起こさないことが重要です。

抗てんかん薬は長期に内服する薬です。最近では妊娠中でも比較的安全性の高い抗てんかん薬ができており、定期的に血液検査など行って内服を続けることができます。

●副院長　中村 裕一

認知症はどんな検査で分かる?

Q 認知症になったらどうしようかと心配ですが、レントゲンなどの検査で発見ができるのでしょうか。（60歳・女性）

A **認知機能検査や画像診断などで**

認知症とは脳や身体の疾患により記憶、判断力などの障害が起こり、普通の社会生活が送れなくなった病状をいい、**アルツハイマー型**、**脳血管性**、**レビー小体型**、**前頭側頭葉変性型**などがあります。その他、ビタミン特にB1欠乏、甲状腺機能低下、アルコールなどによるもの、慢性硬膜下血腫や正常圧水頭症によるものもあります。

検査は、まず**認知機能検査**（**神経心理学的検査**）を行います。これは日付や場所などの見当識能力、記憶力、計算力、言語的能力、図形的能力などを短時間に検査するもので、数種類が使われ、**軽度認知障害**（**MCI**）を早期発見するために重要です。

次に、画像診断検査と血液などの検査です。レントゲン検査、すなわち脳CTスキャン検

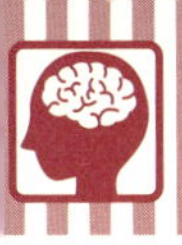

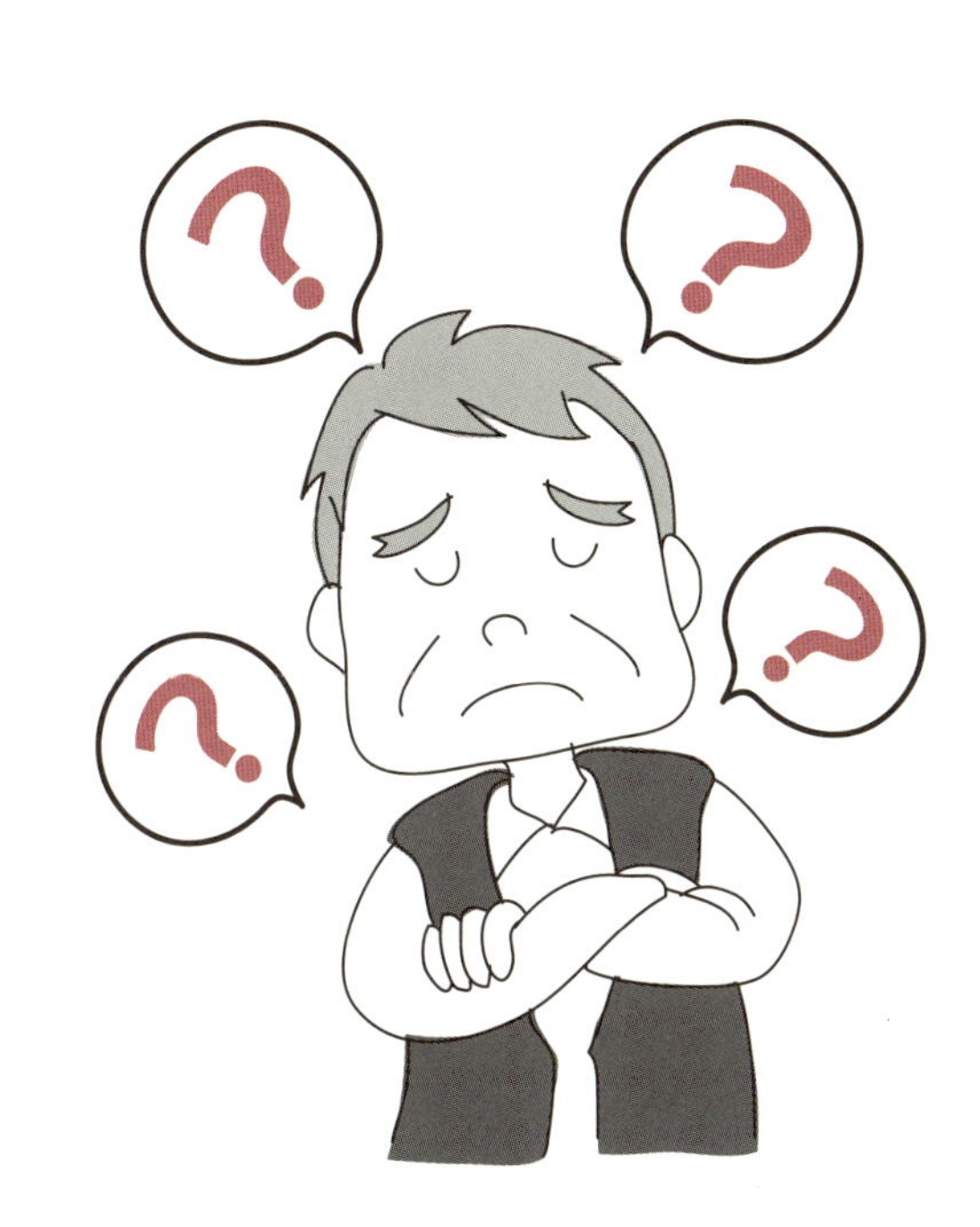

査では慢性硬膜下血腫や水頭症は診断可能ですが、残念ながら他の疾患、特に最も多いアルツハイマー病の早期診断は困難です。現在のところ**MRI**、**脳血流シンチグラフィ（SPECT）**、**PET（陽電子放射断層撮影）**で早期診断が可能となってきています。

いずれの検査も、通常とは違う特殊な撮影方法で行います。このうちMRIとSPECTは病院外来で実施しています。認知症になるかどうかは簡単には分かりませんが、現在さまざまな方法が開発されつつあり、軽症のうちに発見することが期待されます。

●副院長　中村裕一

手術で治る認知症

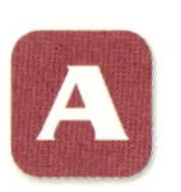

父の認知症がどんどん悪化しています。手術で治る認知症があると聞きましたが、どんなものでしょうか。（57歳・男性）

A

特発性正常圧水頭症などは早期治療で改善

手術可能な**認知症**は脳腫瘍、慢性硬膜下血腫、**特発性正常圧水頭症**（ｉＮＰＨ）などです。最近注目されているのはｉＮＰＨです。

ｉＮＰＨは、脳脊髄液の流れが悪くなって脳を圧迫する病気で、**認知障害**とともに小股でうまく歩けず、方向転換時に転びやすくなるなどの**歩行障害**、トイレが近く失禁するなどの**排尿障害**を来します。

診断はＣＴスキャン、ＭＲＩで脳内を画像撮影し、脳室や脳の隙間の拡大の有無を見ます。さらに、腰部脊髄腔から脳脊髄液を抜いて症状改善の有無を見る髄液排除試験（タップテスト）を行います。

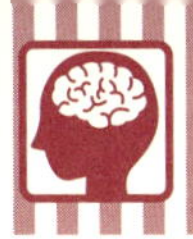

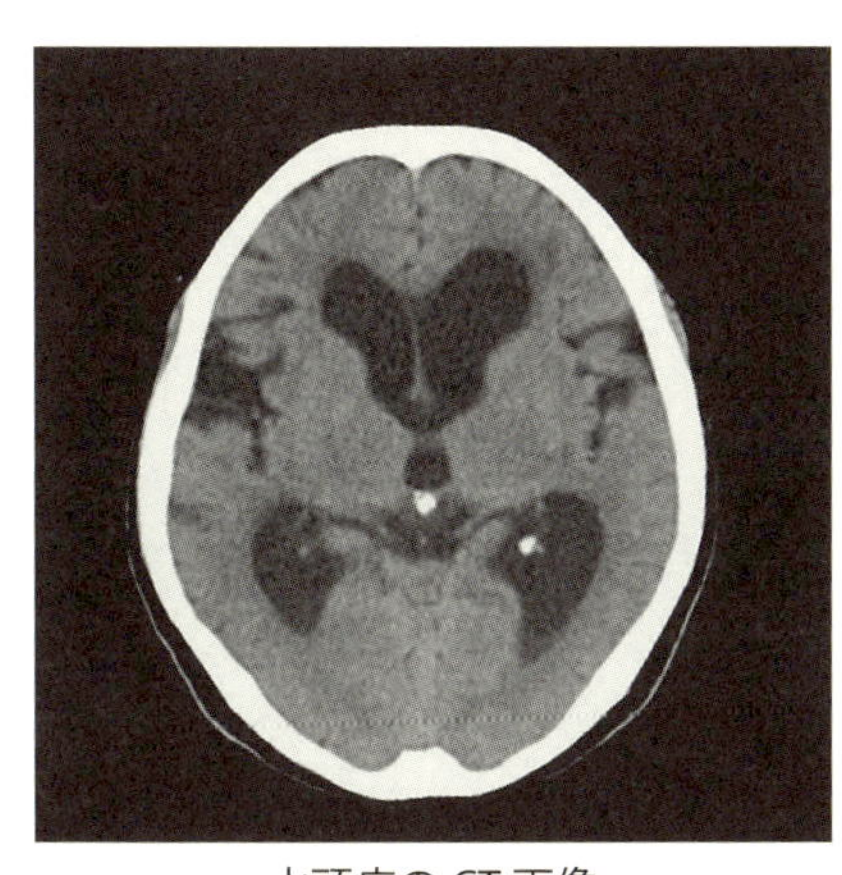

水頭症の CT 画像

手術は、脳脊髄液の流れを改善する**髄液シャント術**です。脳室や腰部くも膜下腔にチューブを入れて皮下を通し、腹部に埋め込む手術（V－Pシャント、L－Pシャントなど）で、全身麻酔で行います。30～60分という短時間で済む、比較的簡単な手術です。手術後、脳脊髄液の流量を調節します。

この病気は手術によって80～90％以上に症状の改善が見られ、当院でも年間20人以上の手術を行っています。歩行困難だった人が歩けるようになり、生活の質（ＱＯＬ）が大幅に改善、家庭介護量の軽減に大いに役立っています。ただ、進行した場合では症状、特に認知障害の改善が少ないことも多く、早期診断、早期治療が大切になります。

歩行、認知、排尿の障害などがあれば脳神経外科、神経内科などを受診してください。

●副院長　中村 裕一

まぶたの垂れで運転が大変

Q

最近、まぶたが徐々に垂れてきて、車の運転が大変です。眼科に行きましたが目には異常ないと言われました。原因は何でしょうか。痛みはないのですが。（55歳・男性）

A

原因はさまざま。まず眼科で検査

まぶたが下がることを**眼瞼下垂**（がんけんかすい）といいます。眼瞼はまぶたのことです。片目のことも、両目のこともあります。

原因はさまざまです。片目の眼瞼下垂は**上眼瞼挙筋**という、目の動きをつかさどる動眼神経のまひで起こります。病気としては、脳の動脈瘤（りゅう）による神経の圧迫、ホルネル症候群という脳や脊髄などの交感神経の障害で生じるものが考えられます。両目の場合は、筋肉の病気として、重症筋無力症、筋強直性ジストロフィー、眼咽頭遠位型ミオパチーなどの場合があります。

また、**糖尿病**、**甲状腺機能障害**などの全身疾患や、脳血管障害、悪性腫瘍の可能性。さら

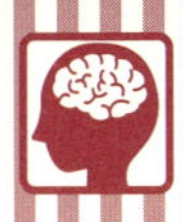

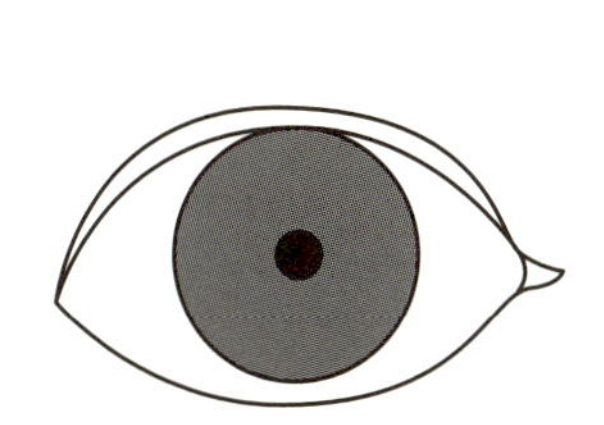

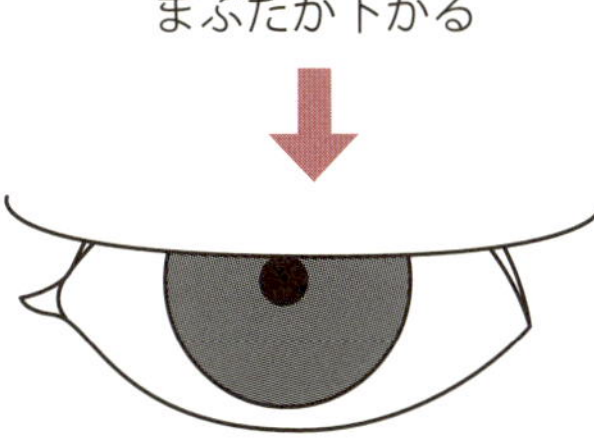

に、今回は違うと思われますが、加齢、コンタクトレンズの長期装用、外傷後などの眼瞼自体の障害によるものがあります。あるいは、眼球が入っている頭蓋骨の深い大きなくぼみである眼窩（がんか）の骨折なども原因となります。

これらのどの病気なのかを調べるため、頭部ＣＴ、ＭＲＩ、胸部ＣＴ、血液検査などが必要です。短い期間で現れたのか、長い期間なのか、他に力が入りにくいなどの症状はないかどうかも重要です。痛みがなくても、眼科を受診した後で神経内科、脳神経外科などを受診してみることも必要でしょう。

●神経内科部長　酒井 寿明

パーキンソン病の新薬について

Q

8年前に手の震えと歩きにくさを感じ、病院でパーキンソン病と診断されました。幸い、飲み薬をもらい、身の回りのことは全て自分でできています。最近、パーキンソン病の方が貼り薬や注射を使っていると聞きます。どのような薬なのでしょうか。(72歳・女性)

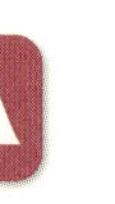

主治医と相談し状態向上へ利用を

パーキンソン病とは手が震える、手足が動きにくい、転びやすい、動作が遅くなる——などの症状が出てくる病気です。

経過は一般的に、ゆっくり進行し、10~15年で車いすを使うようになり、その後はベッドでの生活が多くなります。現在は薬を上手に使うことで、平均寿命は一般の人にかなり近づいています。

質問の**貼り薬**と**注射**ですが、これは今までの飲み薬と同じ効果で**ドーパミン受容体刺激薬**の一つです。貼り薬の利点は飲み薬が増えないことや、1日1回で済むことなど、便利な点

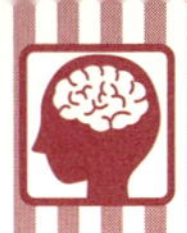

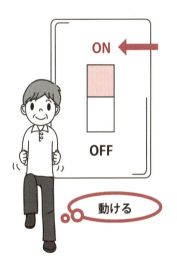

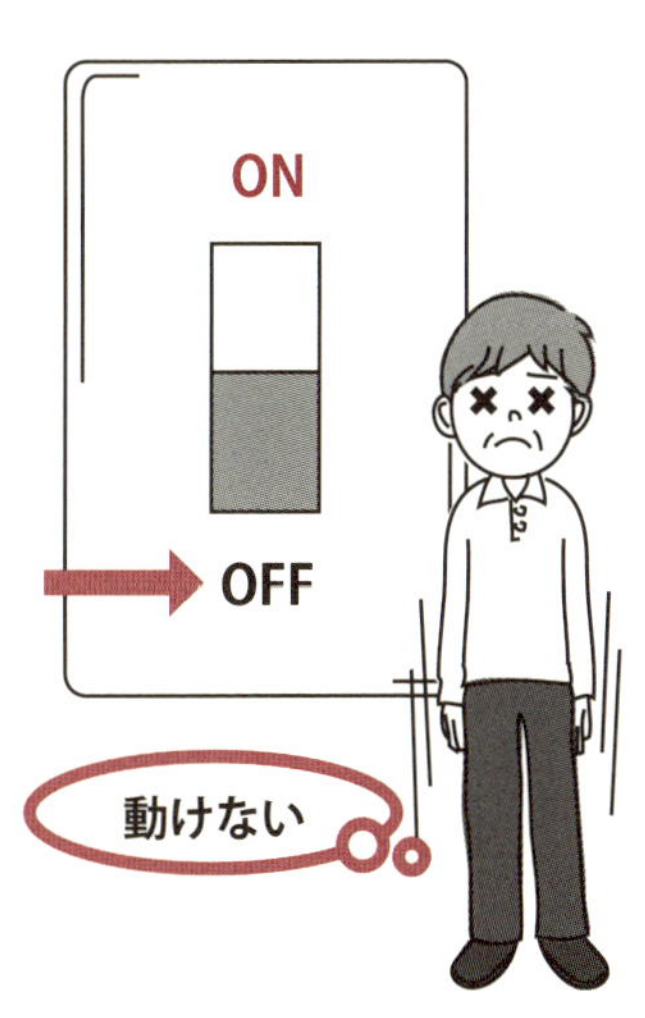

パーキンソン病のメカニズム

が多いです。ただし、かぶれることがあります。

注射は、オン・オフといい、電気のスイッチを入れたり、切ったりするように、突然動けなくなることを防ぐ薬です。インスリンのように自分で打つことができます。飲み薬も全く新しい薬が出ました。動けなくなる時間を短くする薬です。

現在では、合計して約10種類のさまざまな薬が使えます。日々の運動も大切ですが、主治医の先生とご相談の上、少しでも状態がよくなるように薬を使ってください。

●神経内科部長　酒井　寿明

膠原病ではないかと言われた

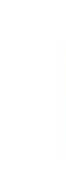

2ヵ月前から手や足に力が入りにくくなりました。1ヵ月前に健康診断で血液の検査をしたところ、肝機能障害があると指摘されました。知り合いには膠原(こうげん)病ではないかと言われました。何科を受診すればよいのでしょうか。治療法はありますか。（50歳・男性）

A

まず内科受診を。主に薬物療法で治療

膠原病は**結合組織病**とも呼ばれ、全身の関節、血管、内臓などに障害を起こす、一連の疾患群です。自分の細胞を敵と勘違いして攻撃してしまう病気です。遺伝や伝染はありません。しかし、ウイルス感染や手術、ストレスなどをきっかけに発症することがあります。全身症状としては、微熱や体重減少が現れ、疲れやすくなります。また、力が入りづらくなり、歩きにくいなどの症状が現れます。

相談の方は、**肝機能障害**を指摘されていますが、実は肝臓ではなく筋肉の障害である可能性が考えられます。肝機能障害があるときに、血液でＡＳＴ、ＡＬＴなどの値が高くなりま

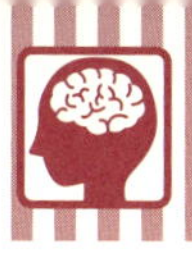

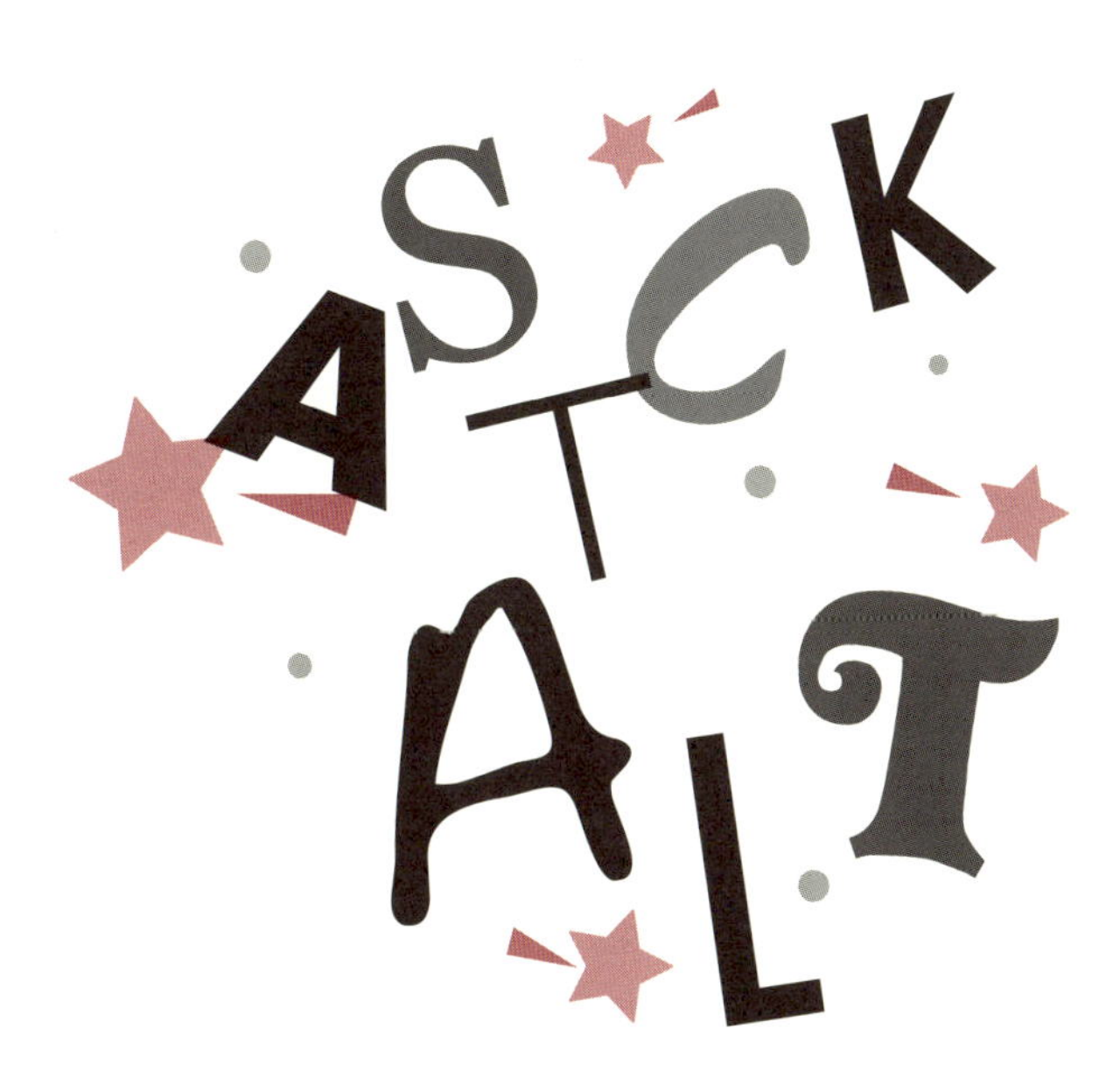

すが、これは筋肉の障害でも同じことが起こります。**ＣＫ**（あるいは**ＣＰＫ**）という酵素の値を検査し、高くなっていれば筋肉の障害です。その場合、多発性筋炎、皮膚筋炎という膠原病の中の一つの病気であると思われます。

まずは内科を受診してください。全身の病気なので、内科以外では膠原病の専門医、整形外科、皮膚科、眼科、耳鼻咽喉科、産婦人科など、さまざまな科で治療が必要になる場合があります。主な治療法は薬物療法で、**副腎皮質ステロイド**という薬を使います。扱い方が重要な薬ですので十分に主治医、薬剤師とご相談ください。

●神経内科部長　酒井 寿明

足がムズムズする

Q

最近、夜になって布団に入ると足がムズムズします。台所へ行くなど、歩いてからようやく眠れます。皮膚科では異常はないと言われました。（40歳・女性）

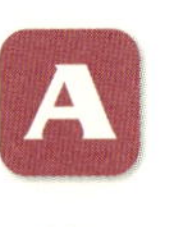

複数の科を受診して原因究明を

夜、足がムズムズして眠れないのはつらいですね。恐らく、**ムズムズ脚症候群**の可能性が高いと思われます。病名の通り、足がムズムズする感覚症状と、動かしたいという衝動が主で、夜間に強く感じられ、少し歩いたり動いたりすると落ち着きますが、動きを止めると再び症状が現れます。そのため**睡眠障害**としても位置づけられています。

原因による分類では原因不明の**特発性**と、他の病気や薬が原因の**二次性**に分けられます。二次性の原因は**貧血**、**腎不全**、心不全、ビタミン欠乏、妊娠中などがあります。発症時期による分類では45歳前に発症する**早期発症型**と、45歳以降に発症する**後期発症型**があります。

早期発症型は家族歴（家族がその病気にかかった履歴）を持つことがあります。後期発症型

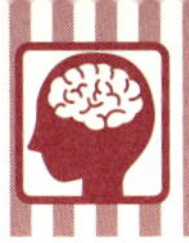

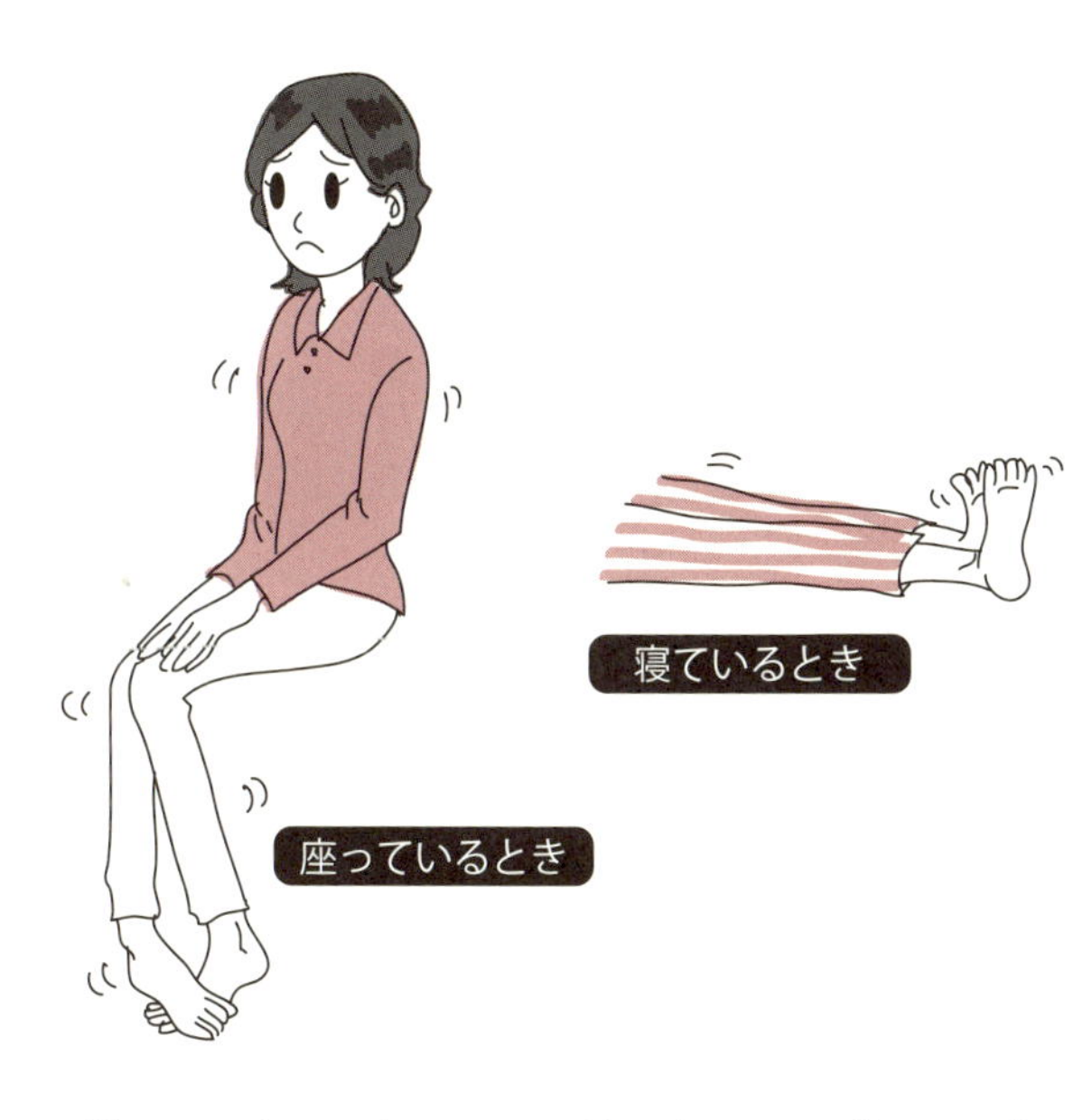

は二次性の場合が多いです。

病気の原因は不明ですが、ドパミンが有効で、鉄不足が関与しているようです。

治療は、原因不明の場合は**ドパミンアゴニスト**という種類の飲み薬があります。二次性の場合で、貧血、妊娠など鉄分の欠乏が関係していれば鉄剤が有効です。適度な運動も必要です。

また、症状は似ていても静脈瘤（りゅう）などの血管疾患、アカシジア、糖尿病性末梢（まっしょう）神経障害など他の病気の可能性もあります。その場合は、血液検査などを行って治療する必要があります。整形外科、神経内科などを受診してみてください。

●神経内科部長　酒井 寿明

夜中に意味不明の言葉を発する

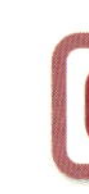

80歳の父親が肺炎で入院したのですが、夜中に「誰かが襲ってくる」などと意味不明なことを言い出しました。翌朝になると寝てしまい、前夜のことは全く覚えていません。自宅では全く問題なく、物忘れもありませんでしたが、入院して急に認知症になってしまったのでしょうか。（45歳・男性）

A

夜間せん妄の可能性も。専門医の受診を

夜間、強い不安とともに事実でない意味不明なことを言い、翌日には全く記憶していないことなどから、**夜間せん妄**を起こしたと思われます。

せん妄は、軽度から中等度の**意識障害**が基にあり、幻覚や錯覚を伴い、不安や興奮が認められる独特の病態です。特に夜間に限って起こる場合は、夜間せん妄といいます。

せん妄は脳の病気やケガだけでなく、全身性のいろいろな病気や使用中の薬が原因となることもあります。また、入院などによる環境の変化でも起こりやすくなります。ただ、**認知**

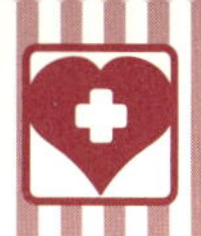

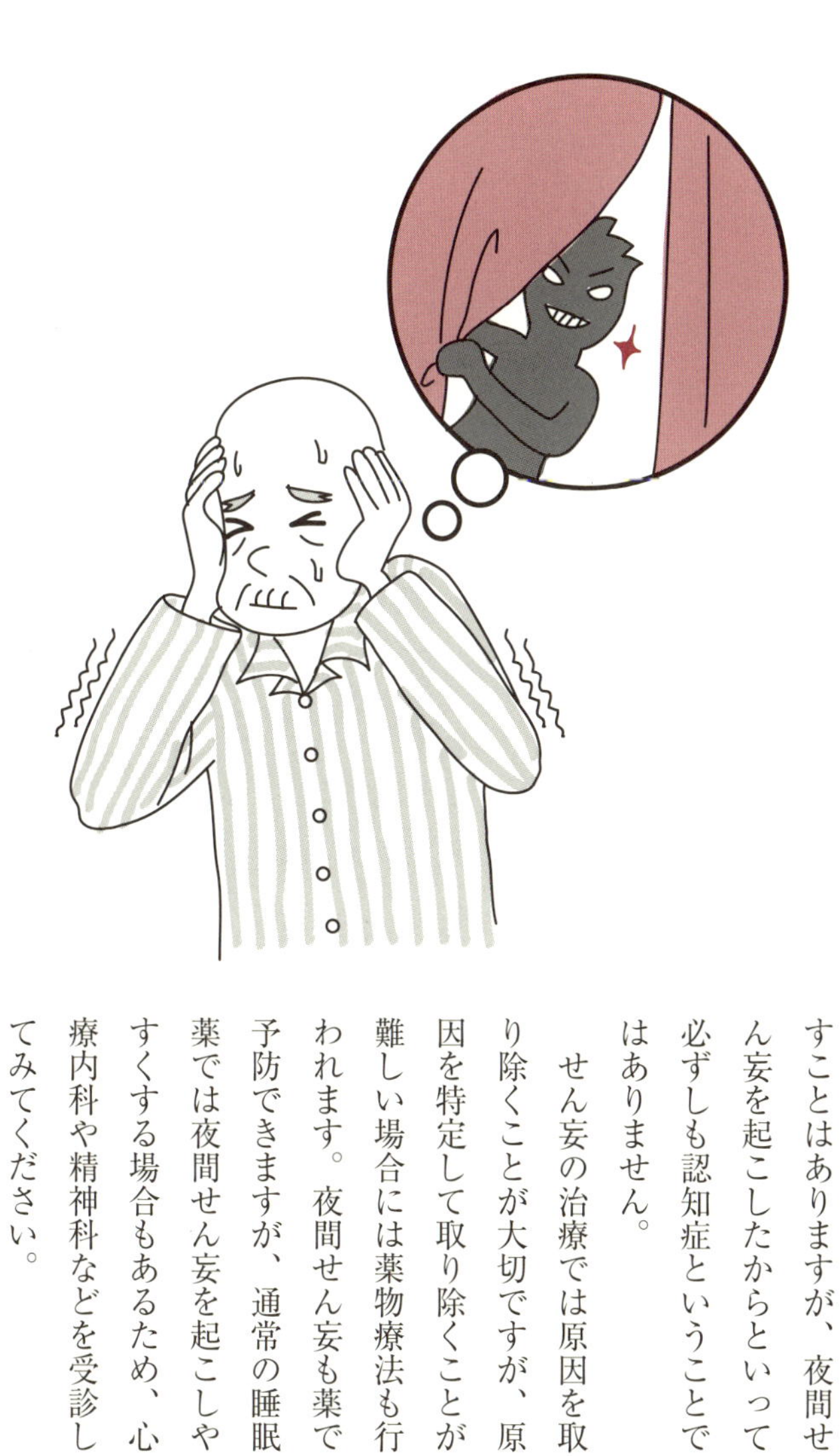

症に伴って夜間せん妄を起こすことはありますが、夜間せん妄を起こしたからといって必ずしも認知症ということではありません。

せん妄の治療では原因を取り除くことが大切ですが、原因を特定して取り除くことが難しい場合には薬物療法も行われます。夜間せん妄も薬で予防できますが、通常の睡眠薬では夜間せん妄を起こしやすくする場合もあるため、心療内科や精神科などを受診してみてください。

●心療内科医師　伊東 勉

母に幻覚症状が出てきた

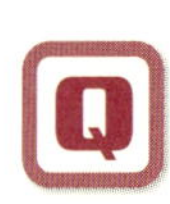

75歳の母親が、3ヵ月ほど前から幻覚が見えるようなことを言い出しました。部屋の中でいろいろな動物が寝ていたり、小さな子どもが遊んでいるような幻覚で、声や音は聴こえないそうです。初めは夜だけだったので夢だろうと思っていましたが、最近は昼間も見えるようになったと言い、心配です。本人は「昔の映画を見ているようだ」と心配してないようです。目は悪くないので眼科の病気ではないと思います。（40歳・男性）

A

心療内科などを受診した上で療法の決定を

実際にない物が見える——という視覚についての幻覚は、**幻視**といわれます。幻視が出現する病気はいくつか考えられますが、視覚障害のない高齢者で映画のように鮮明な幻視が認められる病気として**レビー小体型認知症**があります。

この病気では、いろいろな動物や小さな子どもなど、さまざまな幻視が認められ、声や音などの幻聴を伴う場合もあります。幻視の他に特徴的な症状として歩行障害や前かがみ姿勢

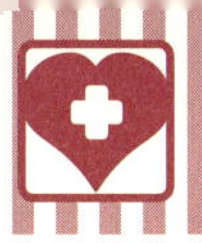

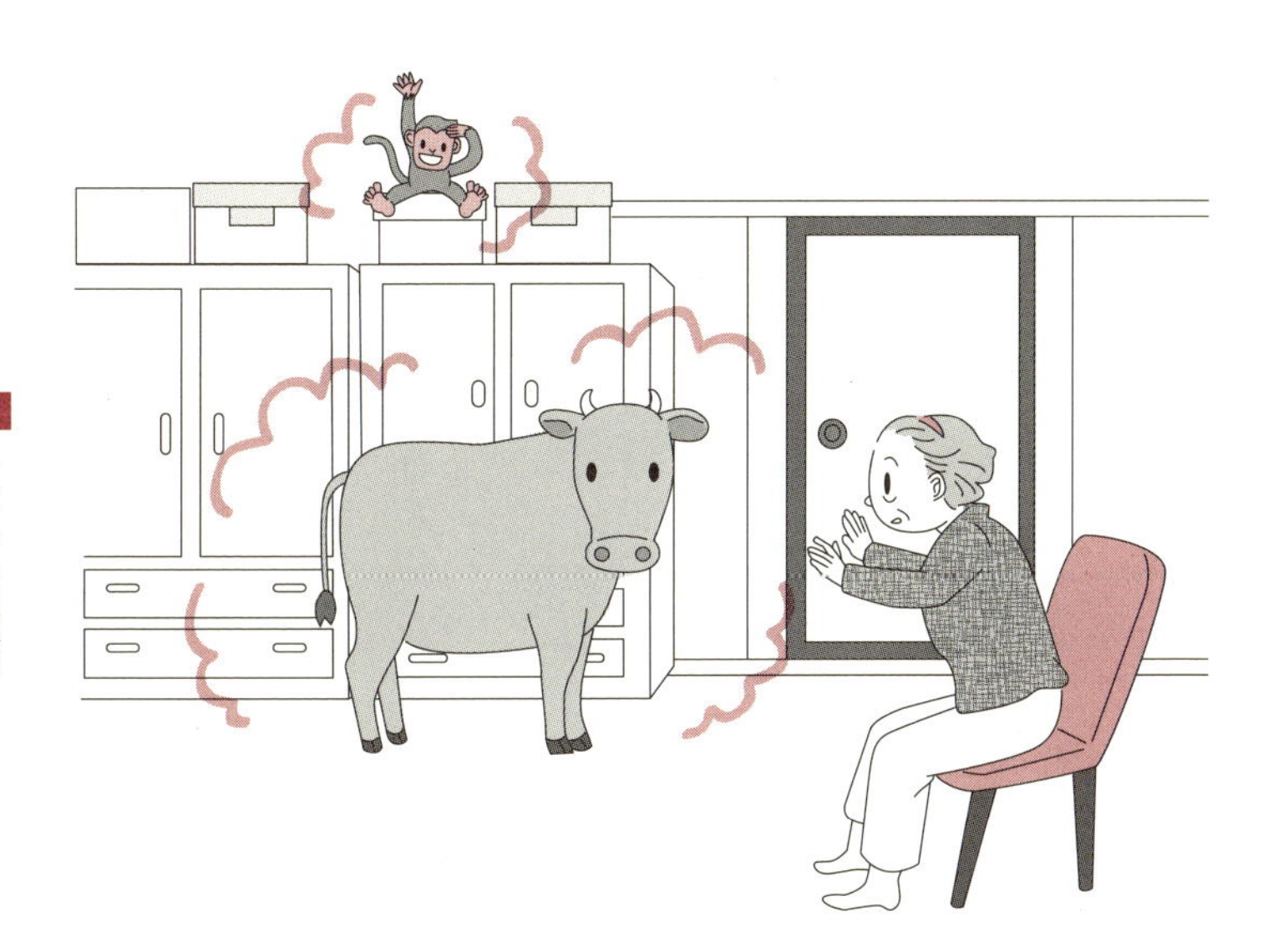

などの**パーキンソン症状**が認められます。また、認知症も合併しますが、幻視より遅れて出現してくることが多いようです。他にも、夢を見ながら実際に行動するような症状が認められることもあります。

レビー小体型認知症の幻視に対しては薬物療法を行いますが、薬によってはパーキンソン症状を悪化させてしまうことがあるため、心療内科や精神科、神経内科などの受診をおすすめします。

●心療内科医師　伊東 勉

夜中に目が覚める

半年ほど前から眠れなくなり、かかりつけの先生に睡眠薬を処方してもらって服用しています。飲むと2時間くらいは眠れますが、夜中に目が覚めてしまい、その後はあまり眠れません。薬を増やしてもらった方がいいでしょうか。（75歳・男性）

A

薬を変え、改善がなければ専門医へ

不眠症には**就眠困難**、**中途覚醒**、**早朝覚醒**の三つのパターンがあります。質問の方は睡眠薬の服用で眠りに就く就眠困難は改善されていますが、夜中に目が覚めてしまう中途覚醒は続いています。現在、服用している睡眠薬が作用時間の短い超短時間、あるいは短時間作用型の場合は、増量しても中途覚醒や早朝覚醒はあまり改善されないと思われます。それよりも、作用時間の比較的長い中間型、あるいは長時間型の睡眠薬に変えてもらう方がいいでしょう。

ただ、タイプの異なる睡眠薬をいくつか使用しても改善しないような、重い不眠症の場合

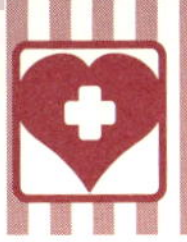

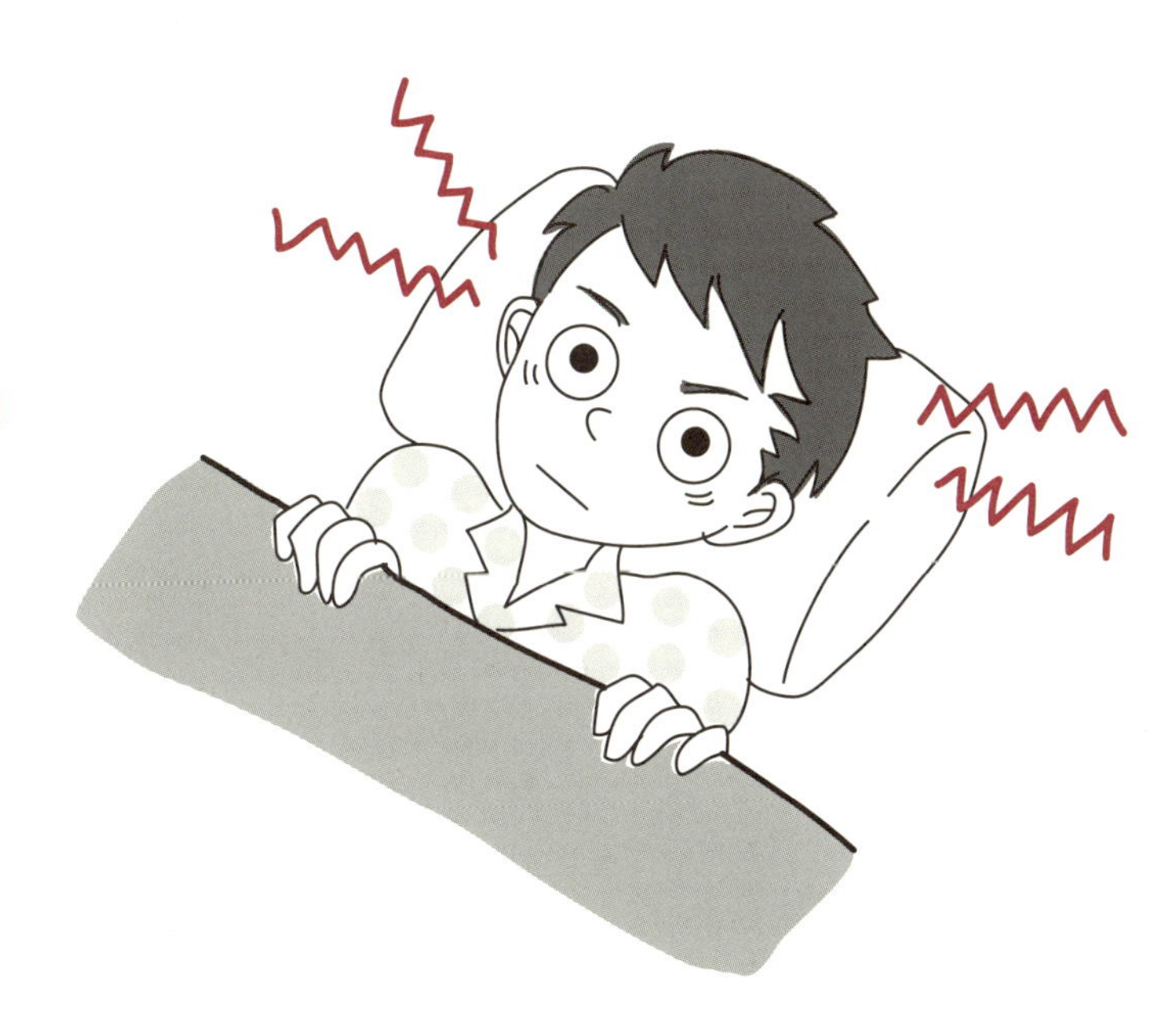

は、**抑うつ状態**に伴って不眠症が現れている可能性があります。そのような場合は抗うつ薬を併用しないと不眠症も改善されませんので、専門医への受診をおすすめします。

また、睡眠薬を服用して就眠困難は改善されていても、いびきをよくかいて中途覚醒を繰り返し、熟睡感がない場合には、**睡眠時無呼吸症候群**の可能性もあります。そのような方は、睡眠薬の服用を漫然と続けずに呼吸器内科へ相談してください。

●心療内科医師　伊東　勉

脚が火照って眠れない

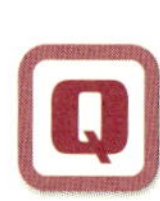

半年ほど前から、夜になると脚のふくらはぎの辺りが火照るようになり、布団に入ってもなかなか寝つけなくなりました。かかりつけ医の先生から睡眠薬を出してもらい、しばらく服用していましたが、それでも眠れません。最近は夜になると脚がムズムズするような不快感も出てきました。治す方法はありますか。（50代・女性）

A

病気や薬が原因となるケースも

夜間、脚にムズムズするような不快な違和感があり、よく眠れなくなる疾病の一つとして**レストレスレッグス症候群**（**下肢静止不能症候群**）があります。

脚の不快な違和感は、ムズムズする、火照る、だるい、痛がゆい、虫がはう感じ——など、人によってさまざまな感じ方をされますが、安静にしていると違和感が強くなるため、脚を動かしたいと思い、実際に貧乏揺すりのように脚を動かすことや歩くことで、違和感が軽くなることが特徴です。

また、不快な違和感は脚だけでなく、腕や腹、背中などに感じられることもあります。

レストレスレッグス症候群は、腎臓病や**貧血**、**パーキンソン病**などの病気や、薬の服用が原因で起こることがあります。その場合には原因となっている病気の治療や薬の調整が必要ですが、これら特定の原因がない場合でも薬物療法で不快な違和感を軽くすることができます。

ただ、通常の睡眠薬では効果がないため、神経内科や心療内科、精神科などの受診をおすすめします。

●心療内科医師　伊東 勉

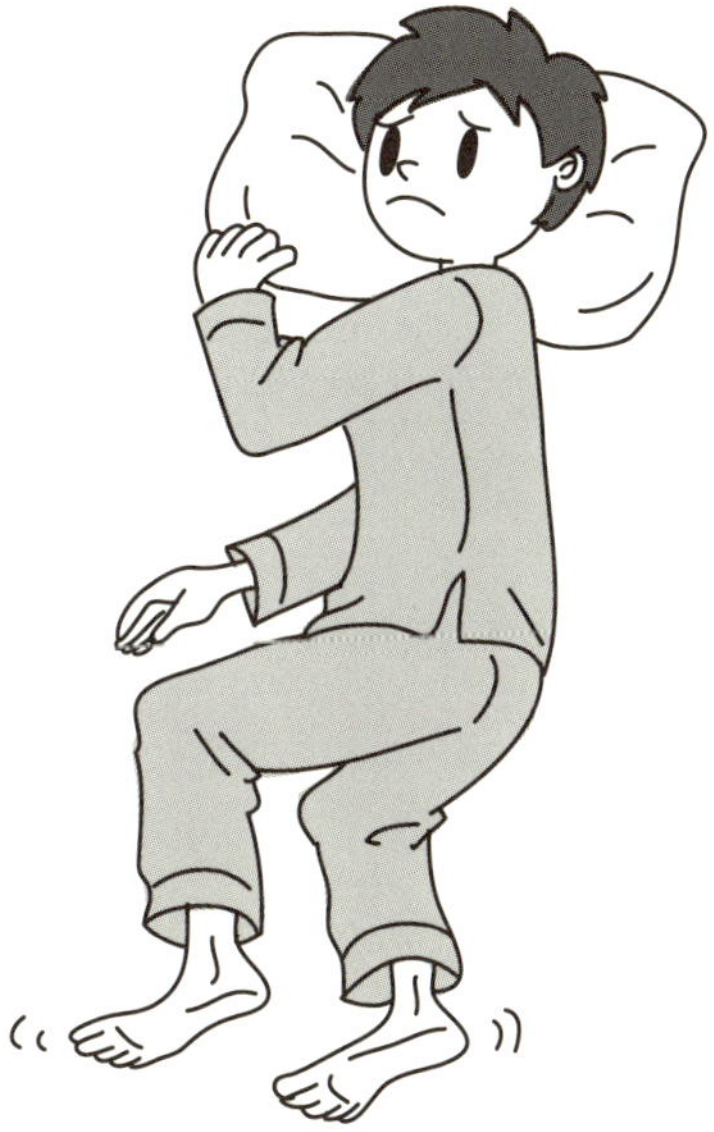

学校へ行く時間になっても起きられない

Q

5月の連休が過ぎたころから、朝、学校へ行く時間になっても起きられません。何に気をつけたらよいですか。（14歳・女性）

A

「早寝早起き」の規則正しい生活を

現代の中学・高校生は、学校、部活、塾、友達付き合い……と、忙しい生活を送っています。その分、睡眠時間にしわ寄せがきて慢性的に睡眠不足の状態だと言われます。

しかし、足りない睡眠時間を取り戻そうとすると、どうしても休みの日に朝寝坊になってしまいます。もともと、地球の自転時間が1日24時間であるのに対し、**生理的な1日のリズム（概日リズム）は25時間**であるので、誰もが毎日1時間早起きをして、生活リズムを調整していることになります。

そのため、休みの日などに朝遅くまで寝ていて睡眠覚醒リズムが後ろへずれると、その翌日はいつもの時間に起きることが苦痛になります。日曜日の後、月曜日の朝がつらいのはこ

のためです。さらに、連休中に朝寝坊から夜更かしの繰り返しになると、症状はますます重くなります。これを防ぐには、休日の起床時間を平日より1時間以上遅くしないことです。

最近の学生は夜寝る前にパソコンでチャットをしたり、携帯でメールをかわしたりして、友人とのコミュニケーションを取っています。デジタル機器の明るい画面を見つめることで、自然の眠気を感じさせる**メラトニンの分泌**が妨げられ、脳が興奮して寝付けなくなったり、睡眠中のリズムが崩れて眠りが浅くなったりします。こうしたあしき生活習慣を改善することも大切です。

●小児科部長　池野　一秀

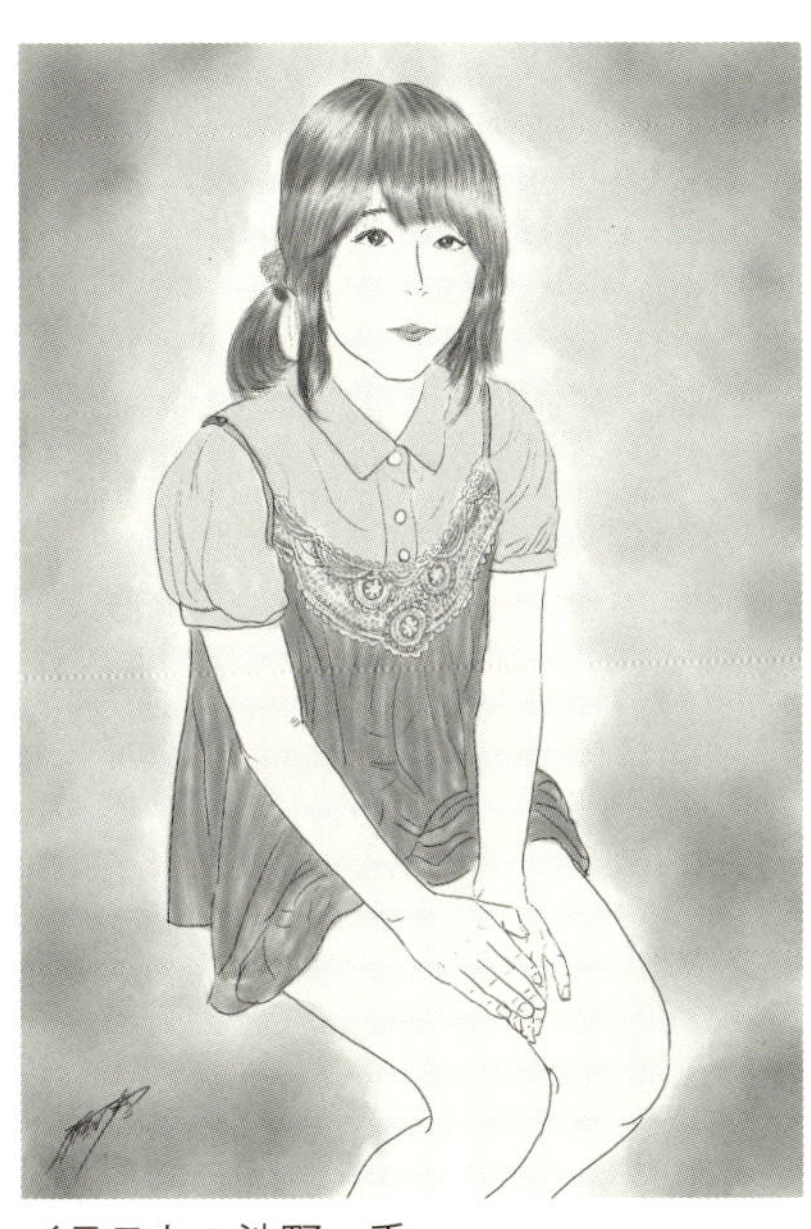

イラスト：池野一秀

12歳の娘のメタボが心配

Q

12歳の娘が肥満のため、学校からメタボリック症候群（メタボ）が心配と言われました。どうすればよいですか。（38歳・女性）

A

日常の指導が大切。小児科医に相談を

近年、**小児肥満**の増加が問題となっております。また**肥満児の多くは成人肥満に移行**し、将来**メタボ**になる可能性も高くなります。さらに、生活習慣病は遺伝的素因に加え、胎児期の子宮内環境の影響を受けると言われ、発症の起源は出生前と考えられています。

メタボとは肥満、内臓脂肪蓄積、ＨＤＬ（善玉）コレステロールの低下、高血圧、高血糖などが、程度は軽くても重積することによって動脈硬化を起こしやすくする病態です。さらに、少年・青年期を経て成人期に狭心症、心筋梗塞、脳梗塞などの心血管疾患を高率に発症すると考えられています。

小児では、厚生労働省研究班の暫定基準が発表され、①**腹囲**（へそ周囲径）80センチ以上

かつ、**腹囲／身長比**０・５以上②**中性脂肪**１２０mg／dL以上かつ、**ＨＤＬコレステロール**40mg／dL未満③**血圧**１２５／70 mmHg 以上④**空腹時血糖**１００mg／dL以上――とされ、そのうち①は必須、②～④の二つ以上で診断されます。

以上のことから、メタボ発症の予防をする上で、産科的な管理はもとより、小児期からの食事や運動を中心とする日常生活の管理と指導が非常に大切です。娘さんの場合、腹囲／身長比、太り始めた時期、食事や運動を中心に日常生活の様子を持参して、小児科医に相談してみてください。

●小児科部長　池野　一秀・内藤　肇

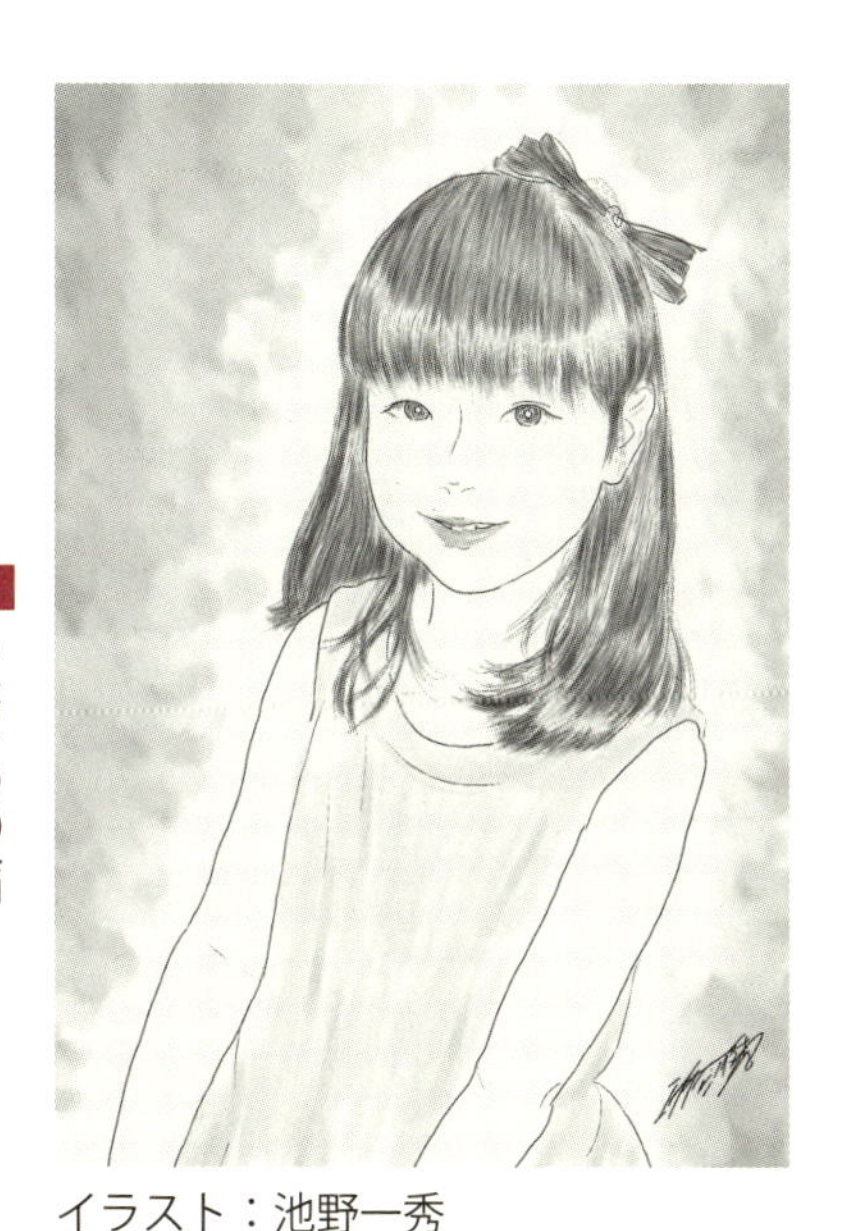

イラスト：池野一秀

果物を食べると口内がかゆくなる

Q リンゴや桃など果物を食べると口の中がかゆくなり、時には唇が腫れます。何かのアレルギーでしょうか。（15歳・女性）

A

口腔アレルギー症候群が考えられる

症状から推測すると、**口腔（こうくう）アレルギー症候群**という病気が考えられます。

普通の食物アレルギーは、原因となる食べ物を食べてから30分以上たって腹痛や嘔気（おうき）、じんましんなどのアレルギー症状が出ます。それに対して、口腔アレルギー症候群では、**食べた直後から遅くとも15分以内に口の中の違和感などを訴えます**。場合によっては、声がれや喘鳴（ぜんめい）、呼吸困難が現れることもあります。

通常、食物アレルギーの症状は、原因食物の抗体が体内にできることによって起こりますが、口腔アレルギー症候群の場合は、花粉に対する抗体を持った人が、果物や野菜に対して反応するので診断が難しくなります。

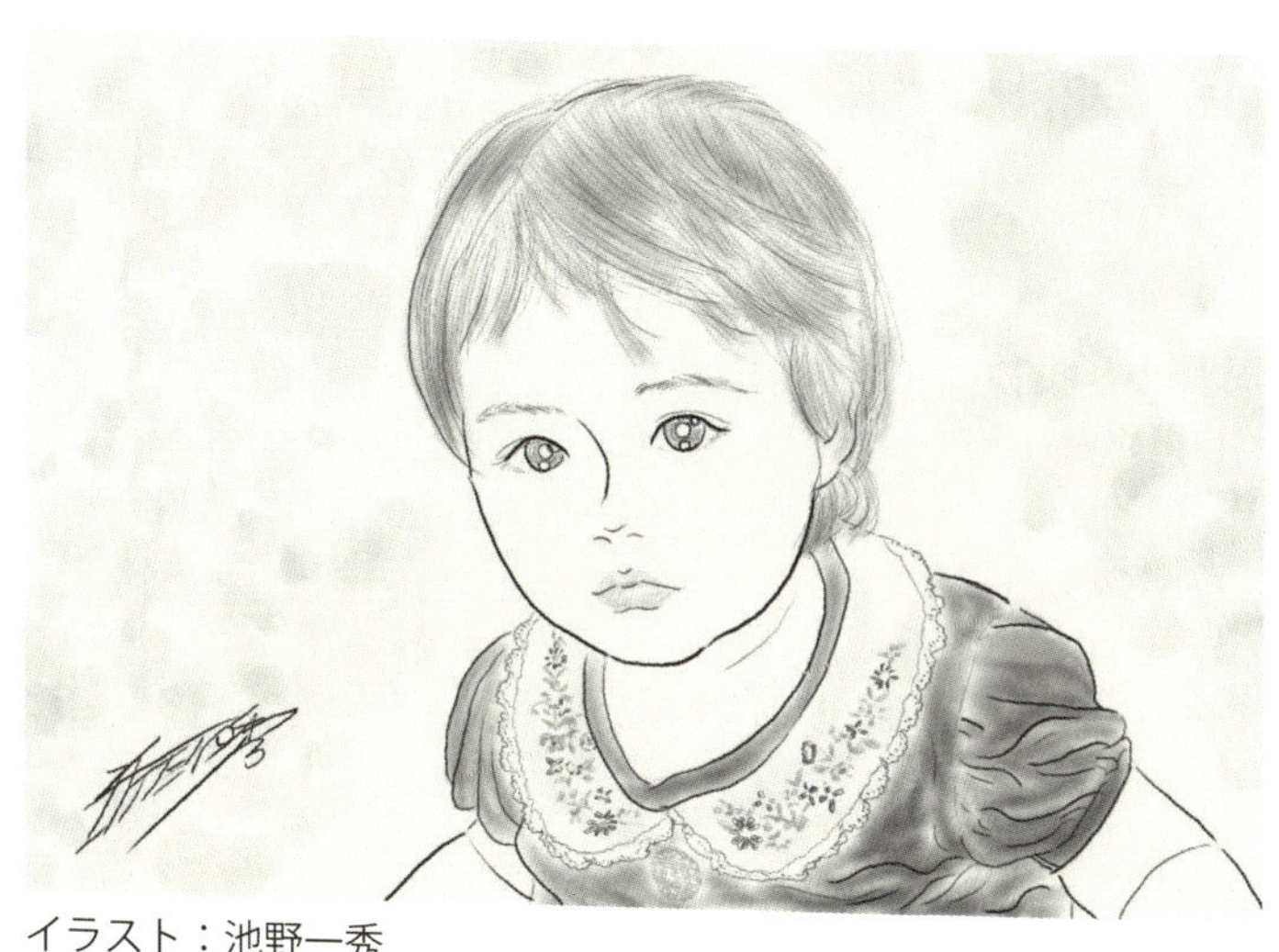

イラスト：池野一秀

ご質問にあるリンゴや桃は、**バラ科の果物**に含まれます。これらの果物は、**シラカバ花粉アレルギー**の人に口腔アレルギー症候群を起こす原因と言われています。バラ科の果物には、他にプラムやサクランボ、梨、イチゴなどがあります。

一方、メロンやスイカに代表される**ウリ科の植物**で同様の症状が出現する場合があり、この原因は**カモガヤなどイネ科雑草の花粉に対するアレルギー**だと言われています。

口腔アレルギー症候群への対策としては、果物をジャムやパイのように加熱加工をすれば、食べても症状が起こりにくくなります。

●小児科部長　池野 一秀

血管性紫斑病について

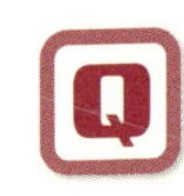

5歳の息子が風邪をひいて1週間くらいしてから足を痛がり、足の関節周囲を中心に赤紫の発疹が現れました。かかりつけ医には血管性紫斑病と言われました。どんな病気ですか。

（30歳・女性）

A

小血管が炎症、対症処置で治癒するが再発も

血管性紫斑病は全身性の小血管の炎症がその実態ですが、その原因は不明です。約50％に先行感染が認められるため、**細菌やウイルスの感染**と、**アレルギー**（薬剤、食物など）も原因だと推測されています。

発症率は年間10万人当たり10人程度で、好発年齢は4～7歳です。男女差はありません。紫斑（ほぼ100％に出現）、関節痛（約60～70％）、腹痛（約60～70％）が三大症状です。合併症として、消化管出血（約30％）、腎炎（約40％）、その他神経症状（頭痛、けいれん、神経炎など）、男児では睾丸と陰嚢の腫脹（腫れ）や疼痛（うずく痛み）も認められます。

また、まれに**腸重積**、**消化管潰瘍・穿孔（せんこう）の発症**、**腎炎の悪化**による**腎不全**など、重い症状に陥ることもあります。

特別な治療法はありません。安静を保って、症状に応じて対症的に止血剤やビタミン剤などを投与します。症状が強い場合は、非ステロイド系消炎鎮痛剤やステロイド剤を使用する例もあります。80％以上は数週間以内に自然治癒しますが、約30％は再発します。

発症が他の症状より遅れますが、腎炎の合併とその重症度によってその後の経過が左右されるので、症状がなくても半年くらいは尿検査が必要となります。

●小児科部長　池野 一秀・内藤 肇

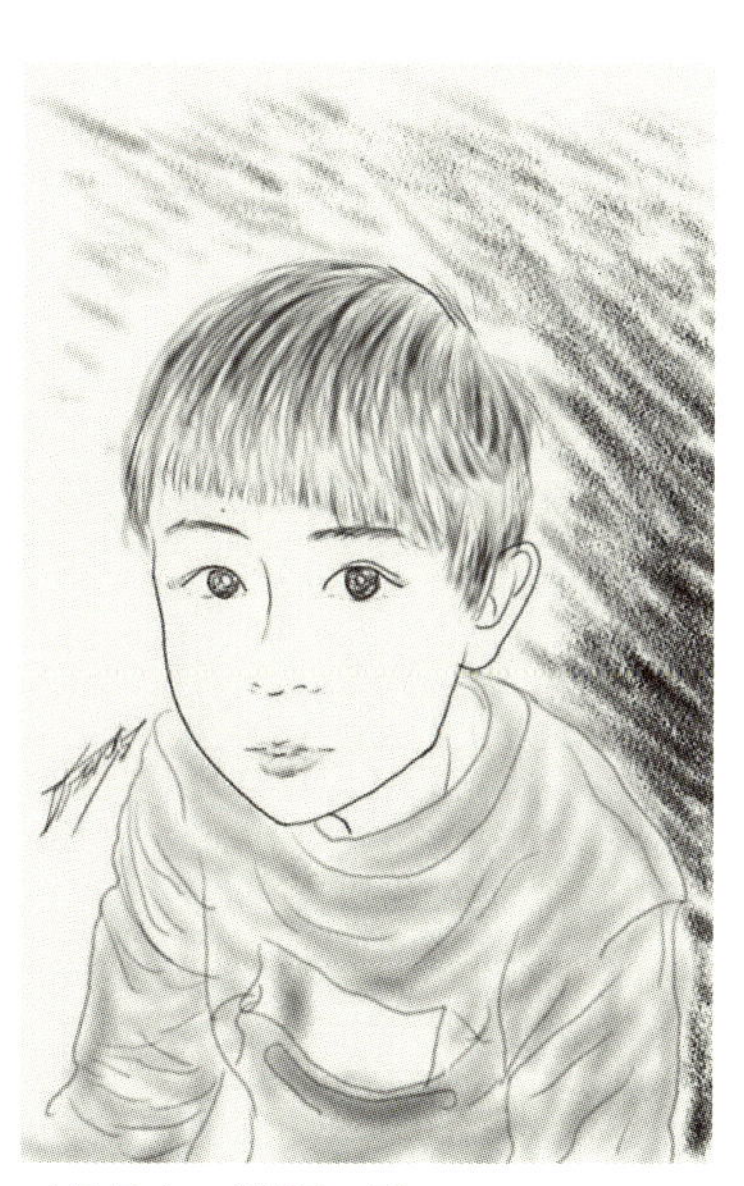

イラスト：池野一秀

肺炎球菌ワクチンについて

Q

生後1ヵ月の乳児がいる母親です。肺炎球菌に対するワクチン接種が始まったと聞いています。詳しく教えてください。（25歳・女性）

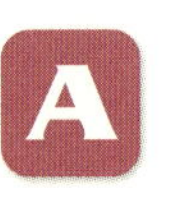

小児の重症感染を防ぐ

肺炎球菌はどこにでもいる、ありふれた菌です。90種類以上の型（血清型）が存在し、感染すると小児や老人にさまざまな病気を引き起こします。その病気には、難治性の中耳炎や肺炎、菌が血液の中に侵入した状態である菌血症の他、血中の菌が脳や脊髄を包む膜で炎症を起こし、重い後遺症を残したり、死に至ることもある**細菌性髄膜炎**などが挙げられます。

さらに最近、抗生剤の効きにくい耐性菌が増えています。

日本では肺炎球菌による**重症肺炎**、**菌血症**、**髄膜炎**の約80％は7種類の血清型が原因となります。この7種類の血清型に対応したワクチンが、小児にも使用可能な肺炎球菌ワクチンです。現在はさらに多くの血清型に対応した**13価のワクチン**が使われています。

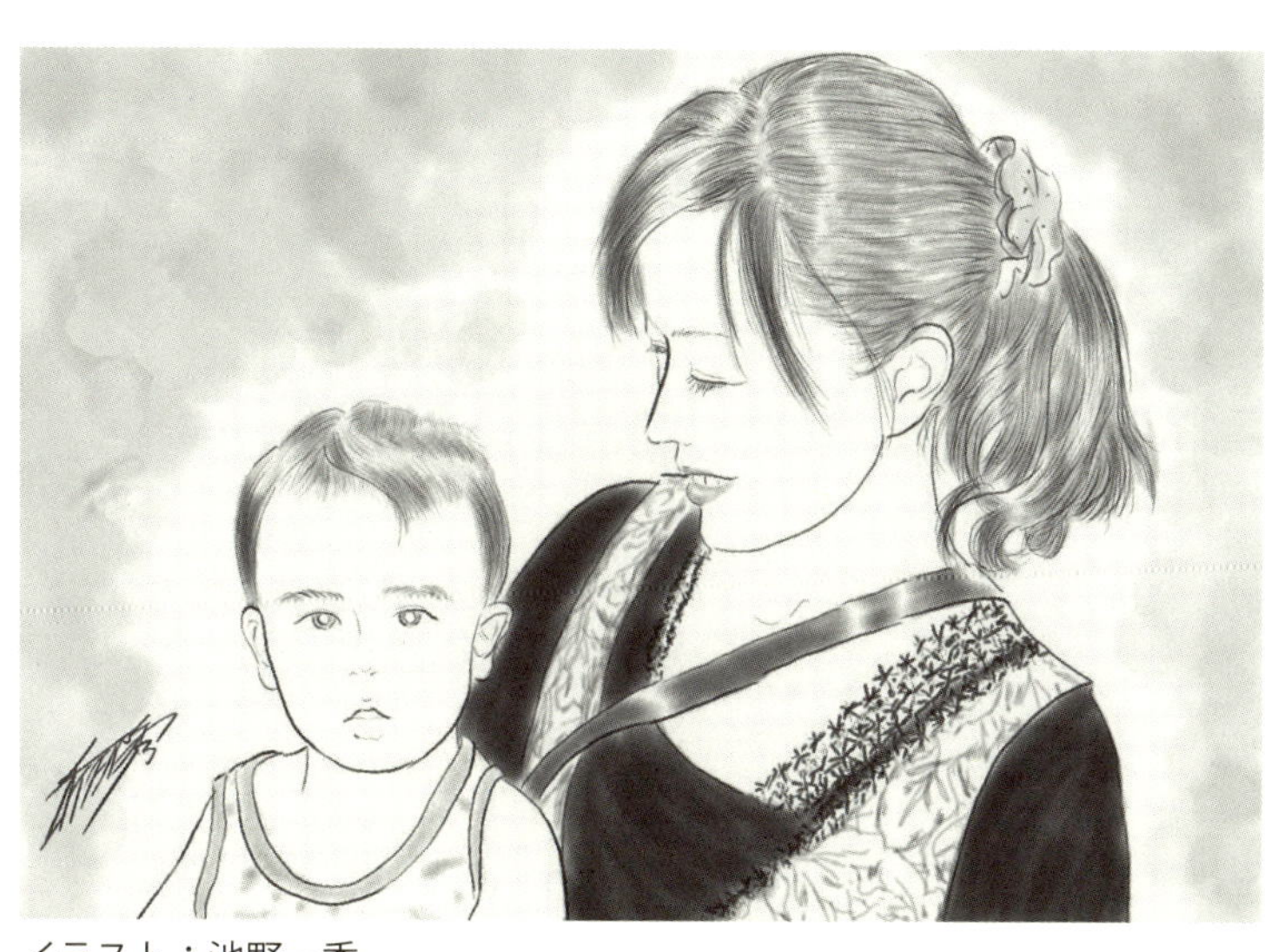

イラスト：池野一秀

肺炎球菌ワクチンは、**生後２ヵ月から接種が可能**で、４回接種が標準ですが、月数により接種回数が変わります。３現在は公費による接種ができます。３種混合ワクチン（ＤＰＴ）やヒブワクチンと同時接種が可能ですので、接種スケジュールなどはかかりつけの先生に相談してください。

●小児科部長　池野　一秀・内藤　肇

乳幼児の髄膜炎について

Q

最近出産した新米の母親ですが、乳幼児の髄膜炎はかかるといろいろな問題が残ると聞いています。予防も含めて教えてください。（28歳・女性）

A

医師と相談の上、予防接種を

髄膜炎とは、皮膚、粘膜（のど、腸など）、肺などで増殖した病原体（ウイルス、細菌など）が血流に乗って、髄膜（脳を包む膜）で炎症を起こした状態です。インフルエンザウイルスやおたふくかぜ、ヘルペスなどがウイルス性髄膜炎の原因となります。また、細菌性髄膜炎の原因として、**インフルエンザ菌**（特にｂ型＝Ｈｉｂ）は40〜60％、**肺炎球菌**は15〜30％を占めます。症状は発熱、嘔吐（おうと）、頭痛、けいれんなどで、細菌性の方がより症状が重く、後遺症も問題となります。

細菌性髄膜炎の中で、特にＨｉｂによるものは発症のピークが生後３ヵ月〜２歳で、５歳未満で２０００人に１人の乳幼児がかかります。治療を受けても約５％が死亡し、約20％の

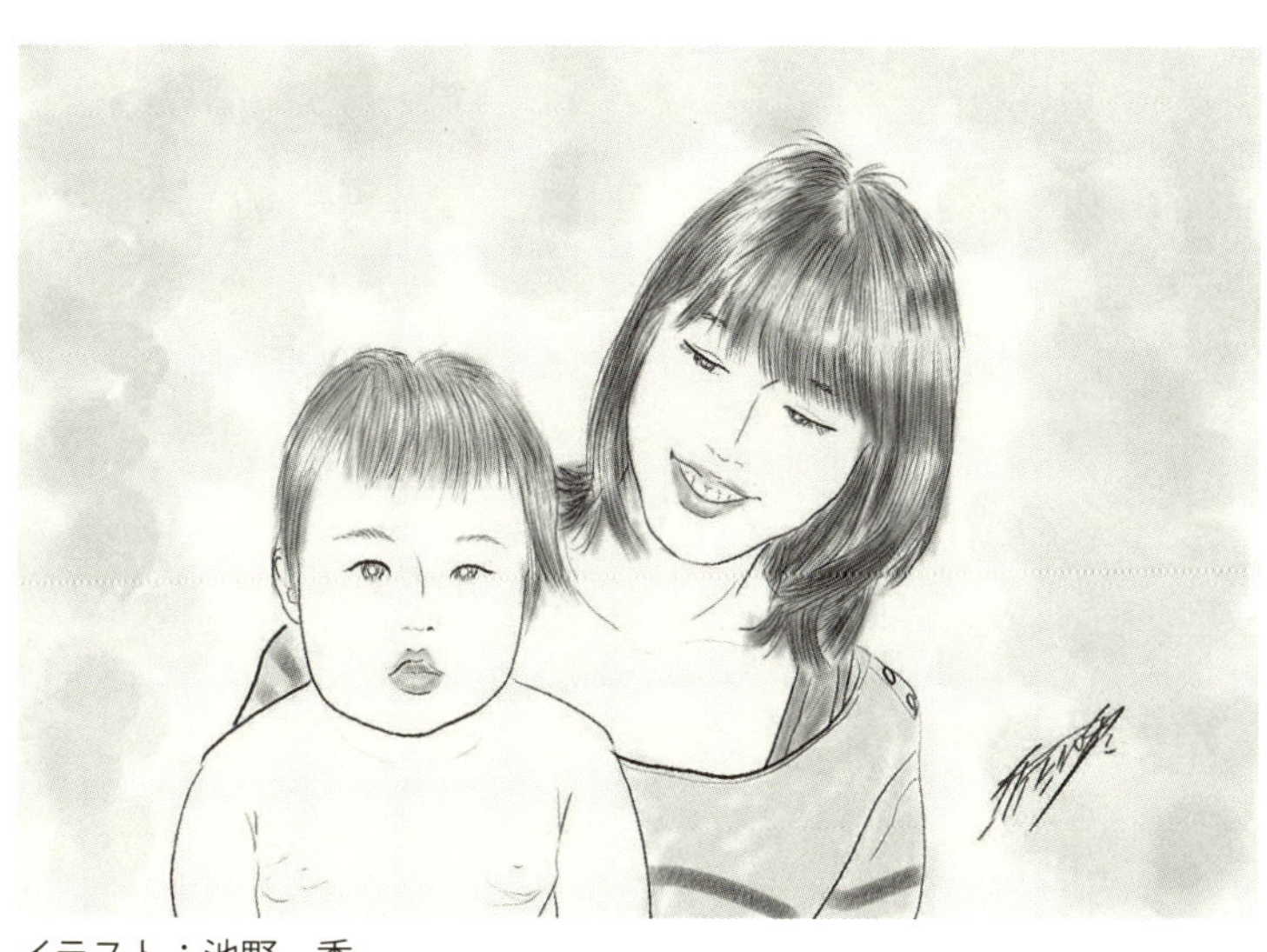

イラスト：池野一秀

子供に後遺症（例＝発育障害、知能障害、てんかんなど）が残ります。

予防は、乳幼児を人混みに連れて行かない、大人が病気にかからない、予防接種を受ける――などがありますが、数年前より日本でも、Ｈｉｂによる髄膜炎の予防のため、乳児期より予防接種を受けるよう推奨されてきました。確実に予防接種を受けるとかなりの効果が期待できます。ただし接種を始めた月齢により接種回数が変わりますので、接種を希望されるお母さんは、近くの小児科などに相談してください。

●小児科部長　池野一秀・内藤肇

脊椎圧迫骨折で腰痛が続く

Q

2ヵ月前に夜トイレで転倒し、入院後に脊椎圧迫骨折と言われました。2週間後に退院となりましたが最近、腰痛がさらにひどく、起きるのがつらいです。（86歳・女性）

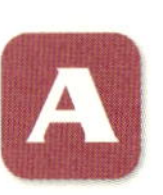

骨粗しょう症患者に多い。小手術で改善

脊椎圧迫骨折は、**骨粗しょう症**の方が軽度の外傷で起こることが多い骨折です。8割前後の方は安静後、徐々に痛みが改善して骨が癒合（くっつく）しますが、2割の方は骨折が癒合しませんので、腰痛が続いてしまいます。

2011年からこの骨折に対する**経皮的椎体形成術**（BKP）が、保険で受けられるようになりました。脊椎圧迫骨折で十分に安静を取り、リハビリテーションをしても骨癒合せず、腰痛が強く、動くのがつらい方はBKPが適用となります。

3ミリの手術創から筒を挿入して風船で椎体変形を整復後、骨セメントを充填する手術で、1時間以内に終わります。体の侵襲（傷つく範囲）も大変少ない手術です。そのため高

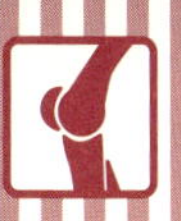

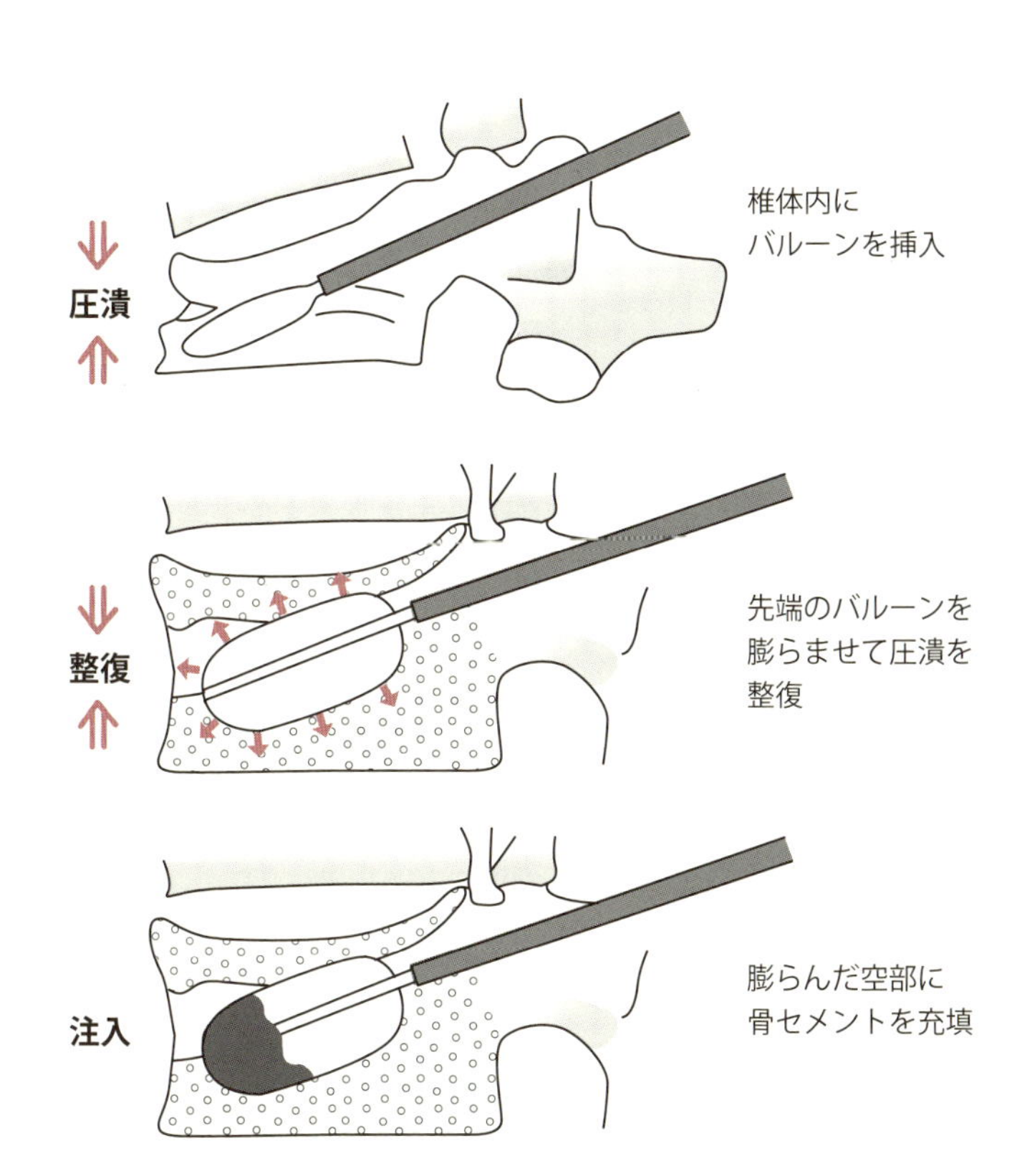
圧潰
椎体内に
バルーンを挿入
整復
先端のバルーンを
膨らませて圧潰を
整復
注入
膨らんだ空部に
骨セメントを充填

齢者でも手術を受けることが可能です。

術後の痛みは即時改善するので、早期に退院が可能です。ただし、神経症状がある場合は行えない上、手術を行える施設もまだ限られています。ご希望の方はＢＫＰが適用となるか、主治医にご相談ください。

●整形外科部長
山﨑　郁哉

腰椎分離すべり症の治療法

Q

左の腰からお尻、足にかけての痛みやしびれがあり、第5腰椎分離すべり症と診断されました。神経ブロックなど行いましたが全く効果がありません。手術をしても完治しないと言われましたが、何かよい方法があれば教えてください。（51歳・男性）

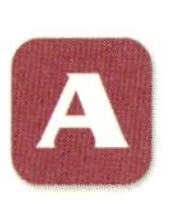

分離椎弓切除術と椎間固定術の併用で

腰椎分離症は、学童期に起きた腰椎椎弓根——椎弓板移行部での疲労骨折が原因と考えられており、頻度は5％程度です。第5腰椎が多く、**腰椎分離すべり症**に移行するのは20％前後と言われています。腰椎分離症の方の腰痛の起きる頻度は正常の3倍という報告があります。しかし、この腰痛は一過性であることがほとんどです。

これとは別に、加齢に伴い、中には強い臀部痛、下肢痛、しびれを伴う症状が出現するケースがあります。原因は不安定な分離部での骨棘や繊維軟骨、瘢痕組織による**神経根の圧迫**と考えられます。質問者のケースはこれに当たると思います。通常は内服薬やブロック加

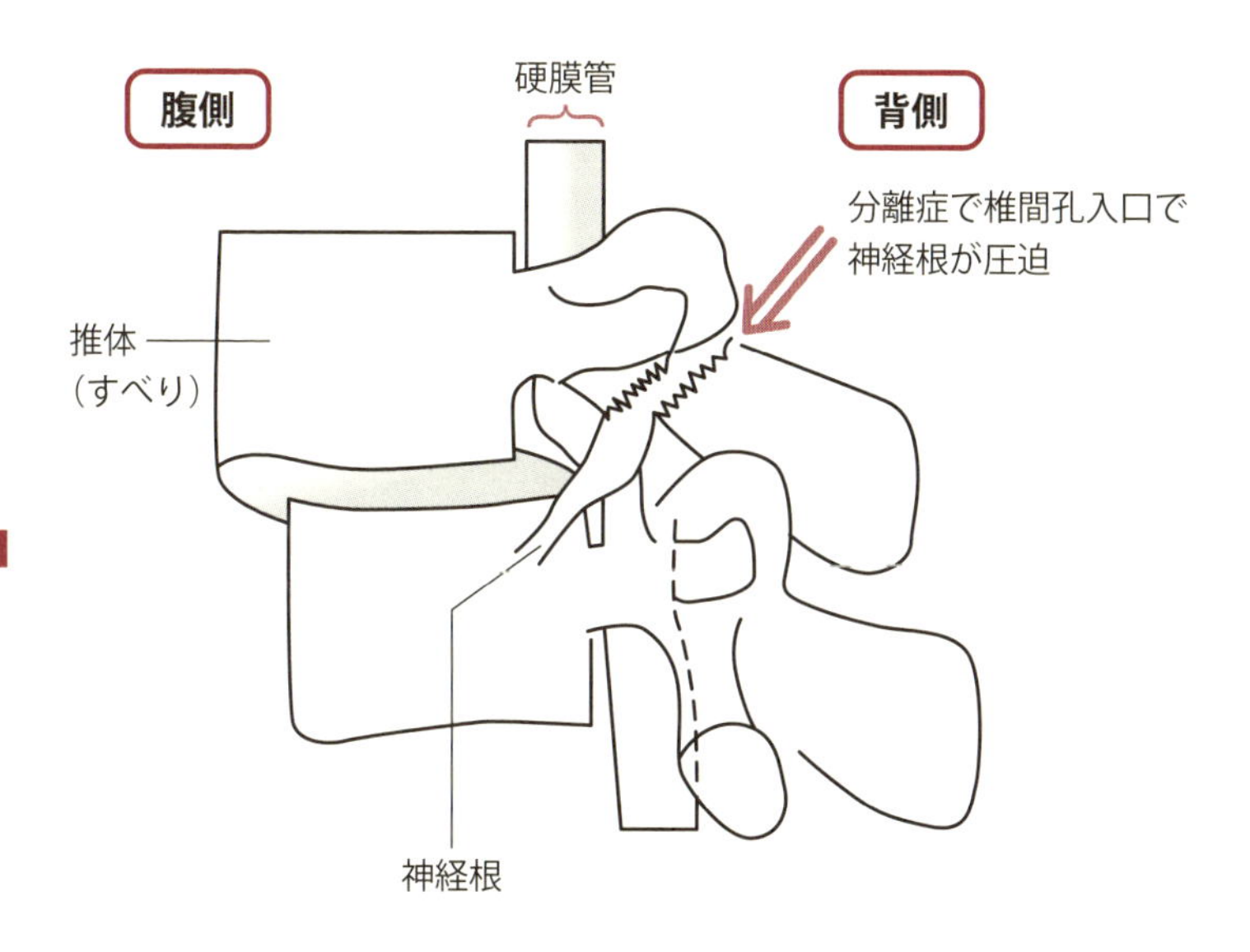

療で症状の改善を試みますが、難治性のことが多く、治療に抵抗する場合、手術加療が必要になります。

現在は分離椎弓切除術と椎間固定術の併用により、手術成績も安定してきました。術前に安静時でのしびれが強かったり、下肢のまひが進んでいるケースでは、その症状が全て取れるわけではありませんが、痛みはかなり治るだろうと思います。その他の薬や注射、針灸（しんきゅう）などは全く効果がありません。ぜひお近くの脊椎脊髄病の専門医に相談してください。

●整形外科部長　山﨑 郁哉

腰痛を傷痕の小さな手術で治したい

Q

最近は医療が進歩し、手術もちょこっとした傷痕で治せるようになったらしいですね。私の腰が痛いのもそれで治せませんか。（75歳・男性）

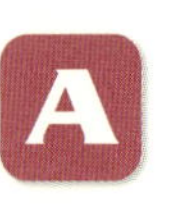

症状に合わせて最適手術法が決まる

どの分野でも皮膚の傷をできるだけ小さくして手術を行う**最小侵襲手術**（ＭＩＳ）が徐々に進歩してきています。整形外科の腰椎の手術では、脊椎圧迫骨折の癒合不全に対する**balloon kyphoplasty**（ＢＫＰ）、腰椎椎間板ヘルニアに対する**顕微鏡あるいは内視鏡下椎間板ヘルニア摘出術**、さらに腰部脊柱管狭窄症に対する**顕微鏡下あるいは内視鏡下片側侵入両側除圧術**が行われています。腰椎すべり症に対しても、透視下に**脊椎固定術**が行われています。

しかし、全てのＭＩＳ術式が従来の術式に置き換えられるわけではありません。手術創（傷）は小さい方が望ましいですが、手術の目的がそれで達成されるかどうかでＭＩＳの適

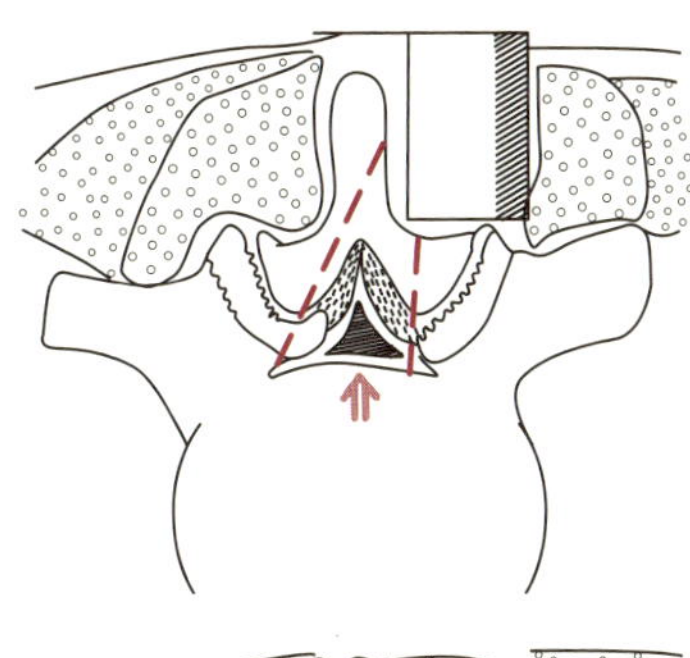

脊柱管狭窄症
点線部を最小侵襲にて
片側進入両側除圧

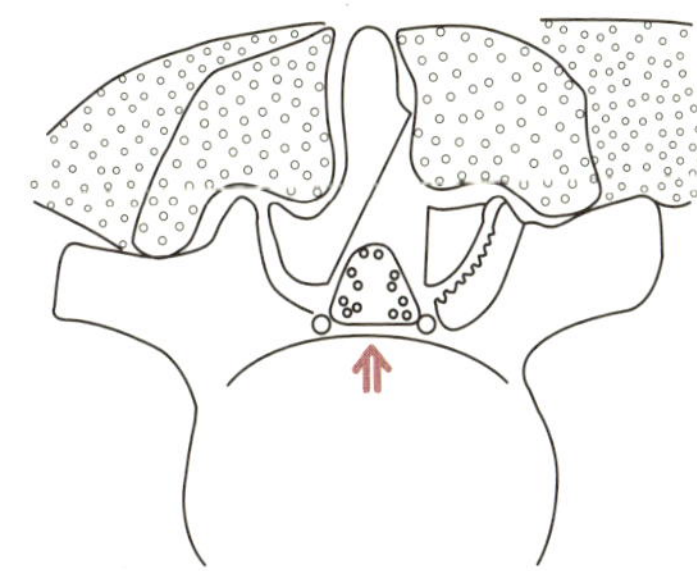

除圧後の
除圧された硬膜管（矢印）

応が決まります。実際にＭＩＳの適応条件は、**通常より狭くかなり制限される**ことも少なくありません。残念ながら手術創が小さいだけで実際には別のところから組織を余分に採取せざるを得ず、全体で見ると侵襲が小さいと言えないこともあります。

また、手術の難易度も上がるため、手術の効果が従来より不十分だったり、合併症が必ずしも少ないわけではありません。さらに施設によって熟練度が異なる場合も考えられます。

自分の症状の原因と最適な治療法を主治医とよく相談し、手術となるか、さらにＭＩＳが効果のある病態なのかを十分に検討、理解することが最も大切でしょう。

●整形外科部長　山﨑　郁哉

腰の痛みやしびれが強い

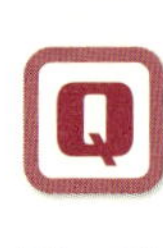

10年来腰痛持ちで、今年に入って症状が悪化して両側の腰～臀部～大腿の痛みとしびれが強くなりました。最近痛み止めも効かず、夜もよく眠れません。少し立っていると痛みとしびれが出て、100メートルも歩くと休んでしまいます。MRI検査で腰部脊柱管狭窄症と診断されましたが、すぐに手術が必要ではないそうです。日常生活や家事も大変なのですが、よい治療法はありますか。（75歳・女性）

A

神経ブロック療法で症状の軽減を

変形性腰痛症は高齢者に多い脊椎の変形を主体とする疾患で、**腰部脊柱管狭窄症**はその代表例です。変形により脊髄神経や神経根が圧迫され、炎症が生じて質問者のような症状を来します。

治療は、消炎鎮痛薬の投与、理学療法（腰椎のけん引や電気・温熱療法）が一般的です。手術療法では骨を削って神経の圧迫を取り除きますが、すぐに手術が必要でなかったり、希

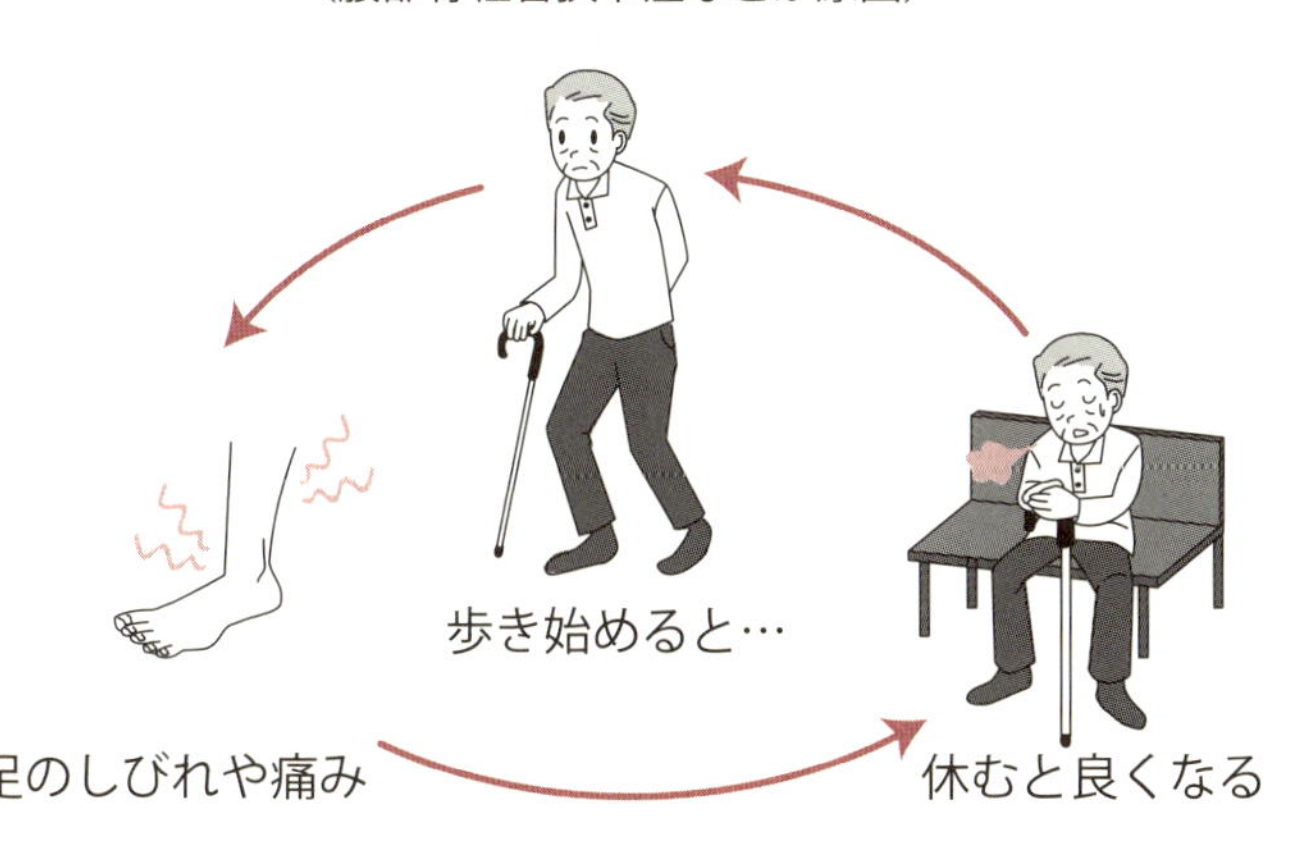

望しない患者さんもいます。

当院麻酔科（ペインクリニック）外来では整形外科と連携し、そうした患者さんに対して**神経ブロック療法**を広く行っています。神経ブロックとは、圧迫されたり炎症が生じている神経の近くや痛い部位の筋膜に注射して、少量の**局所麻酔薬**や**鎮痛薬**を注入して痛みを和らげ、炎症を抑えて血流を改善させる治療法です。硬膜外（脊髄を覆っている硬膜の外側にある空間）、仙腸関節（骨盤の仙骨と腸骨の間にある関節）、局所ブロックなどの種類がありますが、いずれも症状を軽減させて日常生活の質の向上を目指します。高度な技術を必要としますので、認定施設での治療をおすすめします。

●診療部長　鬼頭 剛

指摘される病名が異なる

Q

お尻から太ももにかけて痛みが出たので、複数の整形外科に受診しました。最初の先生は「坐骨神経痛」、別の先生は「腰部脊柱管狭窄症」と言いました。「腰椎すべり症」と言う先生もいます。私の本当の病名は何ですか。（48歳・女性）

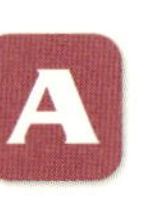

病名や症状の混同も。原因究明が第一

お尻や下肢に行く神経は、脊椎の中（脊柱管）を降りてゆく脊髄から枝分かれし、腰椎（背骨の腰の部分）の骨と骨の間を通り抜けます。尻を通過する辺りで**坐骨神経**となり、さらに枝分かれしながら足先に向かいます。腰椎の変形やズレがあると脊柱管が狭くなり（狭窄）、神経が圧迫されます。

下肢に行く神経が、枝分かれした根元（神経根）で圧迫されて起こる症状の一つに**坐骨神経痛**があります。**腰椎椎間板ヘルニア**があれば、下肢に向かう神経にヘルニアが当たるので坐骨神経痛の症状が現れます。

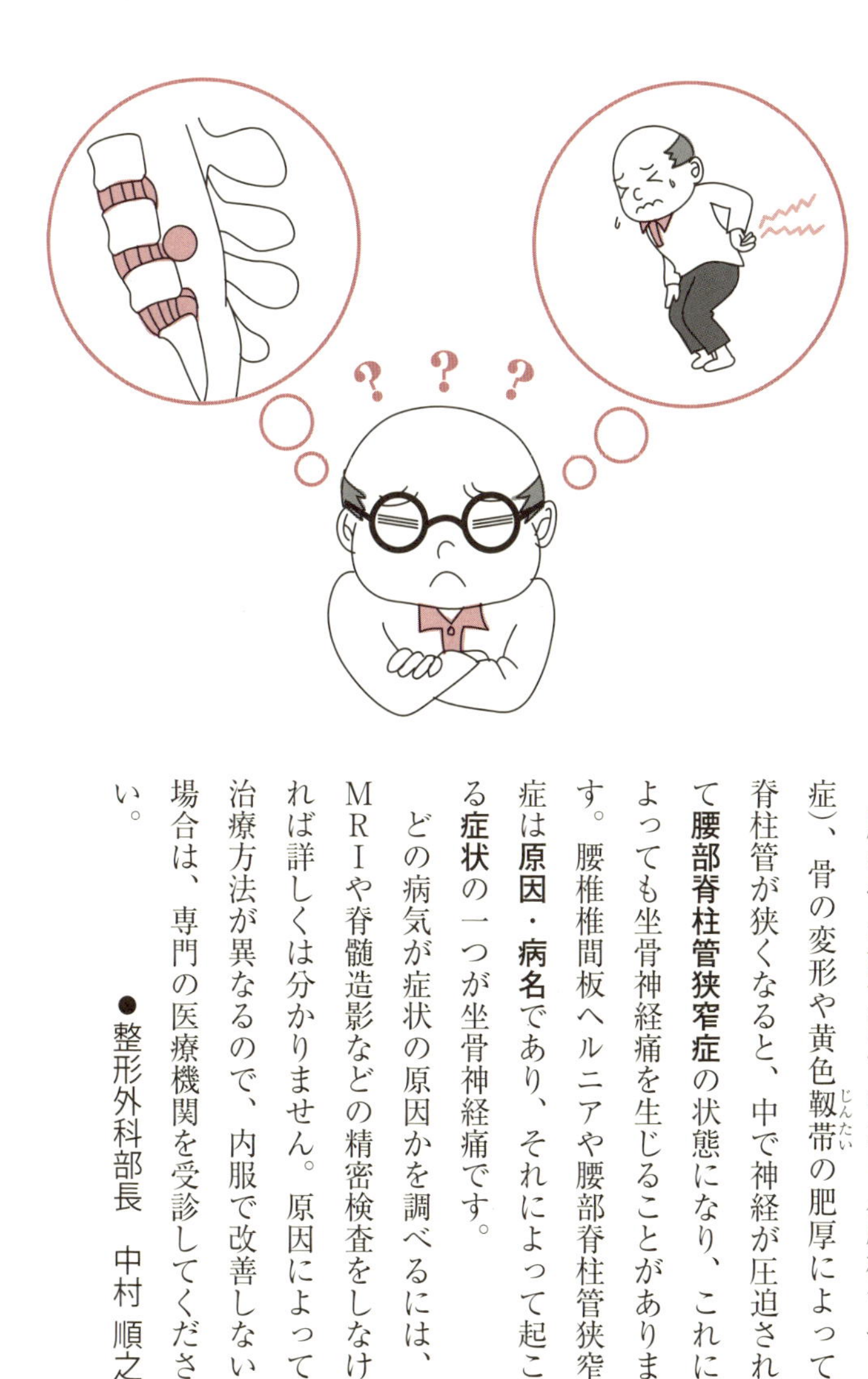

腰の骨が前方にずれたり（腰椎すべり症）、骨の変形や黄色靱帯の肥厚によって脊柱管が狭くなると、中で神経が圧迫されて**腰部脊柱管狭窄症**の状態になり、これによっても坐骨神経痛を生じることがあります。腰椎椎間板ヘルニアや腰部脊柱管狭窄症は**原因・病名**であり、それによって起こる**症状**の一つが坐骨神経痛です。

どの病気が症状の原因かを調べるには、ＭＲＩや脊髄造影などの精密検査をしなければ詳しくは分かりません。原因によって治療方法が異なるので、内服で改善しない場合は、専門の医療機関を受診してください。

●整形外科部長　中村 順之

指先が腫れて痛む

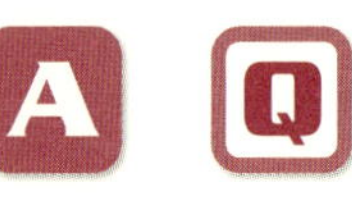

1ヵ月前から指先の第1関節が腫れて痛みます。リウマチではないかと心配です。

（64歳・女性）

ヘバーデン結節とみられるが鑑別診断を

ご質問の方の年齢と、女性ということから考えられる疾患は**ヘバーデン結節**です。これは40歳以降の女性に多く発症する**変形性関節症**です。指の先端の関節**（DIP関節）**が腫れ、痛みが出ます。急性期にはDIP関節周囲が赤く腫れたり、腫瘤のような嚢腫ができることがあります。

ご心配の関節リウマチは、同じように指の関節の腫脹（腫れ）と痛みが出ますが、DIP関節より指の付け根に近い第2関節（PIP関節）、あるいは付け根の関節（MP関節）に症状が出現することが多いので、考えにくいです。

治療法ですが、しばらくすると変形は残りますが痛くなくなる場合が多いので、塗り薬な

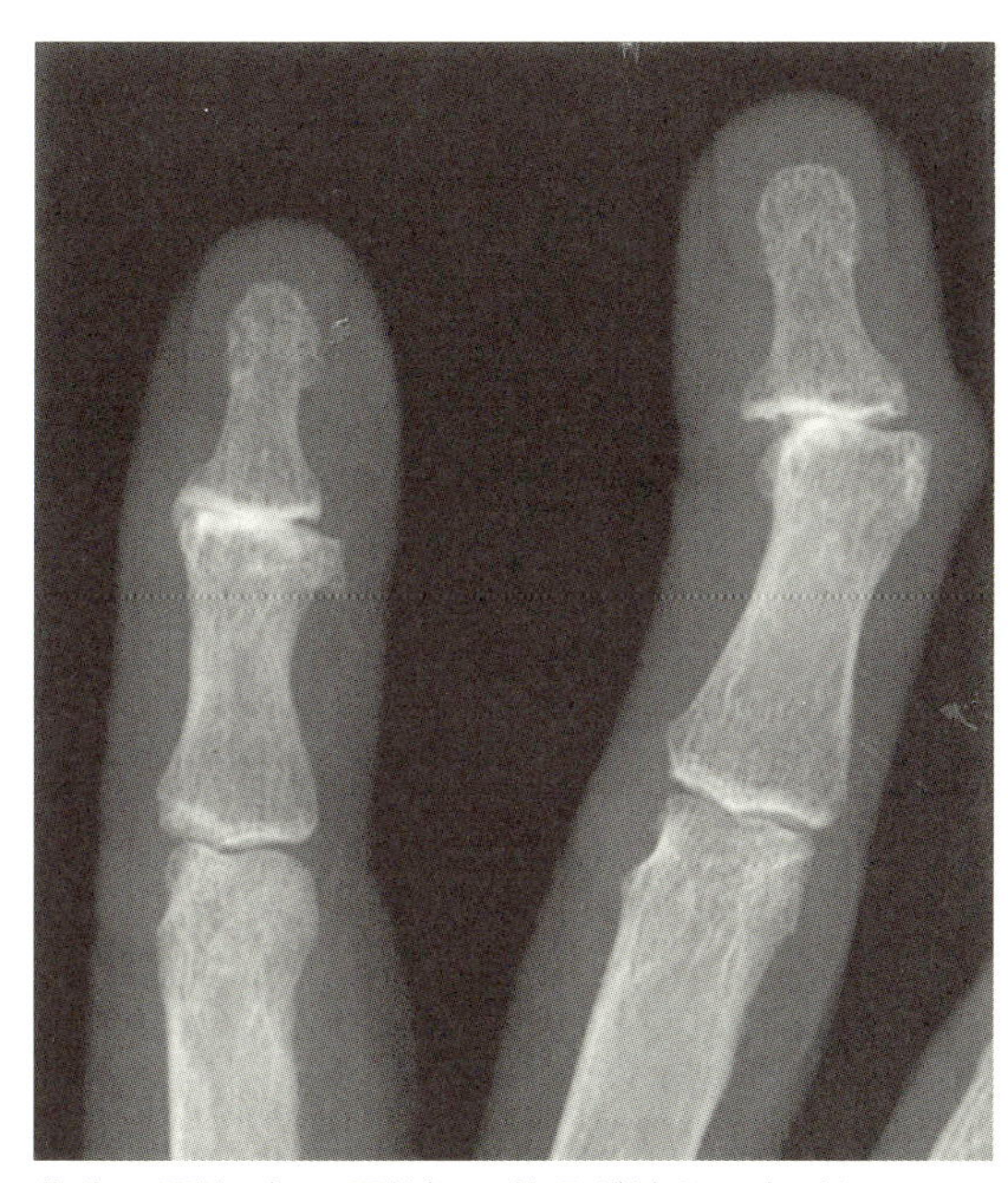

指先の関節（DIP 関節）の軟骨が消え、変形している

どで痛みを和らげる治療を行います。囊腫が大きく化膿（かのう）する危険がある時や、変形が強く使いにくい場合、痛みが強い時には関節固定手術を行うこともあります。

ヘバーデン結節の患者さんでも、関節リウマチや、他の疾患に発症する関節炎などとの鑑別診断を行う必要がある場合もあるので、整形外科、リウマチ科などを受診してください。　●副院長　瀧澤 勉

小指と薬指の付け根にしこり

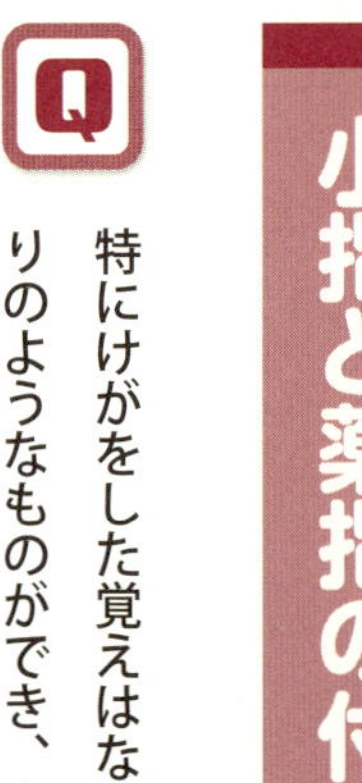

特にけがをした覚えはないのですが、右の小指と薬指の手のひらの付け根辺りに硬いしこりのようなものができ、小指と薬指がしっかり伸びなくなってきました。顔を洗うのが不便です。（70歳・男性）

手掌腱膜の肥厚・短縮か。放置しないで

薬指と小指の手のひら側にしこりができて指が伸びなくなってくる症状としては、**デュピートラン拘縮**（こうしゅく）が最も考えられます。

これは、手のひらの皮膚の下にある**手掌腱膜**（しゅしょうけんまく）が肥厚、短縮することによって指がまっすぐ伸びなくなる原因不明の疾患です。**男性に多く**、小指や薬指に発症します。**糖尿病や、アルコールを飲む人に合併しやすい**といわれています。

しこりができるため、手の腫瘍を心配して来院される方もいますが、手の腫瘍ではありません。

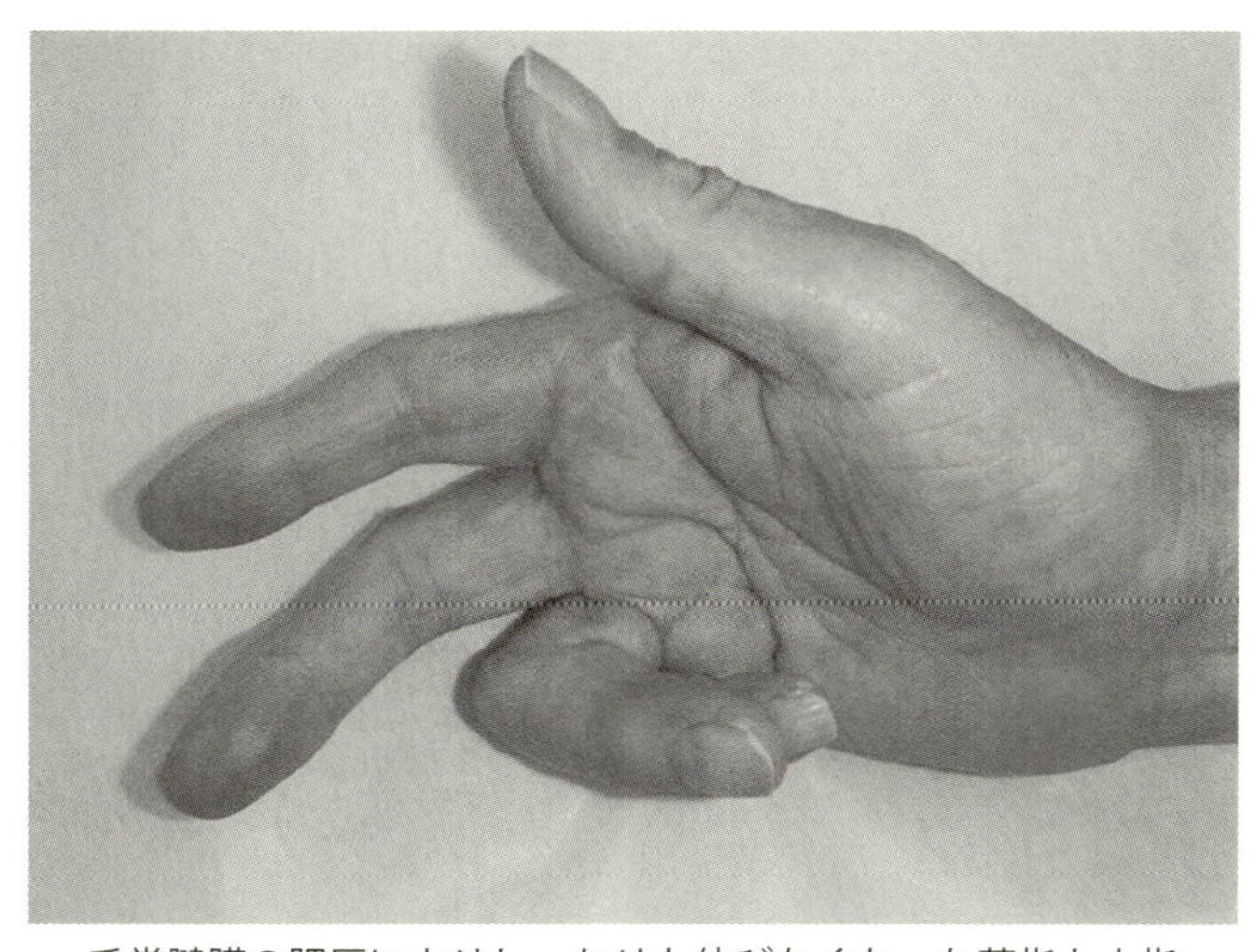

手掌腱膜の肥厚によりしっかりと伸びなくなった薬指と小指

治療ですが、初期には指が伸びるため経過観察となりますが、指が伸びなくなり生活に支障を来すようになれば手術が必要です。指が伸びない状態を放置して指の関節の拘縮（動きが制限された状態）がひどくなると、手術をしてもしっかり伸びなくなります。

手術方法は、指の手のひら側の皮膚をジグザグに切開して、肥厚した腱膜を切除します。神経や血管が近くにあるので、傷つけないように十分確認をして手術を行います。曲がった状態を放置せず早めに整形外科、手外科を受診してみてください。

●副院長　瀧澤　勉

小指がしびれる

Q

最近、右手の小指がしびれてきました。細かい仕事がやりづらくなり、手の甲の筋肉が痩せてきました。原因と治療について教えてください。（65歳・男性）

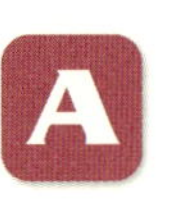

尺骨神経の圧迫・けん引を除く手術を

小指側のしびれや、手の筋肉が痩せる症状からは、**肘部管症候群**が考えられます。肘の内側を通過し、前腕の内側・小指・薬指の一部の感覚や手の中の筋肉の運動に関わる神経が**尺骨神経**です。いすの背もたれに肘をぶつけて、ビーンと指までしびれた経験はあると思いますが、あの神経です。この神経が肘の内側で圧迫・けん引され、慢性炎症が続くと発症します。変形性肘関節症、小児期の肘の骨折に伴う変形、神経を包む靱帯が厚くなる、腫瘍性病変（ガングリオン）などが原因です。

軽症の間はビタミン剤で経過をみますが、症状が悪化してきたら、手の筋肉が痩せて使い勝手が悪くなる前に手術を受けた方がよいでしょう。手術は、神経を別の通り道へ移動する

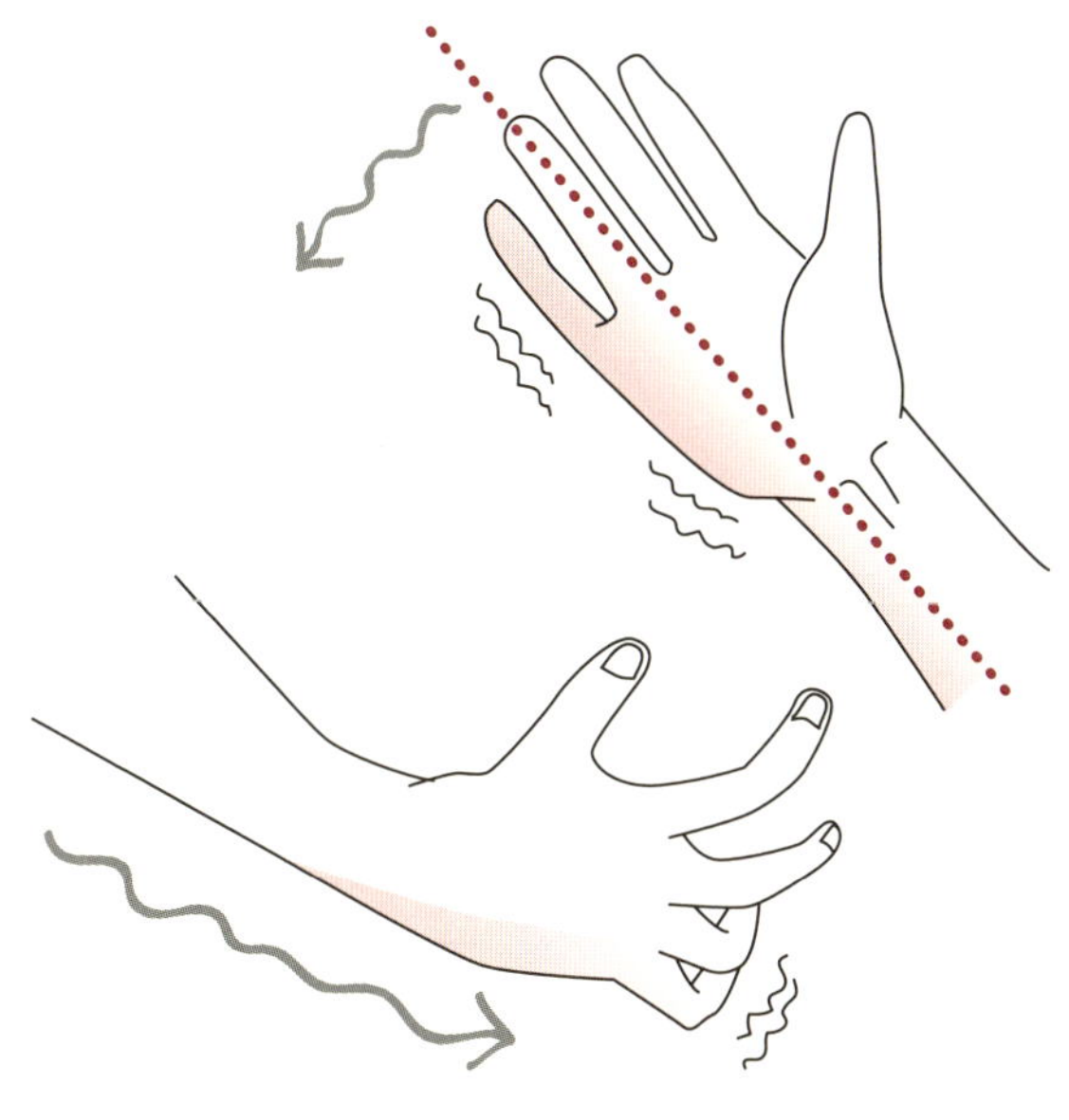

小指がしびれる症状の出方

方法（皮下前方移行）、圧迫する靱帯を切り開く方法、圧迫する骨を削る方法などがあります。術前の症状が悪い患者さんほど術後の回復は思わしくないので、むやみに我慢せず医療機関を受診してください。

ちなみに、しびれの範囲が親指から中指の場合（**手根管症候群**）、手の指全体の場合（**頸髄症**など）もあり、原因によってしびれの範囲が異なります。どの指がしびれるのかをよく覚えておいてから医療機関を受診することが診断・治療への近道です。

●整形外科部長　中村 順之

転倒後に手関節の痛みが続く

Q

サッカー中に転倒して手のひらを地面に突きました。親指側の手関節の痛みが続いており、手のひらを突くと痛みが出ます。（14歳・男性）

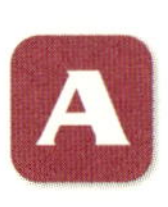

舟状骨骨折の可能性。偽関節に注意

手のひらを突いてどの程度期間が経過しているか不明ですが、突いてから1ヵ月以上も手関節の痛みが続いているようであれば手関節内骨折、特に**舟状骨骨折**（しゅうじょうこつ）が考えられます。この骨折は腫脹（しゅちょう）（腫れ）が軽度で、捻挫と思ったまま放置されることがあります。そのため手関節痛が続くため3ヵ月くらい過ぎた後に外来受診し、精査したところ発見されることがあります。

舟状骨は血行が悪く、骨折すると治りにくいのが特徴で、長期間ギプスを行う必要があります。最近は長期間ギプスをしなくて済むよう、**受傷直後に特殊なねじを使って固定する手術**を行うようになってきました。長期間放置しておくと、**骨が付かないで関節のように動く**

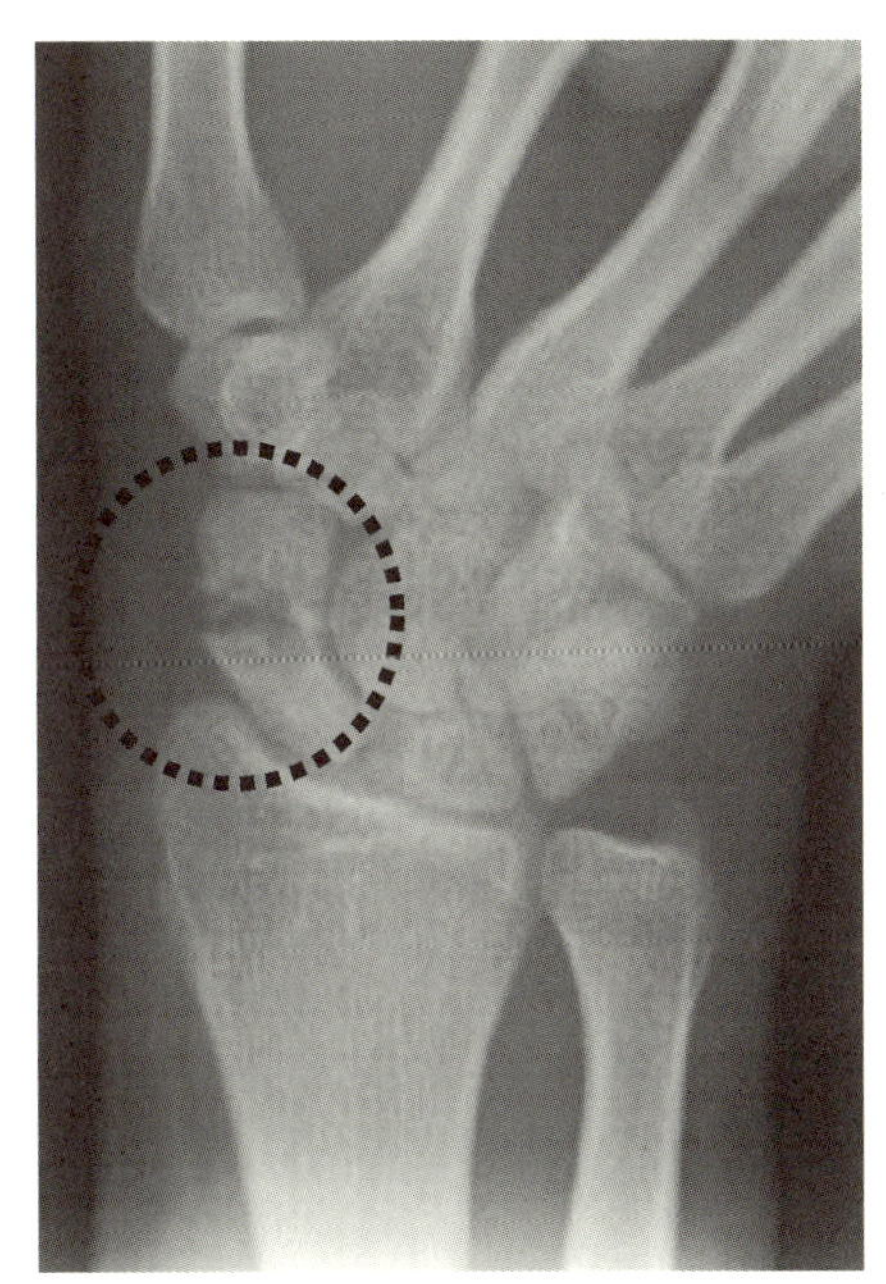

舟状骨骨折を起こした右手のレントゲン写真。
偽関節になってしまっている

状態（偽関節）となります。
この場合、骨移植をし、ねじで固定するなどの手術治療を行って、さらに長期のギプス固定を行うなどしますが、それでも骨が付かないこともあり、治すのが非常に難しくなります。

診断は、外来での診察とレントゲン撮影、ＭＲＩなどで行います。放置して偽関節になると治療方法が複雑になります。早期に整形外科あるいは手の外科外来を受診してください。

●副院長　瀧澤　勉

ターンでひねった膝が心配

Q

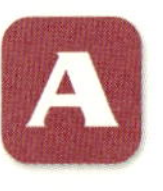

バスケットボールでターンをしようとして膝をひねりました。膝が腫れましたが、しばらくして痛みも収まりました。最近になって復帰しましたが、ターンをすると外れるような感じがして思うようにできません。（18歳・女性）

A

前十字靭帯断裂の恐れ。手術を

バスケットボールでターンをした時、バレーボールで着地をした時、スキーで転倒して膝をひねった時――など、スポーツ中に膝をひねった際に生じるのが**前十字靭帯（じんたい）損傷**です。受傷直後は膝が腫れ、膝関節内に血液がたまります。しばらく安静にしていれば、腫れも引けて歩行も可能になりますが、前十字靭帯損傷は治っていません。**スポーツの時などに不安定感が出現**し思うようにできなくなります。また**階段を下りる時に膝くずれが出現**するなど生活に支障を来すこともあり、放置しておくと**変形性膝関節症**となります。

診断は外来での診察とＭＲＩ、ストレス撮影などで行います。放置して支障のない場合も

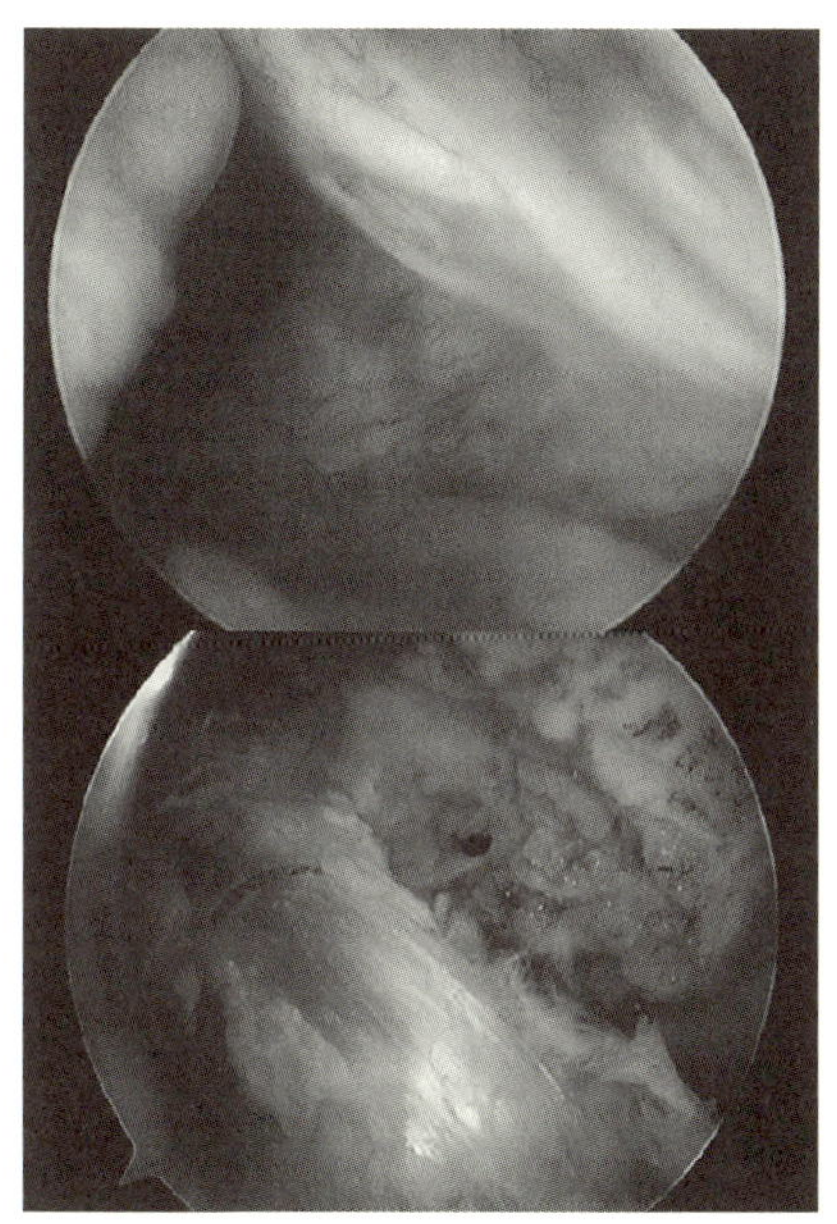

上は断裂後に消失した前十字靭帯。下は再建された様子

ありますが、スポーツ復帰したい場合や日常動作で不安定感が生じる人には、手術治療を進めます。膝の屈筋腱（くっきんけん）あるいは膝蓋（しつがい）靭帯を使って、靱帯を作り直す再建術を行うのが一般的な治療です。

この手術は普及してきたとはいえ手術に熟練を要しますし、リハビリテーションを綿密に行う必要があります。治療を数多く手がけている整形外科、あるいはスポーツ外来を受診してください。

●副院長　瀧澤 勉

膝関節の内側に痛み

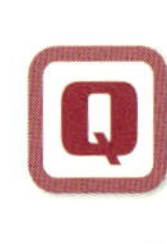

膝関節の内側が痛みます。曲げ伸ばしの時の痛みはそれほど強くありませんが、体重を掛けた時の痛みが特に強く、歩行に支障があります。夜の就寝時にも痛みます。3ヵ月前のレントゲン検査では大きな変形はないと言われましたが、痛みは増しています。何が起きているのでしょうか。（64歳・女性）

A

突発性膝壊死を推察、関節症防止を

症状から考えると**特発性膝壊死**（壊死＝組織が部分的に死ぬこと）という疾患が推察されます。この疾患は、膝関節の特に**大腿骨内側**に起こることが多く、そこの骨が壊死を起こすものです。原因は、血行不良や小さな骨折の繰り返しなどといわれていますが、現在のところ不明です。

症状としては**夜間痛**という特徴があります。初期にはレントゲン写真の変化もほとんどないために、診断は難しいので「なんともない」といわれることも多いようです。しかし、時

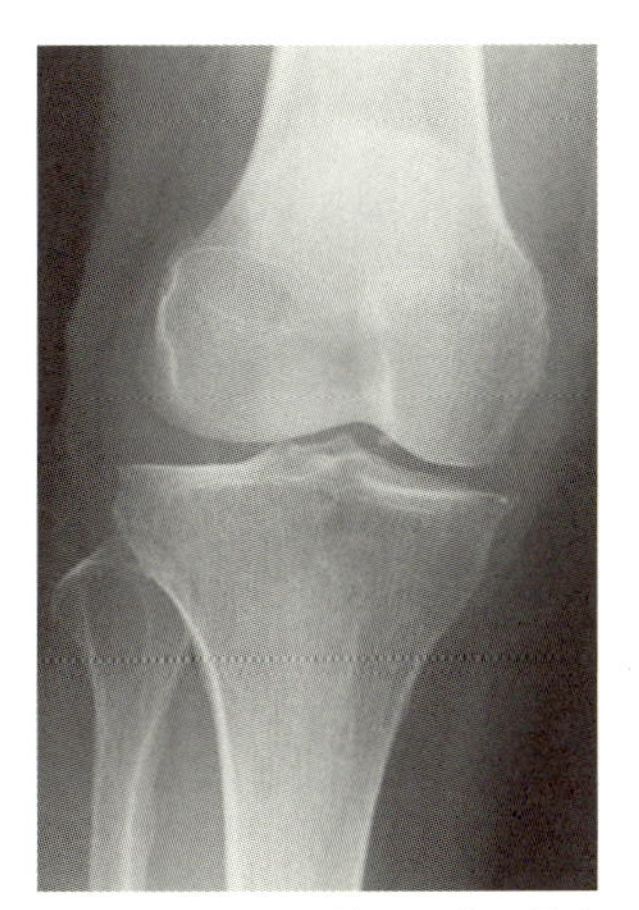

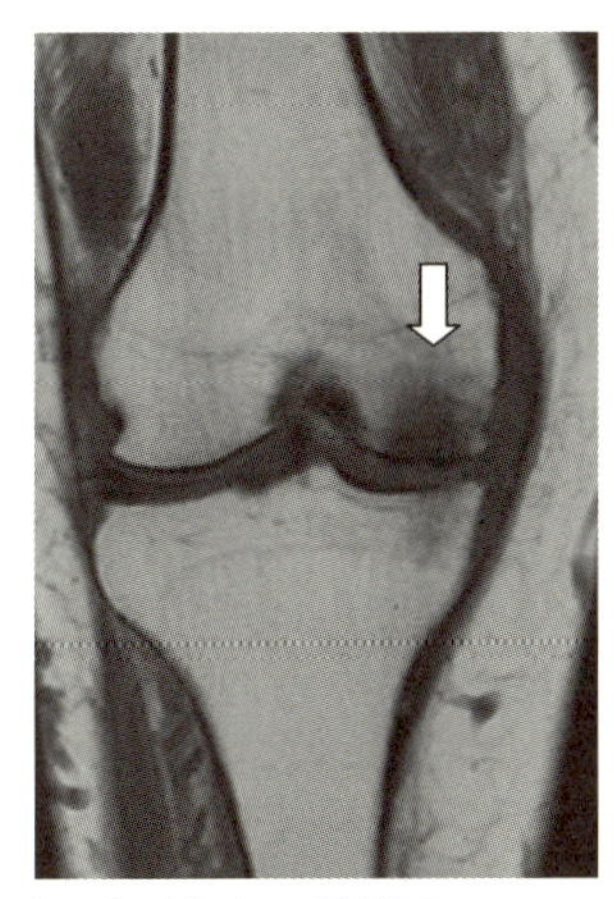

レントゲン画像（左）ではっきりしない骨壊死。
MRI 画像（右）では病変部位（矢印）がわかる。

期を経るにつれて半円形のつぶれたような陰影を呈すので、レントゲン写真でも診断は容易です。ＭＲＩ検査では、初期の小さな変化も捉えられるので非常に有用です。

患者さんによって進行の仕方も異なりますが、長期的には壊死の進行は止まります。しかし壊死して弱くなった骨に荷重が掛かり続けると、変形してゆがんだ形のままで治り、**関節症**へと進行し、そのための障害が出てくることも多いようです。

病気の進行状態を判断し、適切な時期に手術も含めた適切な治療を選択することが関節症の防止につながります。

●統括院長　秋月 章

膝が痛くて歩きにくい

Q

72歳になる実家の母が最近、膝の痛みがあって歩きにくいそうです。正座もしづらいようですが、治るのでしょうか。（38歳・女性）

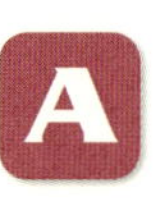

状態に合わせた治療を。変形の場合は手術

膝に変形が生じると、歩くと痛いとか、正座がしづらいなどの症状を引き起こします。加齢変化に由来する**変形性膝関節症**が最も多い原因ですが、**関節リウマチ**も同じような症状を引き起こします。

変形性膝関節症の初期であれば、膝の周りの筋力訓練や、関節内注射などで症状の改善が期待でき、正座できるようになることもあります。足に着ける装具も痛みの緩和に有効な場合がありますので、担当医に相談するとよいでしょう。

しかし、変形が進行して軟骨がなくなり、骨の変形が起こっている場合は、手術以外で痛みを除くことは難しいとご理解ください。手術にはいくつかの種類がありますが、年齢や変形の程度によりふさわしい方法が異なります。関節鏡下手術は対象となる変形が限られていますので、当院では最近ほとんど行っていません。

おおむね70歳以下の方で変形が軽く、膝に負担が掛かる仕事やスポーツを術後も続けたい方は、膝の形を変える手術（**高位脛骨骨きり術**）がふさわしいと考えます。一方、70歳以上で変形が強い場合や関節リウマチの方の膝の痛みを除くには、**人工関節置換術**が選択されます。

このように膝の状態により治療が異なりますので、整形外科を受診して診断を受けてみてください。

●整形外科部長　堀内 博志

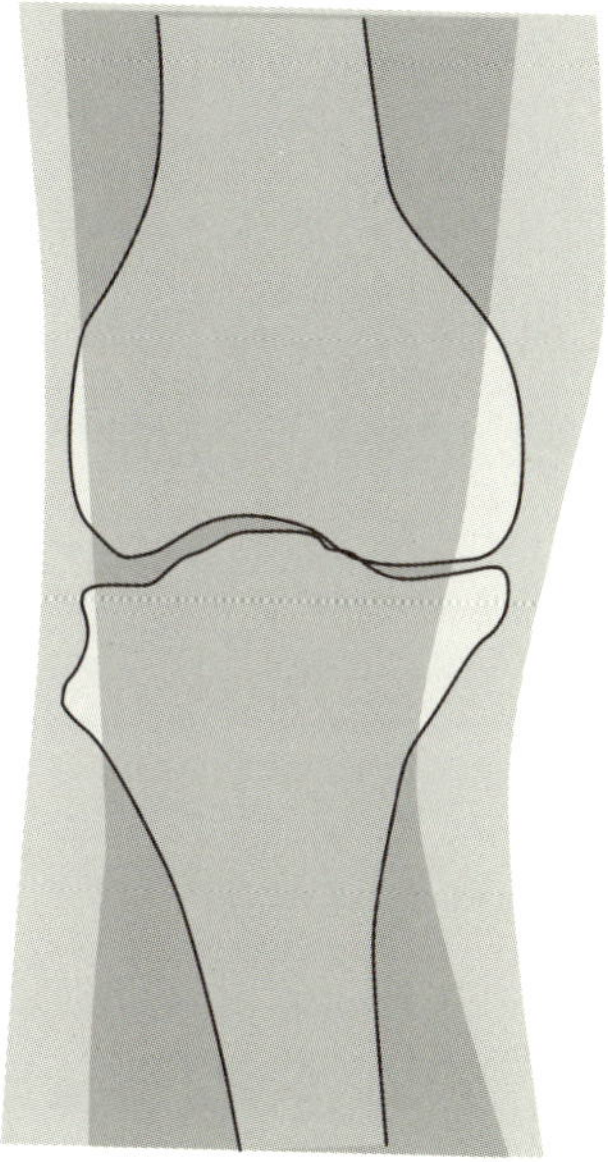

変形した膝関節のイメージ

膝壊死の治療法

Q

膝壊死（ひざえし）といわれました。どのような治療を選択すればよいのでしょうか。（64歳・女性）

A

保存療法や人工膝関節置換など

膝壊死は、膝関節の内側に起こることが多く、長期的には壊死の進行は止まります。しかし、壊死して弱くなった骨に荷重が掛かり続けると、変形してゆがんだ形のままで治り、**関節症**へと進行し、障害が出てくることも多いようです。

治療としては、それをいかに防ぐかがポイントになります。初期には保存療法として、**外側楔（くさび）状足定装具**などを付けて荷重を少なくし、MRIなどで病勢の進行状況を把握しつつ、壊死の沈静と病変部の再構築を待ちます。しかし症状が取れず、変形が進むようでしたら、荷重を病変部位からずらす目的で、**高位脛骨（けいこつ）骨きり術**（壊死の場合は内側4～6センチ程度の皮切で行い、回復も早い**内側開大式**が効果的）とともに、壊死部の血行を促す**ドリリング**

＝**穿孔術**を併用した治療が選択されます。

壊死部分が大きかったり、変形を伴って、しかも60代後半以上の年齢であれば、**人工膝関節単顆置換術**を選択する患者さんもいます。この手術は病変部位のみを人工関節で置き換えるものであり、6～8センチ程度の皮切で行うことができ、術後数日以内で荷重を掛けての歩行が可能となります。

いずれにしても手術技術の問題もありますので、手術の可能な施設に相談するか、紹介をしてもらうことがよいでしょう。

●統括院長　秋月 章

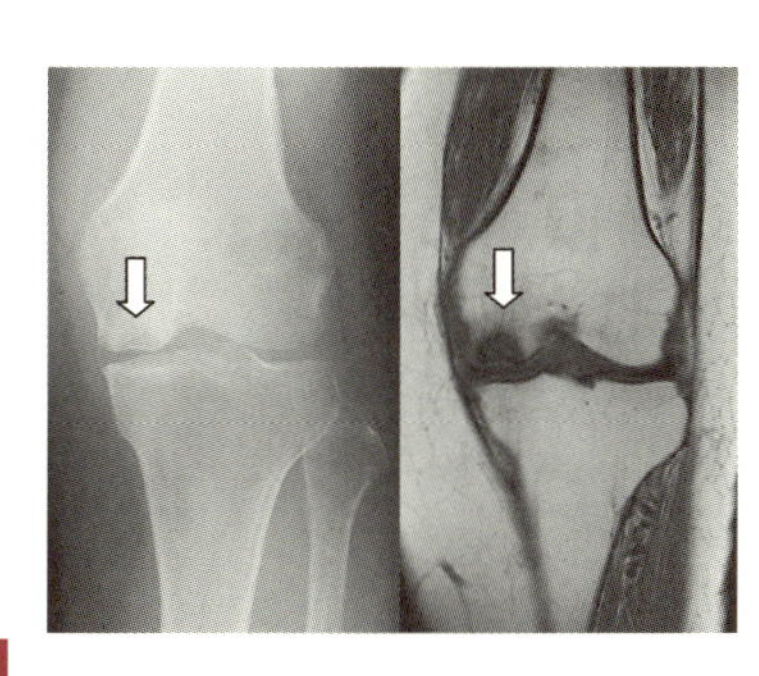

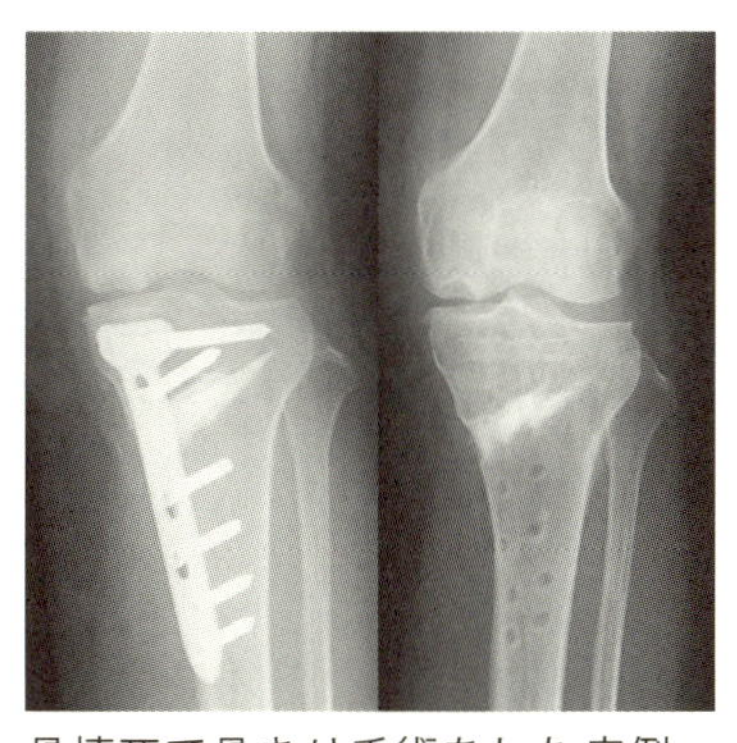

骨壊死で骨きり手術をした症例。上は術前レントゲン画像とMRI画像（矢印は病変部位）、下は術後レントゲン画像（左）と抜釘後レントゲン画像（右）

足が痛くて素足で歩くのがつらい

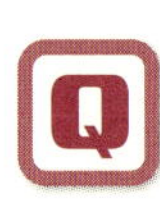

保険の外交員をしています。ヒールのある靴を履いて歩き回る仕事ですが、ここ数年は足が痛くて悩んでいます。幅広の靴をすすめられて履いていましたが、かえって症状が悪化した感じです。近所の整形外科や整骨院にもかかりましたが「外反母趾（ぼし）」「扁平（へんぺい）足」「開張足」など診断もまちまちで混乱しています。最近では家の中を素足で歩くのもつらくなりました。（49歳・女性）

A

「足の握力」の低下と、靴の知識不足が原因

最近、足の悩みを抱える女性が増えています。原因とされているのは、若い頃からつま先が細く、かかとの高い靴に慣れ親しんだ世代が中高年になったことです。それ以前の日本人は、鼻緒のあるげたや草履を履いていました。これらを履きこなすには**足の握力**と呼ばれる**足指の筋力**が必要になります。

一方、西洋靴では足がすっぽりと覆われるために握力は必要ありません。もともと幅の広

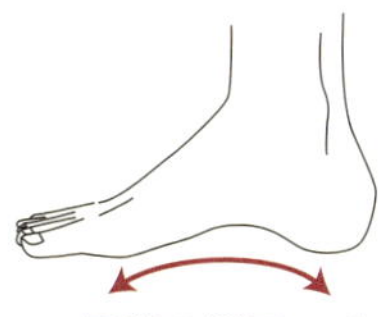

正常の縦アーチ

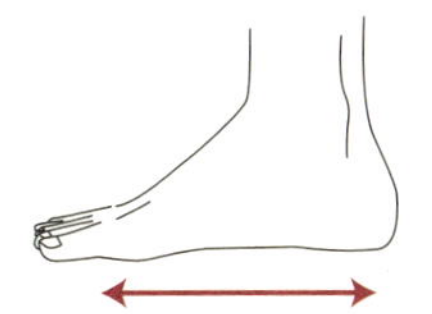

土踏まずのなくなった扁平足

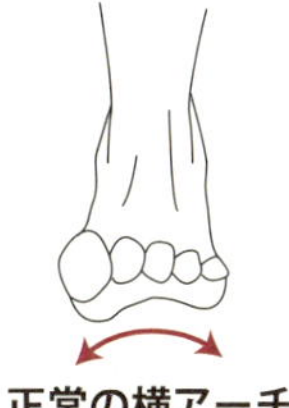

正常の横アーチ

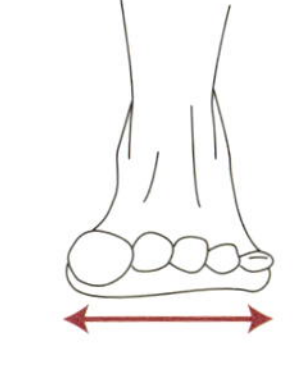

横幅の広がった開張足

い日本人の足の握力が退化すると、足はさらに幅広になり（**開張足**）、土踏まずのアーチも減少します（**扁平足**）。

先細りでかかとの高い西洋靴をその足で履き続けると、足先はさらに締め上げられて**外反母趾**が悪化します。幅広のシューズであっても、緩すぎると靴の中で足が前方に滑るため、同じ現象が起こります。重症化すると素足の歩行もつらくなります。

靴の歴史が短い日本人には、まだまだ靴の知識が足りません。質問された方の場合は医学的治療が必要な重症例のようです。専門的な医療機関を受診した方がよいでしょう。

●スポーツ整形外科部長　松永 大吾

足がむくんでだるい

Q

最近両方のすねから下がむくんで太くなるのですが、朝になると少し良くなります。足がだるくて心配です。（80歳・女性）

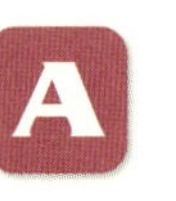

浮腫の原因。診断で見極めを

両方の下肢が太くなる症状を起こす病気のうち、朝になると良くなったり、下腿や足の裏を押すとへこむものは**浮腫**が起きていると考えられます。浮腫は血液やリンパ液の液体成分が皮下に出てきて起こります。

浮腫を起こす疾患は大きく分けて四つあります。

①心臓の機能が低下して起きるものを**心性浮腫**といいます。この場合体重が4〜5キロ増え、すぐ息切れがします。ひどい場合は寝ると息が苦しくなり、起きていた方が楽だったりします。

②腎臓の機能が低下して起こるものを**腎性浮腫**といいます。1日の尿が少なくなったり、

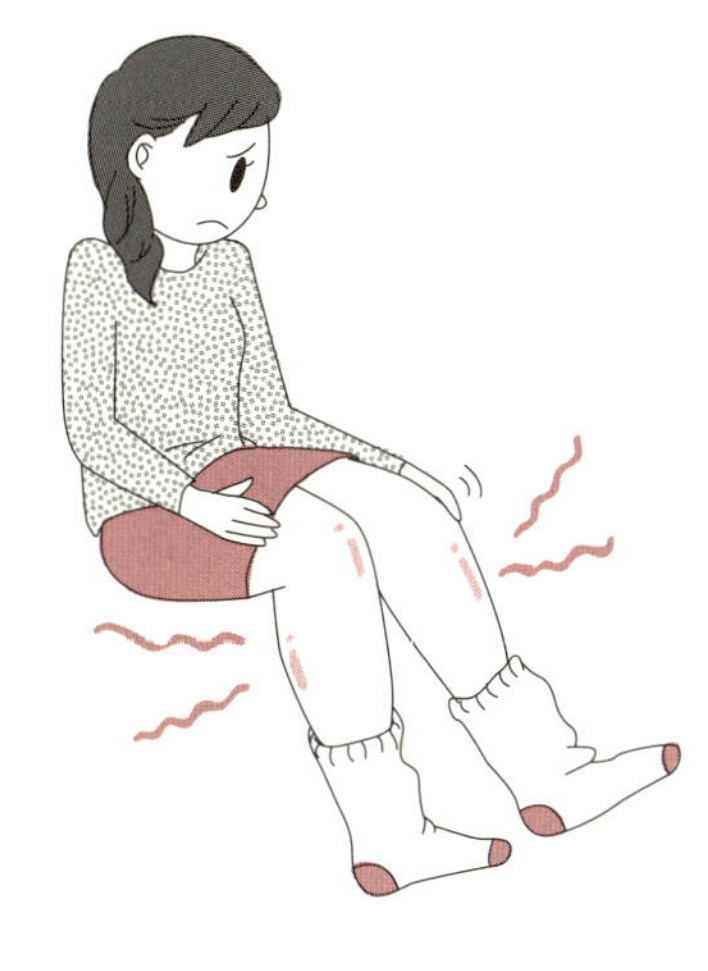

尿に蛋白（たんぱく）が出るようになったり、尿が赤くなったりします。

③肝硬変などで肝臓の機能が低下して起きるものを**肝性浮腫**といいます。B型、C型の肝炎ウイルスの感染者が肝硬変になる方が多いです。

以上の三つは治療が必要になりますので、血液検査やレントゲンなどの検査が必要です。

これ以外に、塩分の摂取過剰などで**ナトリウムがたまって起きる浮腫**があります。年を取ると体調が少し悪化しただけで心臓、腎臓、肝臓、塩分摂取のバランスが崩れて下肢にむくみが出やすくなります。

軽度の浮腫は治療が必要でないことが多いですが、きちんと診断する必要があります。どの科でもいいので早めに医師に相談してください。

●整形外科部長　山﨑 郁哉

夜に足がつって「からすけり」に

夜寝ていると急に足がつって、からすけり（こむらがえり）になって痛い時があります。すぐ治りますが心配です。（70歳・男性）

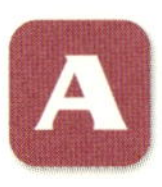

疲労を避けて水分を。医療機関にも相談を

この病態は**睡眠関連下肢こむらがえり**といいます。夜、寝ている時に突然下腿（かたい）や太ももに不随意な筋収縮が起きるもので、発作中は足を動かせず痛みが続きますが、数分から長くて30分以内に自然に収まります。原因は分かっていませんが、運動後の夜に発症が多いといわれ、局所での代謝物質の蓄積や虚血が関連していると考えられています。

年齢が上がるほど多くなり、**60歳以上の方は33％に経験**があり、6％に毎晩起きるといわれます。通常は一過性で症状が出なくなることが多いので心配は要りません。症状が出たら**疲労を避け**、**水分を十分に取って休んでください**。それでも治らない場合には、肝臓が悪かったり、高血圧や高脂血症、ぜんそくの薬を飲んでいたり、腰椎椎間板ヘルニアや腰部脊柱

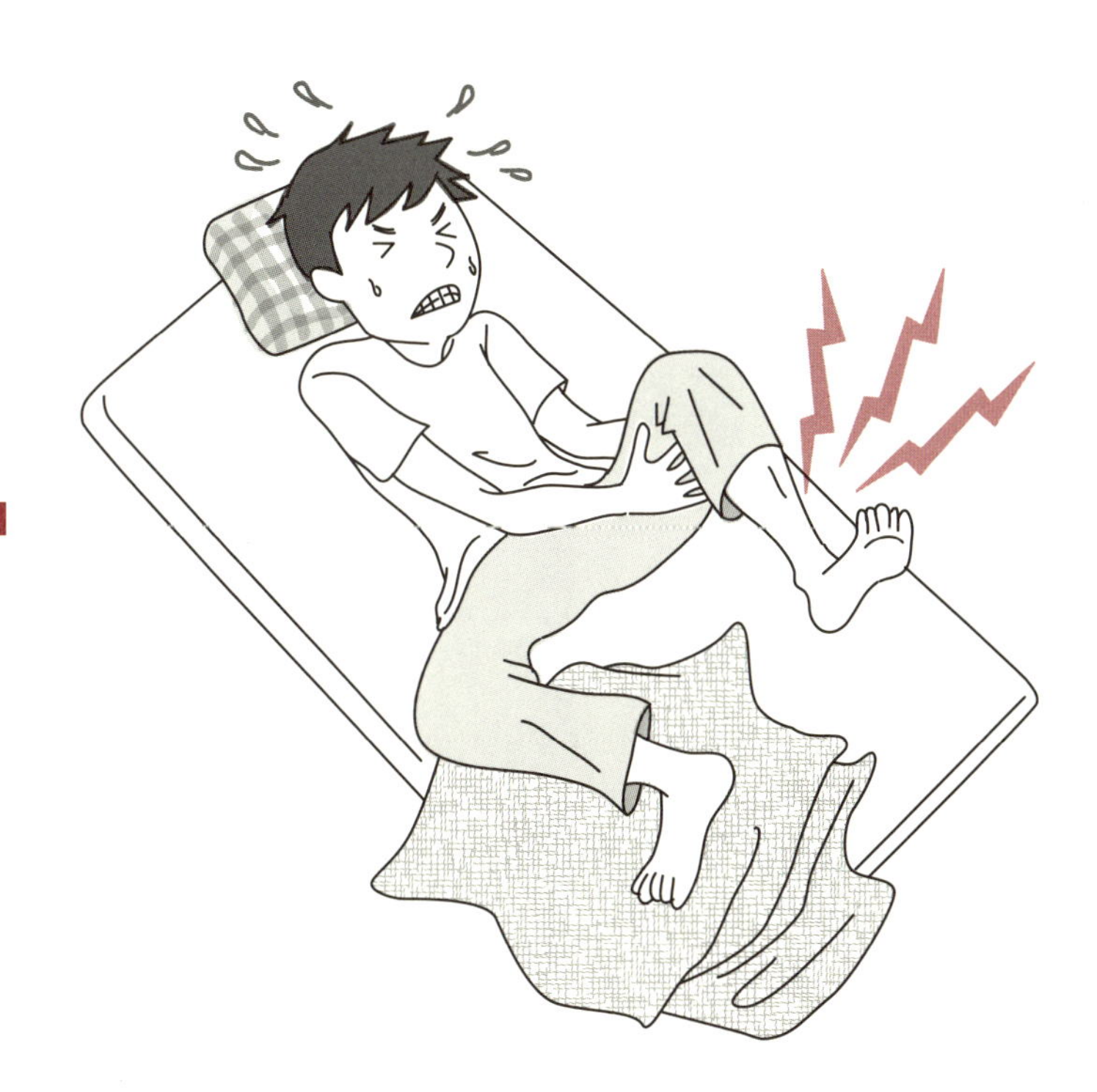

管狭窄症の病気があることがありますので、医療機関に相談するのがよいでしょう。原因の薬を変える、あるいはお薬で改善できる場合があります。

●整形外科部長　山﨑　郁哉

陸上部の息子にすねの痛み

Q

高校陸上部で長距離走の厳しい練習に励んでいた高校1年生の息子が、すねの痛みで走れなくなりました。コーチとトレーナーの先生は「ただの筋肉痛」と練習を休ませてくれません。心配です。（43歳・女性）

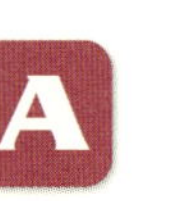

脛骨は疲労骨折が発生しやすい

長距離走に限らず、バレーボールのようにジャンプを繰り返すスポーツや、サッカーのようにダッシュや長距離走を行う機会が多いスポーツでは、繰り返される衝撃によって**疲労骨折**が起こることがあります。

脛骨（けいこつ）は人体で最も多く疲労骨折が発生する部位です。初期であれば運動量の制限のみで治癒しますが、慢性化や重症化すると治療も難しくなります。骨折に至らない場合でも、脛骨の内側に強い腫れと痛みが出現することがあり、**シンスプリント**と呼ばれています。この他、血行障害が起きている可能性もあります。検査技術の進歩によって、いずれも比較的容易に診断が可能となっています。

これらの障害は幅広い年齢層に起こりますが、高校1年生という年齢の男子は成長の個人差が大きく、遅熟でまだ骨格がしっかりしていない場合には、疲労骨折も高い頻度で起こる可能性があります。にもかかわらず、体のしっかりした上級生用のメニューでトレーニングしているのだとすれば、なおさらです。

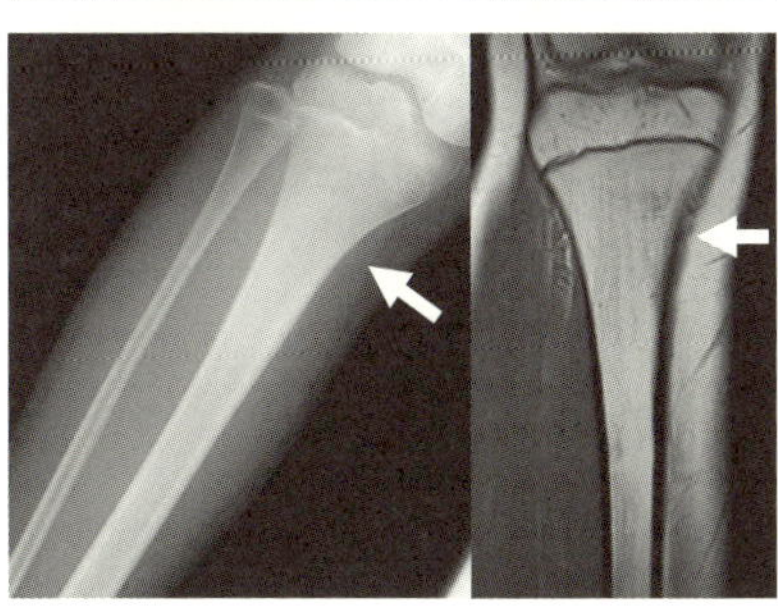

脛骨疲労骨折のレントゲン画像。上は受診時、下は改善後（矢印は骨折部を示す）

早期に適切な治療を受ければ完治も期待でき、やがて発育とともにハードな練習にも適応できるようになります。スポーツ選手に対する治療実績のある医療機関を早めに受診し、アドバイスをうけることが必要です。

●スポーツ整形外科部長　松永 大吾
統括院長　秋月 章

治療後も残る足首捻挫の痛み

プロサッカー選手を目指している中学生の息子が、3ヵ月前に足首を捻挫しました。3週間の安静後に復帰しましたが、現在も痛みのために本来の動きをすることができません。

（35歳・女性）

A

遷延化した痛みなら専門の整形外科の受診を

足首の捻挫（**足関節捻挫**）は、サッカー選手に最も多いけがの一つです。通常の足関節捻挫では、足首を内側にひねるので外側の靱帯（じんたい）を損傷します。初期治療の基本は、安静・氷冷・圧迫・挙上のいわゆる**RICE療法**です。復帰時期は、捻挫の程度や経過にもよりますし、医師の間でもいろいろな意見がありますが、よほどの軽症でなければ3週間の安静期間は妥当といえます。

復帰後にしばしば問題になるのが、**足関節捻挫後遺症**と呼ばれる痛みの慢性化です。一般的には、安静によって硬くなった関節を伸ばして柔らかくして、関節周囲の筋力を取り戻す

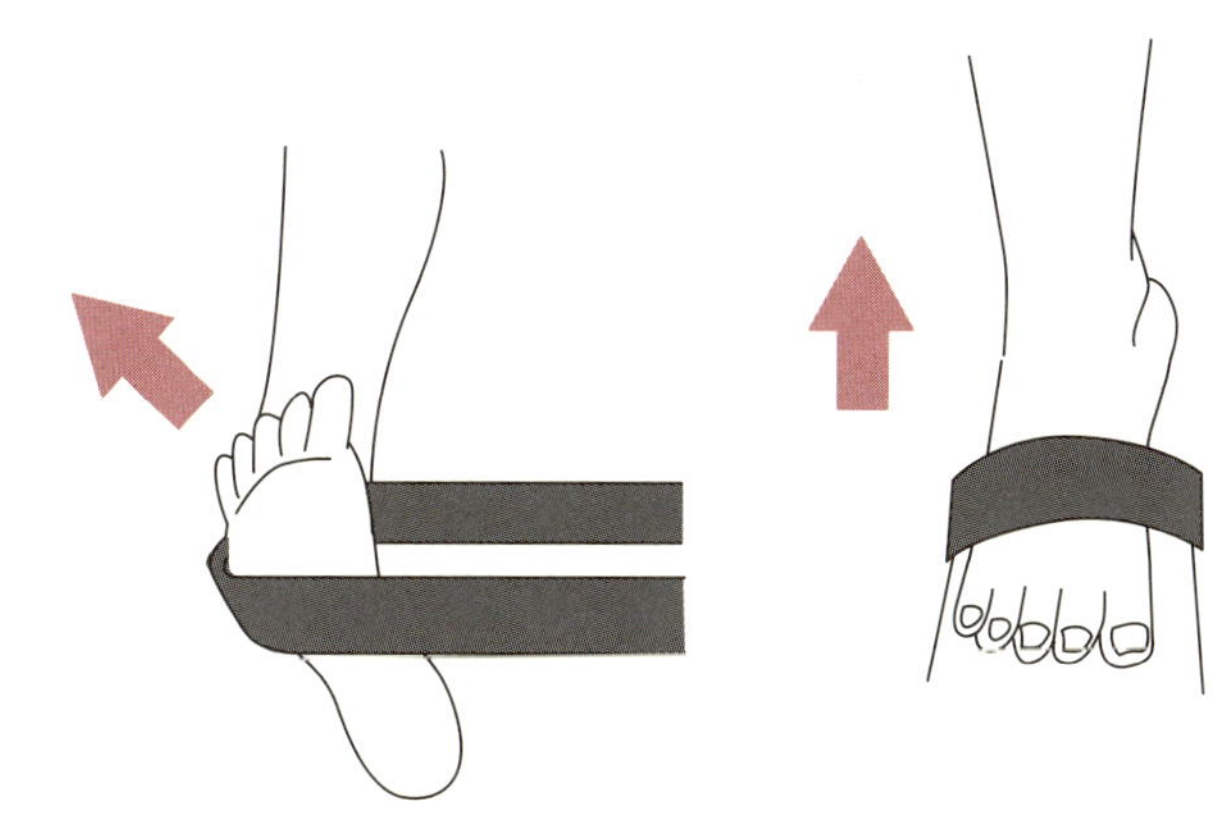

ゴムチューブを使った筋力訓練やストレッチの例

ことで、症状は改善します。しかしながら、捻挫の時に骨や軟骨が剥がれていたり、靱帯の支持機能が失われて関節がグラグラになっていたりすることも、少なからずあります。

足関節の痛みはごまかしが利かないため、いい加減な治療では日常生活にも支障が出ます。症状が進行すれば、運動ができなくなることもあります。

整形外科領域でも専門性の高い分野ですから、どの医療機関でも診断・治療できるものではありませんが、症状が続くのであればきちんと専門家の診察を受けた方がよいでしょう。

●スポーツ整形外科部長　松永 大吾

骨粗しょう症の治療

Q

検診でエックス線と骨密度測定を受けたところ、骨密度がそれほど低くないのに骨折の危険があるので、骨粗しょう症の治療を始めた方がよいと言われました。薬を飲んだ方がよいのでしょうか。（65歳・女性）

A

条件やタイプを知って最適な治療を

腰椎（背骨の腰の部分）で骨密度測定をすると、変形のある場合、骨密度が実情より多くなってしまうことがあります。また単純にエックス線検査で既に圧迫骨折があっても、骨密度の値では骨粗しょう症に該当しないことも見受けられます。相談の方はこのような状態であるのかもしれません。

また、大規模な疫学調査から骨密度低値に加え、**既存骨折**、**アルコール多飲習慣**、**喫煙**、**ステロイド剤の服用**などが骨折の危険因子であることが分かっています。

さらに、糖尿病などの生活習慣病では、骨密度が保たれていても骨折の危険が高いことが

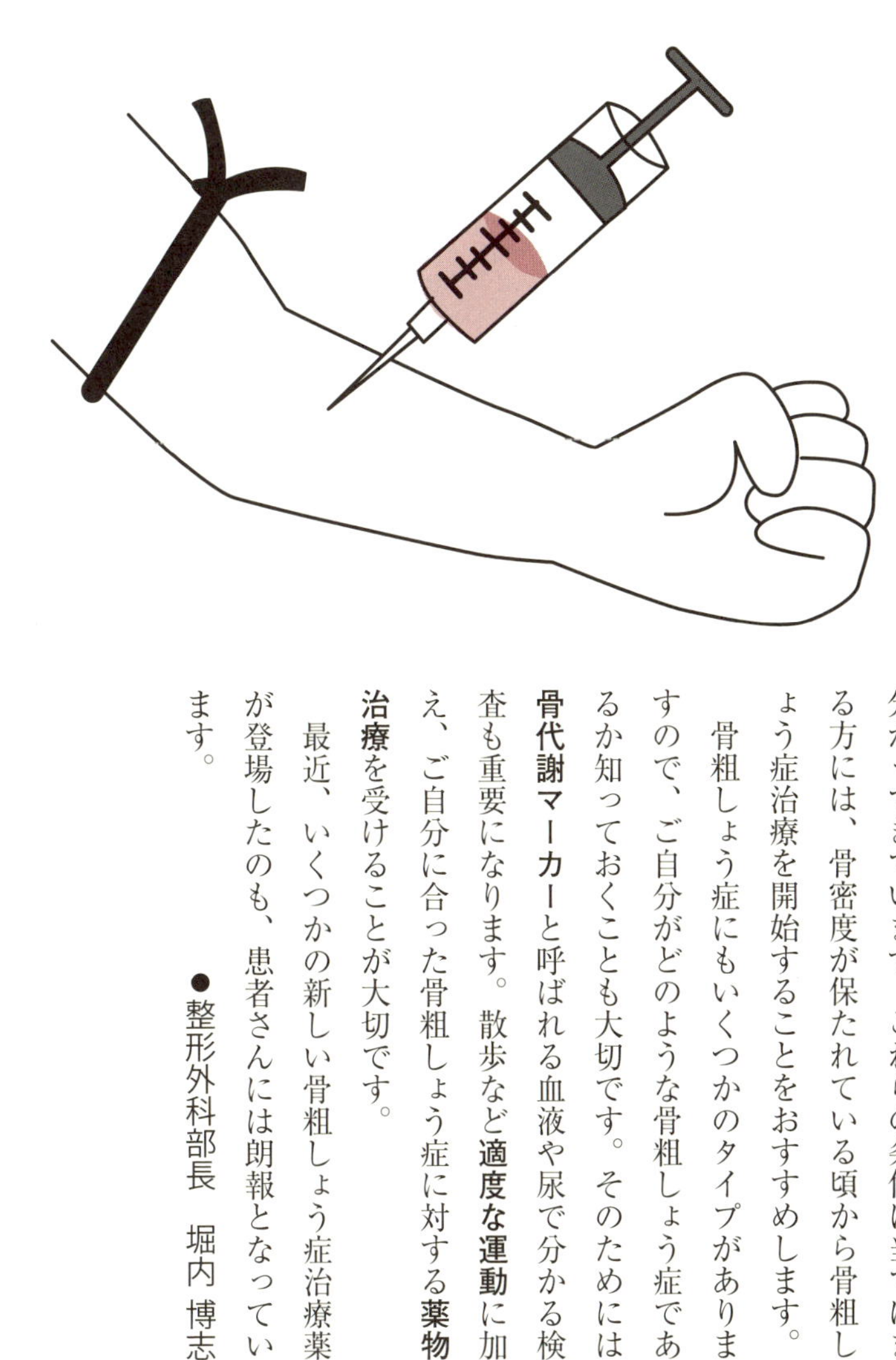

分かってきています。これらの条件に当てはまる方には、骨密度が保たれている頃から骨粗しょう症治療を開始することをおすすめします。

骨粗しょう症にもいくつかのタイプがありますので、ご自分がどのような骨粗しょう症であるか知っておくことも大切です。そのためには、**骨代謝マーカー**と呼ばれる血液や尿で分かる検査も重要になります。散歩など**適度な運動**に加え、ご自分に合った骨粗しょう症に対する**薬物治療**を受けることが大切です。

最近、いくつかの新しい骨粗しょう症治療薬が登場したのも、患者さんには朗報となっています。

●整形外科部長　堀内 博志

骨粗しょう症が心配

Q

母が骨粗しょう症で治療を受けているため、私も心配です。骨粗しょう症の検診について教えてください。（46歳・女性）

A

骨密度をあらかじめ調べ、専門機関を受診

骨粗しょう症は、その発症に性差があるため、男女別に考える必要があります。女性は**閉経後に骨量が低下**することが分かっていますので、閉経前に検診を受けて**自分の持ち点（骨密度）**を知っておきましょう。男性も加齢により骨形成能が低下しますから、60歳代で一度検診を受けておくとよいかと思います。

骨粗しょう症の検診に際しては、①**血液・尿検査**②**単純レントゲン像**③**骨密度測定**――などが必要です。血液・尿検査では、一般的検査項目に加えて血中カルシウムやリンの測定が不可欠です。さらに、**骨形成マーカー**（骨がどれだけ作られているか）や**骨吸収マーカー**（骨がどれだけ壊されているか）の測定も重要です。**単純レントゲン撮影**も重要な検査です。

脊椎（胸椎・腰椎）において**圧迫骨折の有無**を調べるとともに、変形性脊椎症など骨粗しょう症以外の疾患についても確認する必要があります。

骨密度測定は腰椎で測定することが多いと思われますが、変形性脊椎症などがある場合は骨の変形により骨硬化（骨が硬くなること）が起こり、実際の骨密度よりも高い結果となります。従って、骨密度測定だけでなく、単純レントゲンと合わせた評価を受けた方がよいでしょう。

●整形外科部長　堀内 博志

骨粗しょう症によりつぶれた椎体（腰の骨）

リウマチは薬で治る？

Q

母が関節リウマチで通院中です。最近は関節リウマチによく効く薬がいくつかあると聞いていますので、リウマチによる関節の変形が起こりにくくなり、手術やリハビリテーションは要らなくなったのでしょうか。（28歳・女性）

A

手術やリハビリテーションが必要な場合も

質問にある通り、抗リウマチ薬の**メトトレキサート**服用や、**生物学的製剤**を使うことにより、関節リウマチは進行を抑えられるのみでなく、関節痛などの症状をなくすことも可能な病気になったといえます。

しかし、全ての患者さんに薬剤が十分効くわけではありませんから、現在でも関節リウマチにより生じた関節痛や変形に悩まされている患者さんは少なくありません。痛みや関節の動きが悪くなることによって、日常生活や仕事に支障が生じるようになれば、手術で障害を改善した方がよいでしょう。

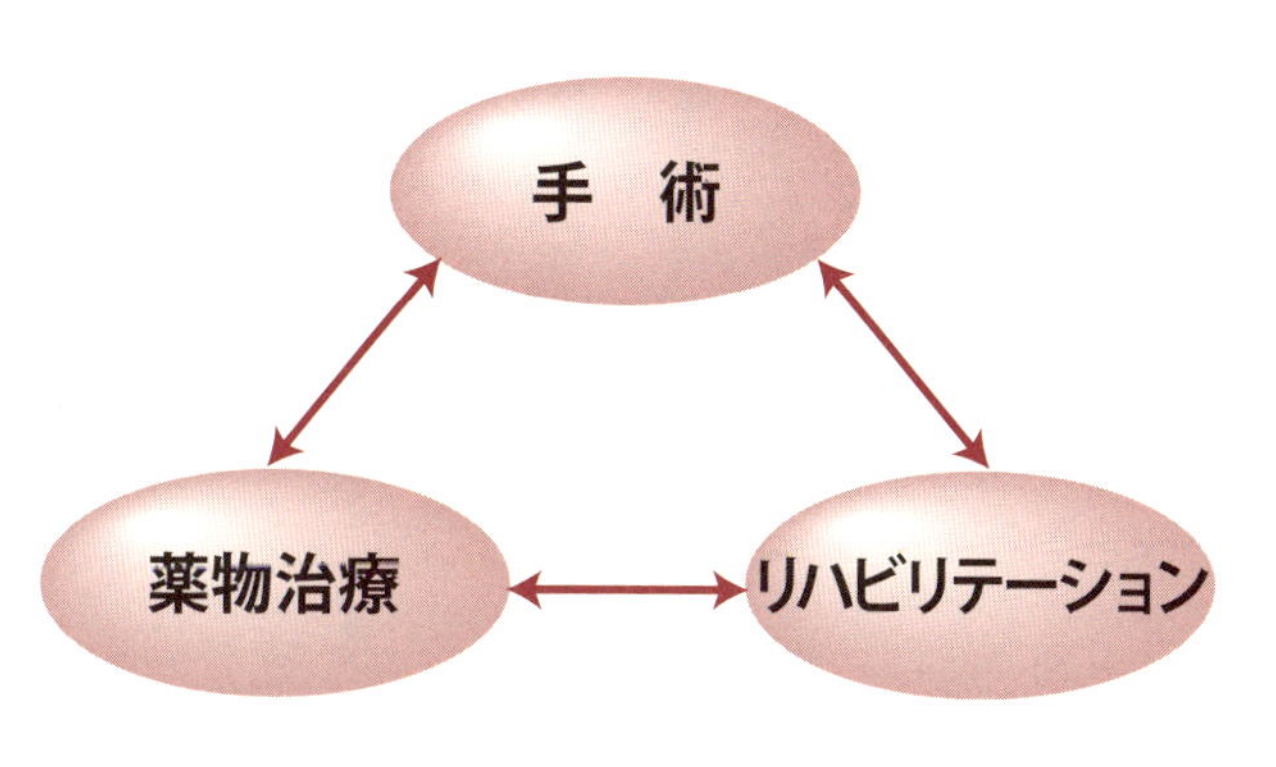

最近、60歳以後に関節リウマチになる患者さん（高齢発症型関節リウマチ）が増加していますが、その場合、変形性関節症も合併しているため膝などの変形の進行が早く、人工関節手術を受けて機能の改善を希望する患者さんも少なくありません。また、リハビリテーションにより関節の動きを改善し痛みを軽減することも、関節リウマチの治療には有効です。特に、作業療法と呼ばれる手や指の訓練は、日常生活に直接効果をもたらします。

現在でも、**薬物療法**と**手術**、**リハビリテーション**が関節リウマチ治療の〝3本柱〟であることに変わりはありませんから、総合的な診療を受けることが大切です。

●整形外科部長　堀内 博志

ロコモティブシンドローム

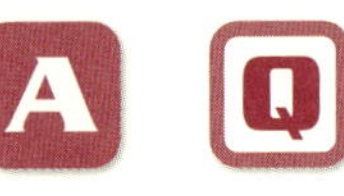

最近、足腰が弱くなってくると「ロコモティブシンドローム」になると聞きました。どんな症状なのでしょうか。（65歳・女性）

加齢による運動器症候群。運動療法を

ロコモティブシンドロームは、いわゆる「足腰が弱った」状態を示し、**運動器症候群**とも呼ばれる、最近提唱されてきた症候群（出現する一連の病状や症状）です。加齢に伴って関節や筋肉の働きが衰えてくると、歩いたり階段を上がったりといった日常生活における普通の動作がしづらくなり、ひいては、介助が必要となる場合があります。そこで、簡単な体操などをすることで足腰を鍛え、関節や筋肉などの働きを低下させず元気に暮らすことを目指して**ロコモ**が提唱されました。

高齢者で「歩く時にふらついて転びやすい」「階段を上るのに手すりが必要である」「家の中でつまずいたり滑ったりする」「片脚立ちで靴下が履けない」「横断歩道を青信号で渡りき

[ロコチェックで思い当たることはありますか?]

7つのロコチェック

- □ ①家の中でつまずいたり滑ったりする
- □ ②15分くらい続けて歩けない
- □ ③横断歩道を青信号で渡りきれない
- □ ④階段を上るのに手すりが必要
- □ ⑤片脚立ちで靴下が履けない
- □ ⑥2kg程度の買い物をして持ち帰るのが困難（1リットルの牛乳パック2個程度）
- □ ⑦家のやや重い仕事が困難（掃除機の使用、布団の上げ下ろしなど）

れない」「15分くらい続けて歩けない」などに一つでも該当すれば、ロコモと考えて、早い時期に対策する必要があります。**運動療法**として、**開眼片脚立ち**や**スクワット**、**ストレッチ**、ラジオ体操、ウオーキングなどを持続的に、それぞれ自分に合った無理のない範囲で行うことが大切です。

普段の生活を元気に送っていることは、ロコモの予防になります。ただし、腰や関節の痛み、ふらつきなどが短期間に進行した時は、まずその原因を明らかにするために、早めに整形外科を受診してください。

●統括院長　秋月　章

湿布は温かい方が効く？

Q 腰が痛いので湿布を出してもらっています。貼る時冷たいので、温かい湿布の方が効きそうに思うのですが。（70歳・女性）

A **好みで処方するが、かぶれやすさも**

貼り薬には**湿布剤**と**テープ剤**があります。湿布剤の中で、カプサイシンやノニル酸ワニリルアミドなど、**唐辛子の温感刺激の成分が入っている湿布を温湿布**といい、それ以外は冷湿布といいます。通常は冷湿布が処方されることが多いと思いますが、温感刺激を好む方もいるので、好みによって処方します。実は温湿布といっても感覚刺激だけで、**実際には皮膚温度は冷湿布と同じく低下**します。

大事なのは製剤に含まれているサリチル酸メチルやインドメタシン、フェルビナクなどの消炎鎮痛剤であって、これが痛みを取るのに作用しています。**温湿布は刺激成分のため、冷湿布よりかぶれやすい**ので、同部位に続けて貼らない方がよいでしょう。特に入浴直前は貼

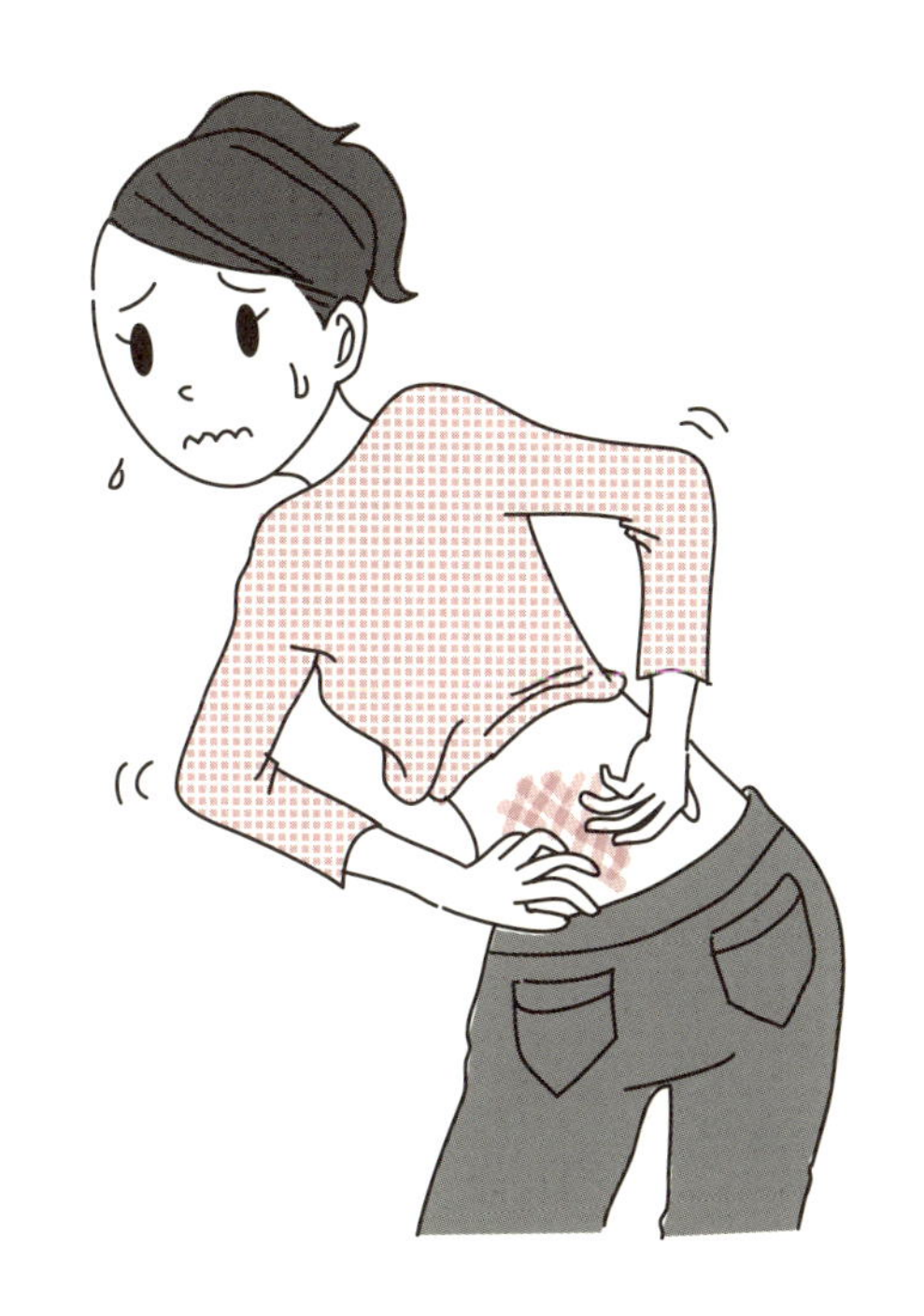

らないように気をつけてください。

貼った時の冷たい感じが嫌であれば、テープ剤の方がよいでしょう。特に膝や肘などの曲がるところには、伸縮性がよく、接着力が強いテープ剤を好む人が多いです。欠点は、剥がれにくいので長時間続けて貼っているとかぶれやすい点です。湿布剤、テープ剤は好みと肌に合う、合わないがあります。

なお、製品によっては**光線過敏症**もあります。主治医と相談の上、自分に合ったものを選んでください。

●整形外科部長　山﨑　郁哉

じんましんが治らない

Q

この頃じんましんが出て治りません。薬はもらっていますが、あまり効いていないようです。また、検査をすれば原因は分かりますか。（45歳・女性）

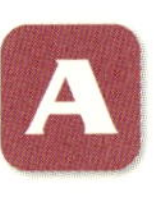

最近は、まず薬を増量して効果を確認

じんましんでは通常、**抗ヒスタミン剤**といわれるアレルギー用の薬を飲むことで、比較的早く症状が治まります。しかし、なかなか効かないと訴える患者さんも少なくありません。

従来は、いくつかある抗ヒスタミン剤を試して、効果のあるものを見つけるのが良いとされてきました。しかし、最近は**増量して効果を確認する方が良い**といわれています。

抗ヒスタミン剤によっても異なりますが、**2倍に増やして効果を見る**のが通常です。これでもすっきり治まらない場合は、ほかの薬に変更します。効果の確認には3日程度あればよく、多少とも効くようなら増量してみる価値はあります。また、抗ヒスタミン剤には二つの系統があり、それぞれ効果が異なります。変更する場合は、ほかの系統にするのがいいよう

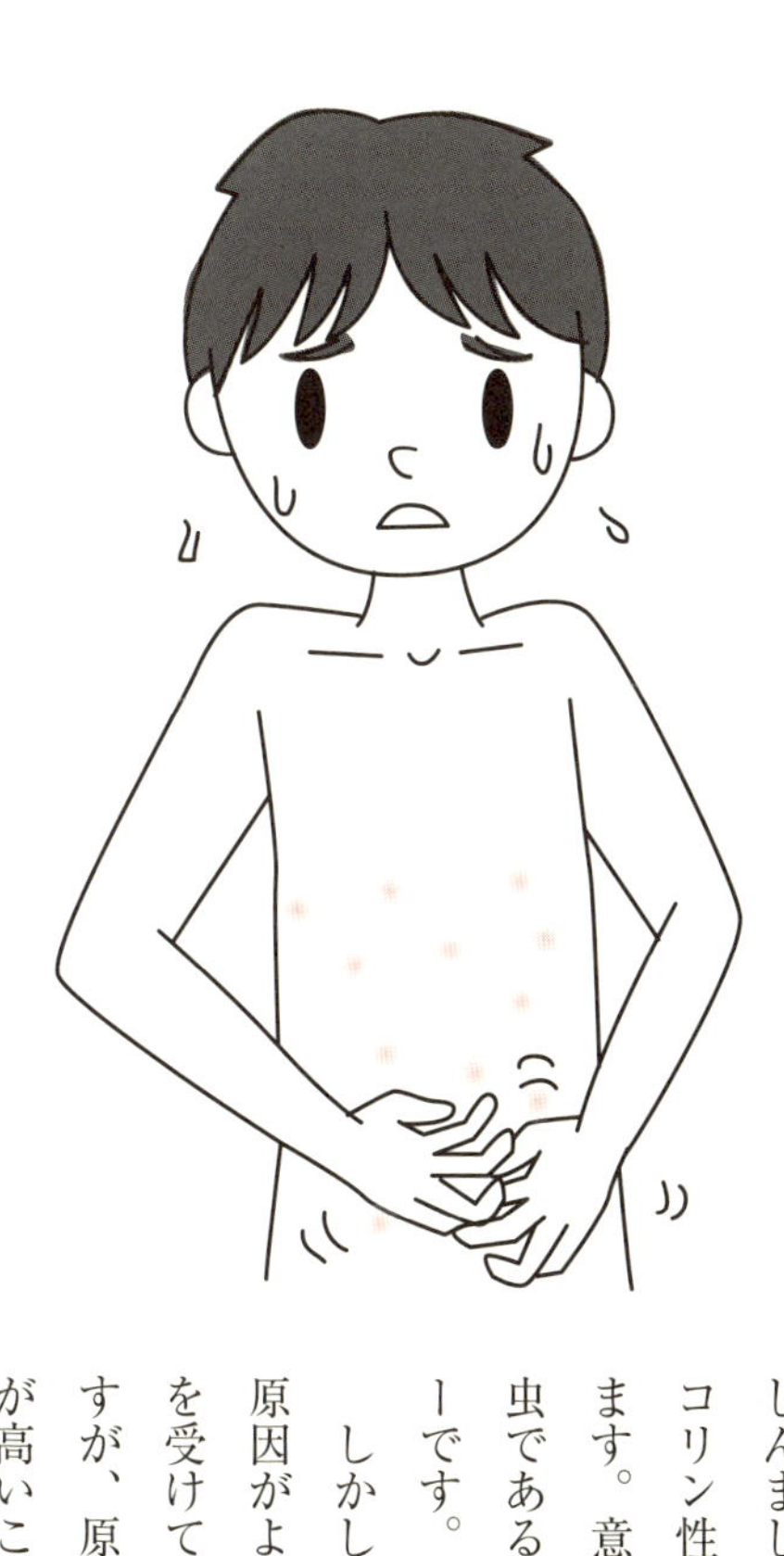

です。

原因について分かっているものでは、寒くなると生じる寒冷じんましんや、汗をかくと出るコリン性じんましんなどがあります。意外に多いのが魚の寄生虫であるアニサキスのアレルギーです。

しかし、じんましんの75％は原因がよく分かりません。検査を受けてみるのはいいと思いますが、原因が分からない可能性が高いことをご承知おきください。

●診療部長代行　瀧澤 好廣

腕にできた湿疹が治らない

Q

腕にできた湿疹がなかなか治らず、困っています。治す方法はありますか。（54歳・女性）

A

かゆみ止めの飲み薬を続ける

長く続く湿疹を**慢性湿疹**といいます。かぶれや虫さされなどのきっかけがなくなったにも関わらず、湿疹だけが継続している状態をいいます。長期にわたって続き、改善しにくいのは、**湿疹がある部位に継続して刺激が加わっているため**です。繰り返し掻いてしまい、治りにくくなっている場合が多いと思います。かゆいから掻く、掻くから湿疹がひどくなってかゆくなる——の悪循環の状態になっているわけです。従って、かゆみをとることが、治療上必要です。

かゆみをとる標準的な方法は、**かゆみを止める作用のある飲み薬を使う**ことです。長期間内服しても副作用が少ない安全な薬がありますので、このような薬をほぼ完全に治まるまで

続けることが大切です。もちろん**塗り薬も大事**で、適切な薬をしっかりと続ける必要があります。かゆみの悪循環から逃れなければなりませんので、時間をかける必要があるのです。少しくらい良くなっても安心せず、しっかりと治療を続けましょう。
また、薬品や洗剤などの刺激、肘や膝をこすったり突いたりする習慣など、原因が掻き壊しではない場合もあります。湿疹でなく白癬（はくせん）（水虫）や、特殊な皮膚の病気である場合も考えられます。２週間待っても治らない湿疹は、専門医に相談してください。

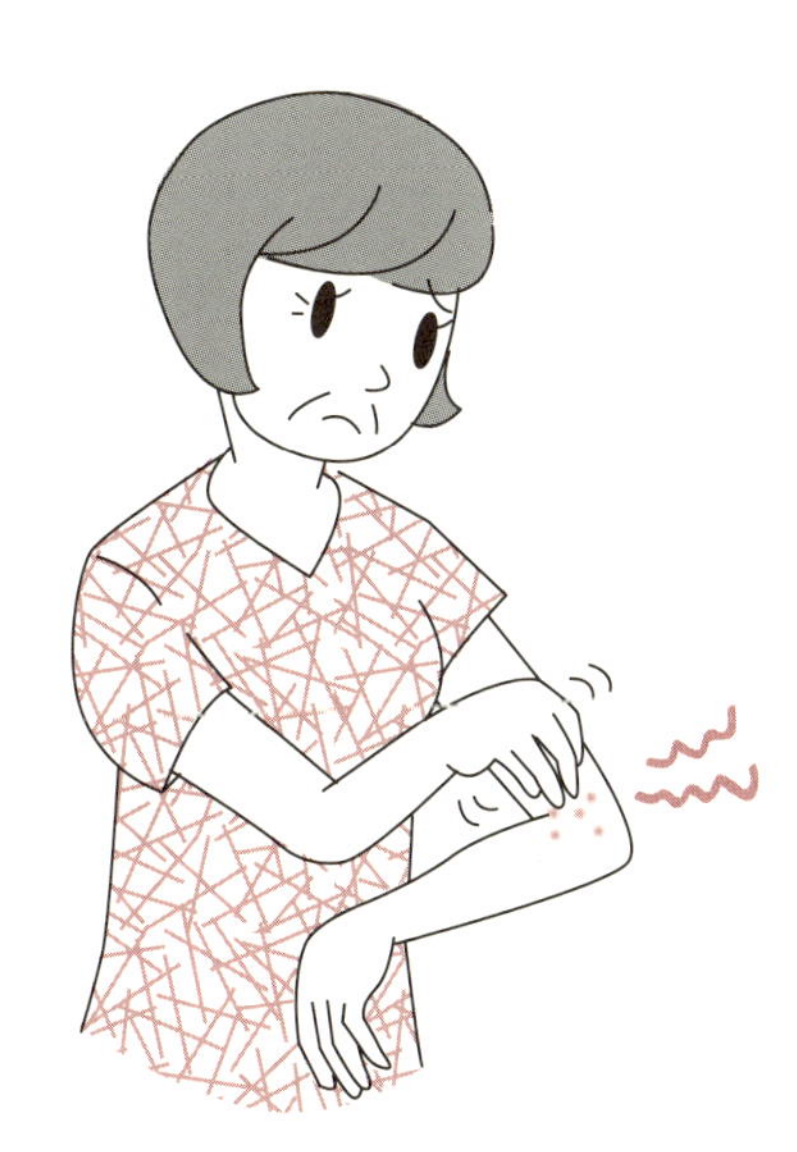

●診療部長代行　瀧澤　好廣

汗をかくと増すかゆみ

Q

庭仕事に出ると体がかゆくなります。汗をかくと特にひどくなります。医師に相談しましたが、原因がはっきりしません。お酒を休んで少し良くなりましたが、暑さが続く夏は心配です。（70歳・男性）

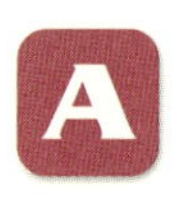

かゆみの悪循環。薬治療をしっかりと

相談内容から最も考えられるのは、**慢性湿疹**です。慢性湿疹とは、ウルシかぶれのような急性湿疹と異なり、**特定の原因なしに湿疹が継続している状態**をいいます。通常2週間以上湿疹が続けば、慢性湿疹と診断します。

慢性湿疹の場合、かゆみがあって掻き壊してしまい、それによってますますかゆみを感じやすくなる、**かゆみの悪循環**の状況に陥っている場合が多いのです。治療は、**かゆみを取り除くことに尽きます**。そのために必要なのは、塗り薬を使うほか、かゆみをとる効果のある飲み薬（抗ヒスタミン剤）を、長期にわたってしっかり飲み続けることです。

また、皮膚の悪性腫瘍や水疱症、乾癬といった、治りにくくてやっかいな皮膚の病気である可能性もあります。容易に改善しない場合は早期に皮膚科医に相談し、適切な検査や治療を受けるようにしてください。

●診療部長代行　瀧澤 好廣

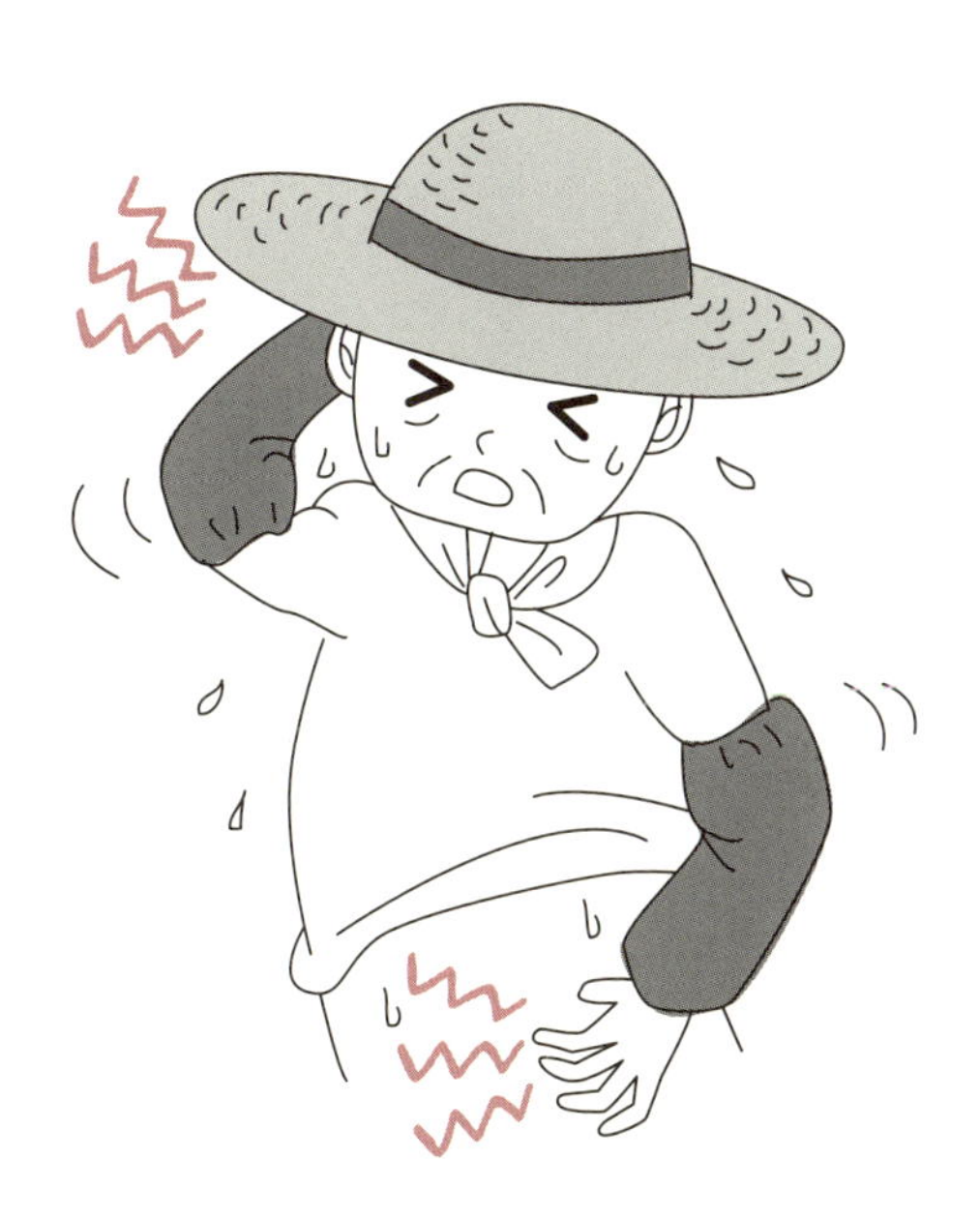

乾癬の新しい治療法

Q 最近、乾癬（かんせん）の新しい治療法があると聞きました。その治療を受けるにはどうしたらよいですか。（60歳・男性）

A **事前検査の上、効果の高い薬剤を**

乾癬とは、皮膚がガサガサして厚くなり、かゆみを伴う慢性の皮膚疾患です。大半の乾癬は軽症で、軟こうや内服薬などで治療が可能です。しかし、全身に激しく症状が出たり、関節にも炎症を起こしたりする場合があり、日常生活にまで影響します。

このような重症の乾癬に対して、最近注射で治療ができるようになりました。比較的早期に登場したのがインフリキシマブとアダリムマブです。これらの薬剤は**抗体医薬**、あるいは**生物学的製剤**と呼ばれ、高い効果から注目されています。

実際、当院の治療例では、アダリムマブ投与1回で50％、2回で80％の発疹が消え、その後、関節症状もほとんど感じなくなるほどに軽減するなど、患者さんも驚くような効果が認

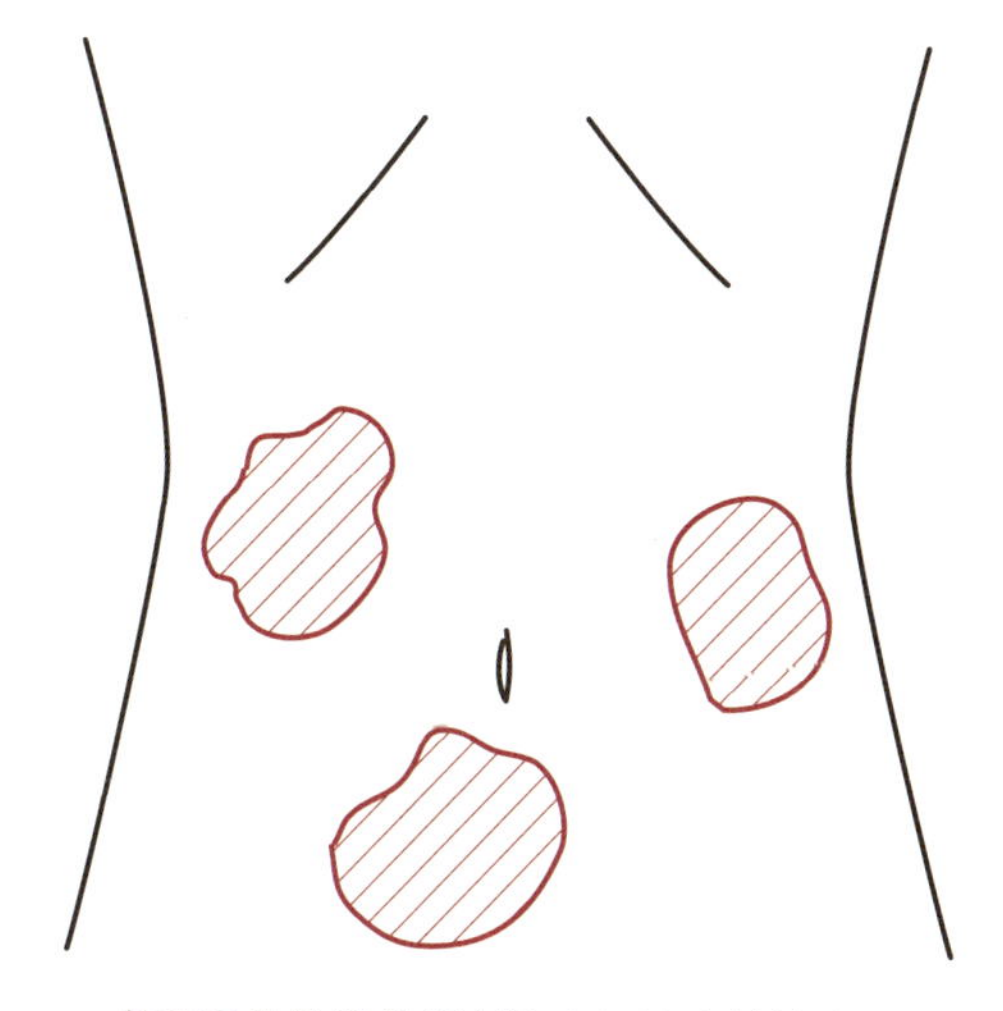

乾癬の生物学的製剤治療には事前検査を

められています。最近、ウステキヌマブという新しい薬剤も登場しました。この薬は基本的に3ヵ月に一度の注射で済みながらインフリキシマブやアダリムマブ以上の効果が期待できるとされる、画期的な薬剤です。

ただし、これらの薬剤は、副作用にも注意を要します。特に重要なのが、結核や肺炎などの感染症や悪性リンパ腫などの腫瘍で、これらの疾患が悪化した例が認められています。**事前にしっかり検査しておくことが必要**です。また高額で、1回あたり万円単位の薬剤費が掛かります。治療には、これらの薬剤の使用が認められている医療機関を受診することが必要です。

●診療部長代行　瀧澤　好廣

にきびの新薬について

Q

最近、にきびの新しい薬があるそうですが、どんな薬か教えてください。（17歳・男性）

A

効果は高いが使用時は医師の指示で

にきびの新しい治療薬はアダパレン（一般名）といい、**にきびの原因になる皮脂の排出を促す効果**があります。今まで治療できなかった、**コメド**といわれるにきび予備軍（いわゆる白にきび）まで治療できるようになった画期的な薬です。ただし、効果が現れるのに時間がかかるため、最低でも3ヵ月は続けます。

この薬は、**微少面皰**（びしょうめんぽう）といわれる、目に見えないにきび予備軍まで治療できます。従って、良くなっても時々塗っていれば、にきびがほとんどできなくなる効果もあります。

ただし欠点もあります。刺激が強く、塗り始めに肌荒れを起こしやすい傾向があります。使いすぎると真っ赤になったり、かさかさになったりします。使用する場合は、1日1回、

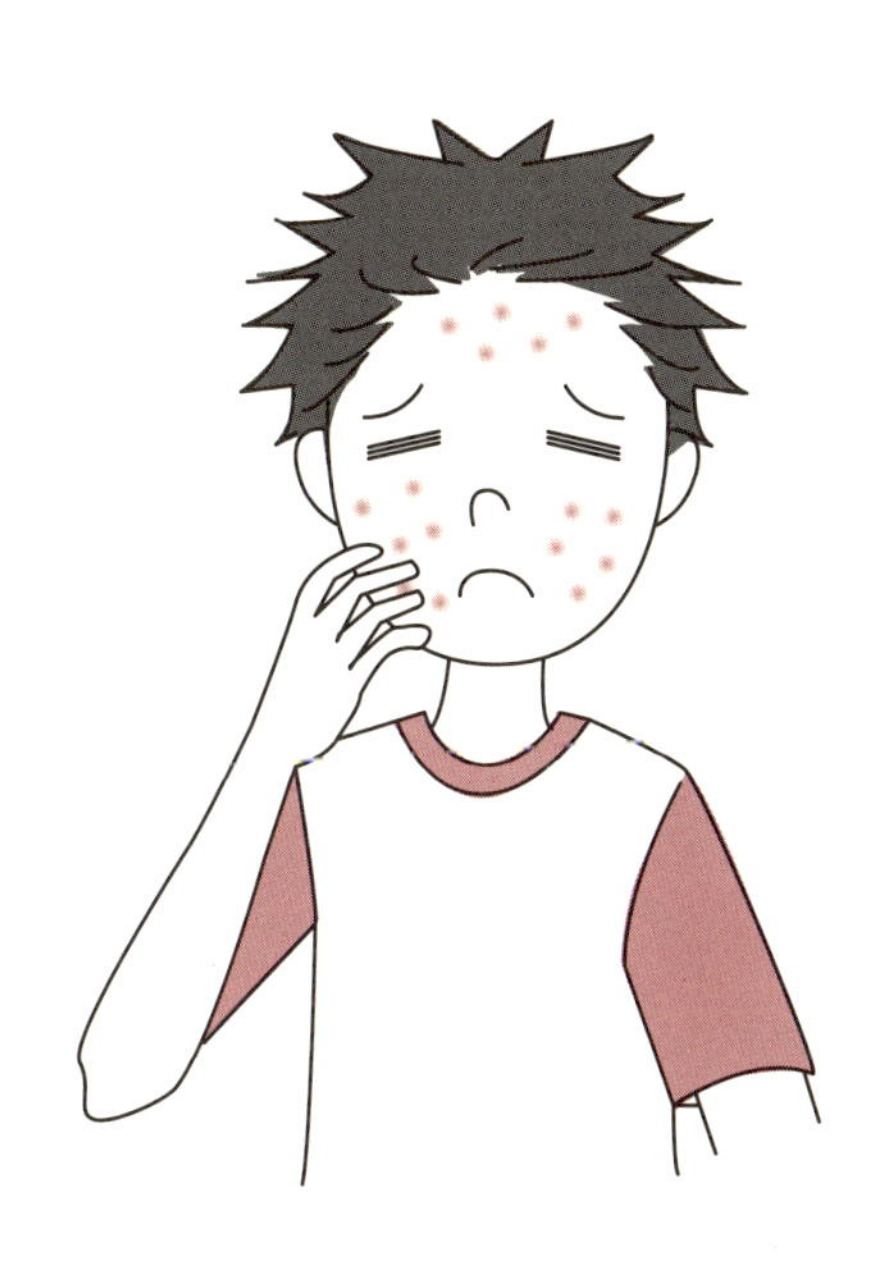

寝る前に洗顔の後、外用します。にきび予備軍を抑える効果もありますので、にきびができそうな額や頬、顎などに広く塗るのがよいでしょう。

刺激が気になる場合は、保湿剤を一緒に使うこともあります。塗る量によって刺激や効果も変わってきます。赤いしこりがあるなど炎症が強いときは、ディフェリンに加えて抗生物質の飲み薬や塗り薬を一緒に使うこともあります。

治療中でも、化粧水や乳液、一部の化粧品も使うことは可能です。にきびが気になる方、今までの治療で思うような効果が得られていない方は皮膚科に相談してみてください。

●診療部長代行　瀧澤 好廣

腕に内出血…傷ができやすい

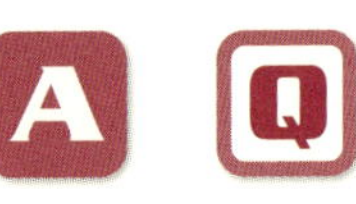

年のせいか、腕にしばしば内出血があり、傷ができやすくて困っています。防いだり、治す方法はないでしょうか。（70代・男性）

長袖やサポーターで保護を。紫外線にも注意

腕の皮膚は長年にわたって**紫外線の影響**を受けています。特に農業や建設業など、屋外での作業が多かった人は紫外線の影響を強く受けており、そのために皮膚が薄くなる**皮膚萎縮**になっている場合が多いのです。逆に、紫外線の影響をほとんど受けていない下腹部や臀部（でんぶ）（お尻）などは、このような症状は出ません。単に「年だから」こうなったのではないのです。

皮膚萎縮になると、その下にある血管が紫外線の影響を受けるようになり、**血管がもろくなります**。ちょっとぶつけた……などの、わずかな外力で内出血するのはこのためです。薄い皮膚は破れやすく、気がつかないうちに傷ができていることもあるほどです。

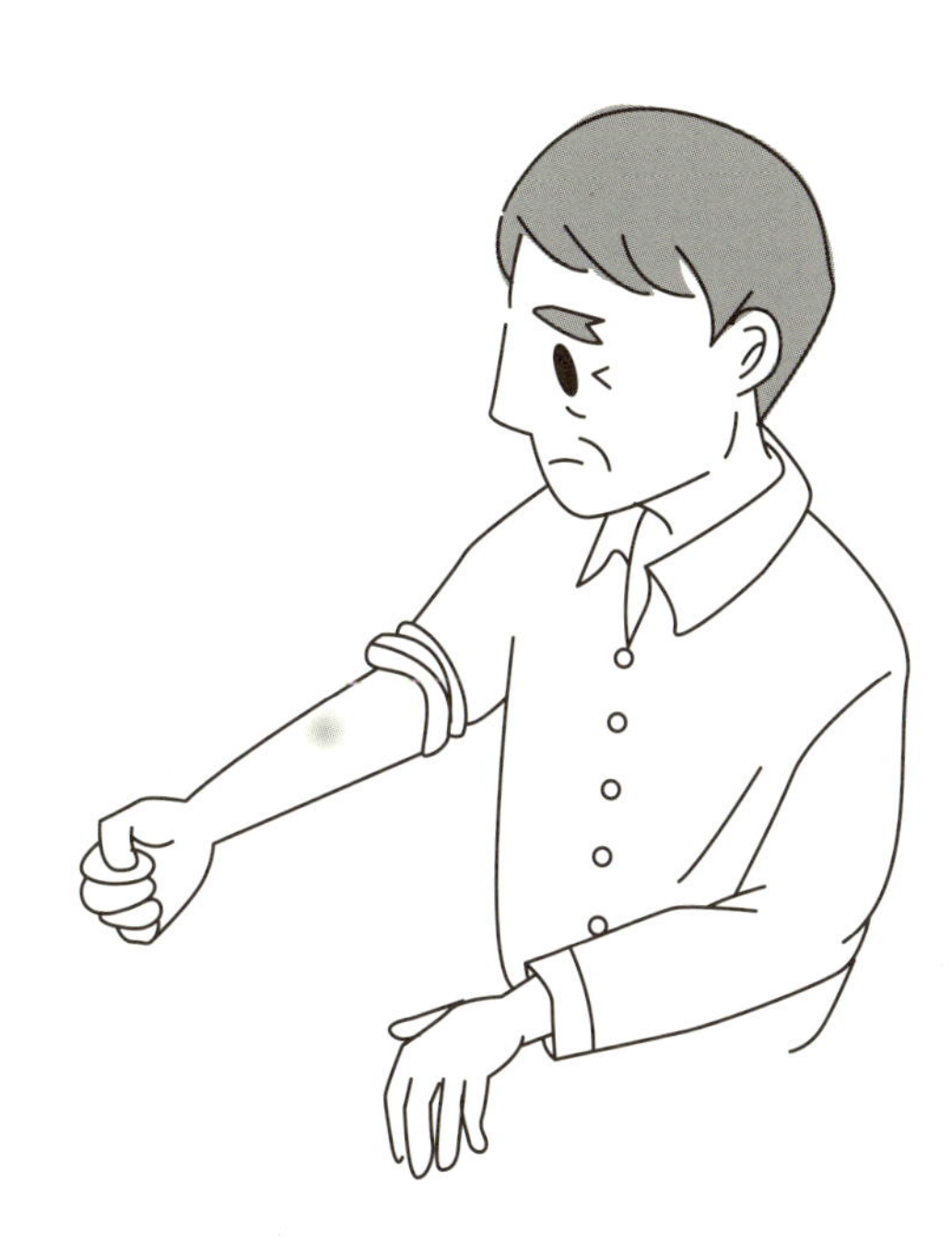

残念ながら、一度薄くなった皮膚やもろくなった血管は元には戻らないので、治すことはできません。仕事をするときには**長袖を着用**し、肘や手首には衝撃を和らげる作用のある**サポーターなどを使う**ことで、傷ができにくくするほかないと思います。

紫外線は皮膚には悪影響が強く、特に長野県は高地にあって紫外線が強い傾向があります。4月から8月の紫外線が強いシーズンは、日焼け止めを使ったり、長袖を着るなど、紫外線から肌を守るよう十分注意しましょう。

●診療部長代行　瀧澤 好廣

けがの傷痕が心配

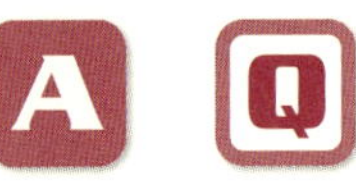

Q 2週間前に自転車で転んで顔にけがをしてしまいました。傷痕が赤く目立ってきて、このまま残ってしまうのではないかと心配です。（17歳・女性）

A **徐々に目立たなくなるが、気になれば受診を**

けがや手術の後の傷痕のことを**瘢痕**（はんこん）といいます。瘢痕の状態は傷の深さや大きさなどで変わります。浅い擦り傷であれば、しばらくは皮膚が少し赤くなりますが、日焼けやこする刺激を避けて**色素沈着**（黒ずみ）を予防すれば、通常はそれほど目立つ瘢痕にはなりません。

しかし、治癒に時間のかかる深い傷や、縫合処置が必要な大きな傷では、数ヵ月は赤みが目立ち、瘢痕が盛り上がったり、引きつれたりすることがあります。このような場合でも、軟膏（なんこう）治療やテーピングなどのアフターケアによって、ある程度は症状が抑えられ、半年から1年程度で赤みがなく平らになり、徐々に目立たなくなります。このような状態を**成熟瘢痕**といいます。

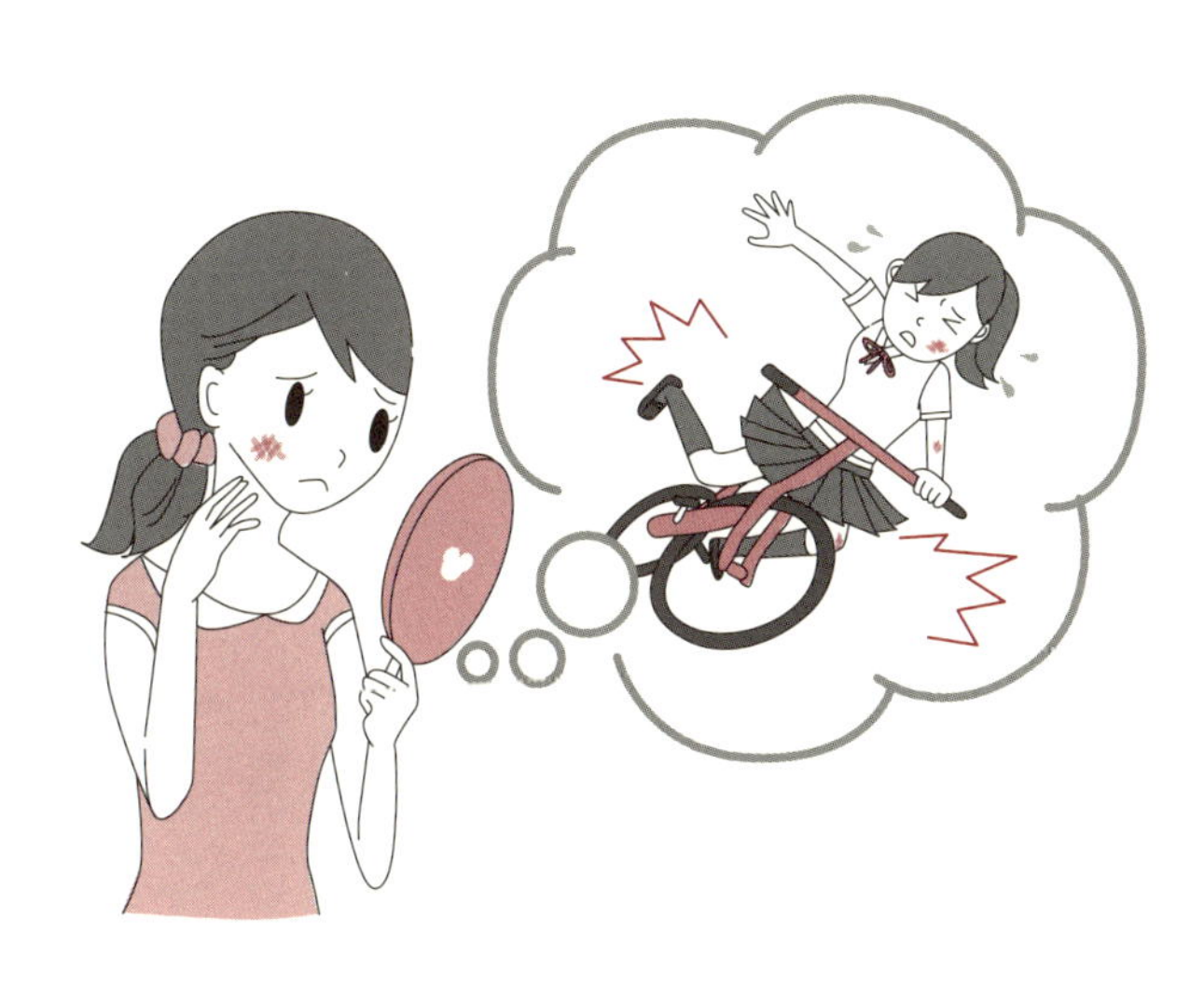

この時期になっても、どうしても瘢痕が気になる場合には、形成外科で手術する方法もあります。瘢痕が長い直線状であるもの、幅の広いもの、引きつれのあるものなどでは、瘢痕を切除して縫い直し、できるだけ目立たないようにします。

しかし、手術をしたからといって、瘢痕が完全に消えてなくなるわけではありません。どのような治療が適しているか、けがをした時期や瘢痕の状態によって異なりますので、気になるようでしたら早めに受診してみてください。

●形成外科主任医師　宮澤 季美江

前立腺が大きいと言われた

Q

健康診断で前立腺が大きいと指摘されました。特に自覚症状はないのですが、病院に行った方がよいでしょうか。何か気をつけることはありますか。（71歳・男性）

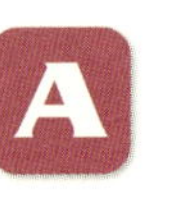

PSA値が低くても症状あれば泌尿器科へ

あなたの年齢であれば健康診断の際、ほとんどの場合PSA（**前立腺がんの時に主に上がる血液の値**）**検査**を行っていると思われます。まずこれを確認し、異常があれば必ず泌尿器科を受診してください。

前立腺は男性のみにある臓器の一つで、膀胱のすぐ下にあります。排尿の時におしっこは前立腺を通り抜けます。そのため前立腺が大きくなると通り道が細くなり、おしっこをしたいのになかなか出てこない、力まないと出ない、出始めても勢いがない、途中で途切れてしまう、ひどくなるとおしっこが出なくなってしまう……などの症状が出てきます。また、膀胱にも影響を与え、おしっこが近くなる、我慢が利かなくなる、という症状が出ることもあ

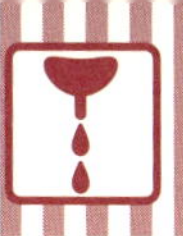

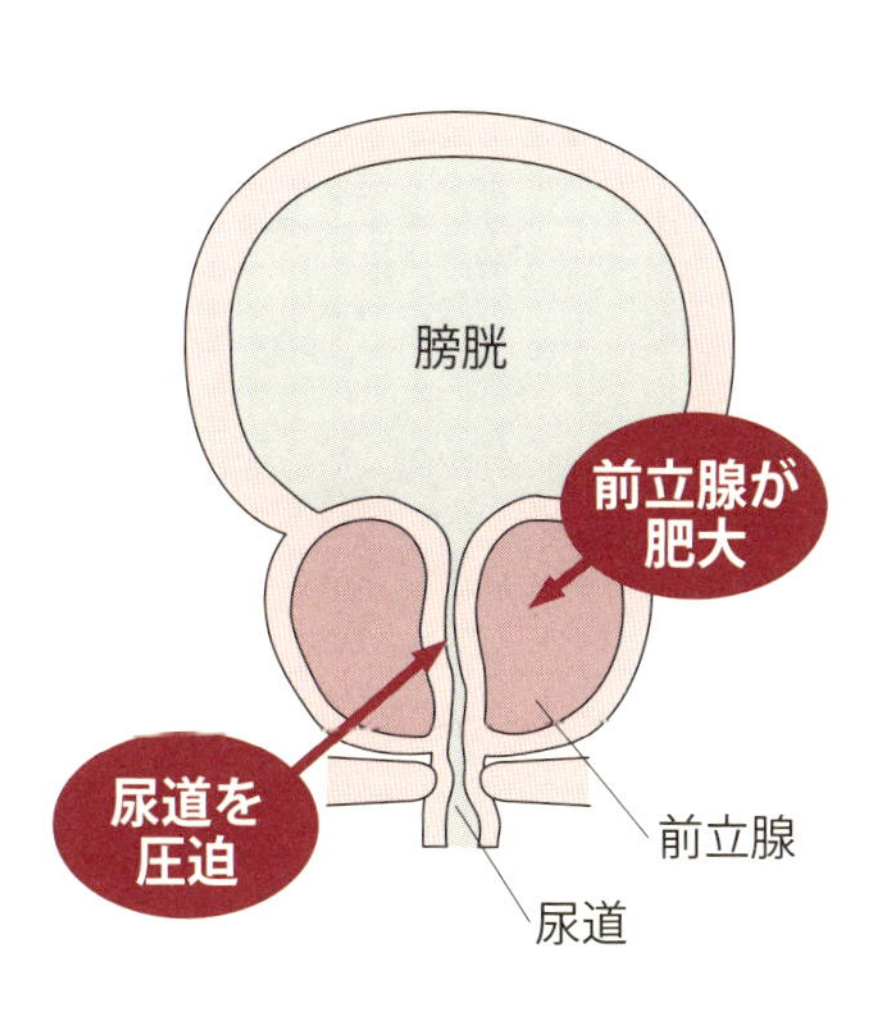

ります。

これらの症状に思い当たることがあれば、泌尿器科を受診するのがよいでしょう。ＰＳＡ値が正常で、症状もないようでしたら必ずしも受診は必要ないと思いますが、おしっこの勢いや残尿の有無、前立腺の大きさなどは、痛くない簡単な検査で分かりますので、気になるようなら一度受診してみてください。気をつけることとすれば、おしっこの際にこれらの症状がないかどうかをチェックすることでしょう。

●泌尿器科部長　中川 龍男・中沢 昌樹

前立腺肥大症の最新治療法

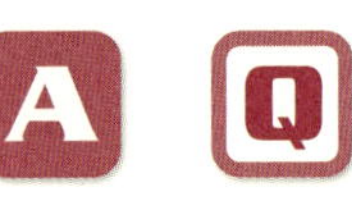

泌尿器科の男性の代表的な病気の一つに前立腺肥大症がありますが、その最新の治療法について教えてください。（70歳・男性）

レーザーを用いた内視鏡手術も

前立腺肥大症の治療に使われる代表的な薬は**α1**（アルファワン）**遮断薬**です。α1遮断薬は、前立腺の尿道に対する圧迫を軽減する薬で、現在最も多く使われる内服薬です。最近では、前立腺そのものを縮小させる**5α還元酵素阻害薬**という薬も出ています。薬で排尿状態の改善が見られる方に関しては内服を継続します。

改善が見られない場合や、改善が見られても薬をずっと飲み続けたくないという方、あるいは改善しても十分でない方は手術を行います。

最近では、**レーザーを用いた、新しい内視鏡手術**も行われています。今回は、県内では当院と信州大学医学部附属病院でのみ行われている**ホルミウム・ヤグレーザー前立腺核出術**に

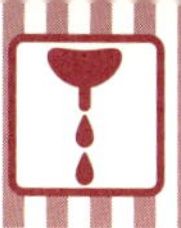

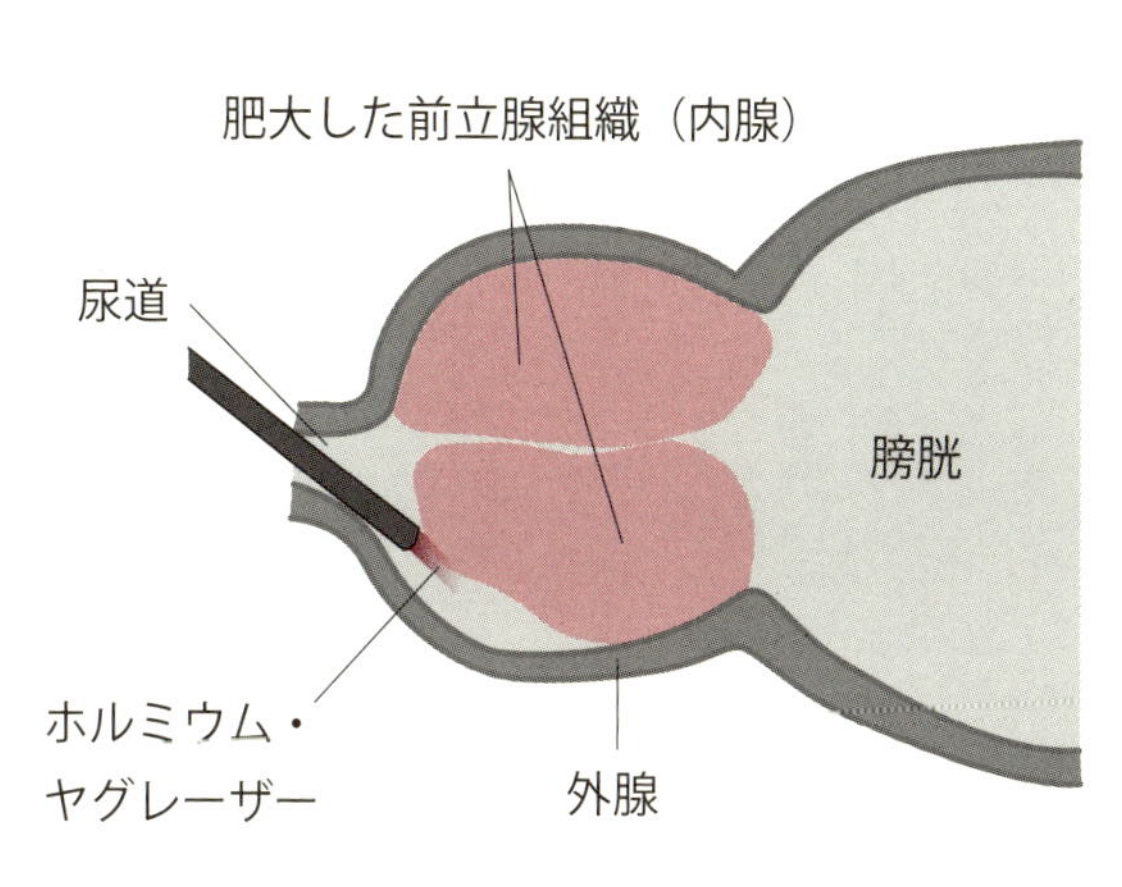

ついて説明します。

尿道から内視鏡を挿入し、レーザーを照射しながら、肥大した前立腺をくりぬきます。くりぬいた塊は、膀胱（ぼうこう）の中で細かく砕き、吸引して取り出します。この方法は最近広まりつつある手術方法で、大きな前立腺肥大に対しても少ない出血で行えます。

出血が少ないと尿道カテーテル（管）を術後早めに抜くことができるので、結果的に入院期間が短くて済みます。この手術は経尿道的前立腺手術の一種で、従来の方法と同様に健康保険が適用されます。手術費もほぼ同額です。

●泌尿器科部長　中川 龍男

前立腺がんの治療法

Q

義父が前立腺がんと診断され、手術か放射線の治療が必要と言われて迷っています。どちらがよいのでしょうか。（38歳・男性）

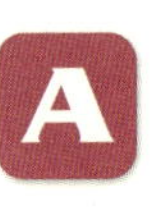

担当医の判断を基に患者の希望も

前立腺がんの初期治療には、特殊な状況を除けば、**手術療法**、**放射線療法**、**内分泌**（ホルモン）**療法**の3種類があります。どの治療がよいかを医師が判断する要素としては、**臨床病期**（がんの広がり具合や、他の臓器への転移の有無）、**PSA**（**前立腺の腫瘍マーカーと呼ばれる血液検査の値**）、**生検時の病理結果**（グリーソンスコアやがん細胞の陽性率）、**年齢**、**前立腺の大きさ**——などがあります。これに加えて、全身状態（他の病気の有無）、通院や入院が可能かどうか、そして、最終的には患者さんやご家族のご希望を考慮して、方針を決めることになります。

質問の状況からは、お義父さんは比較的若く、他に転移していない前立腺がんで、全身状

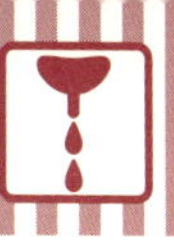

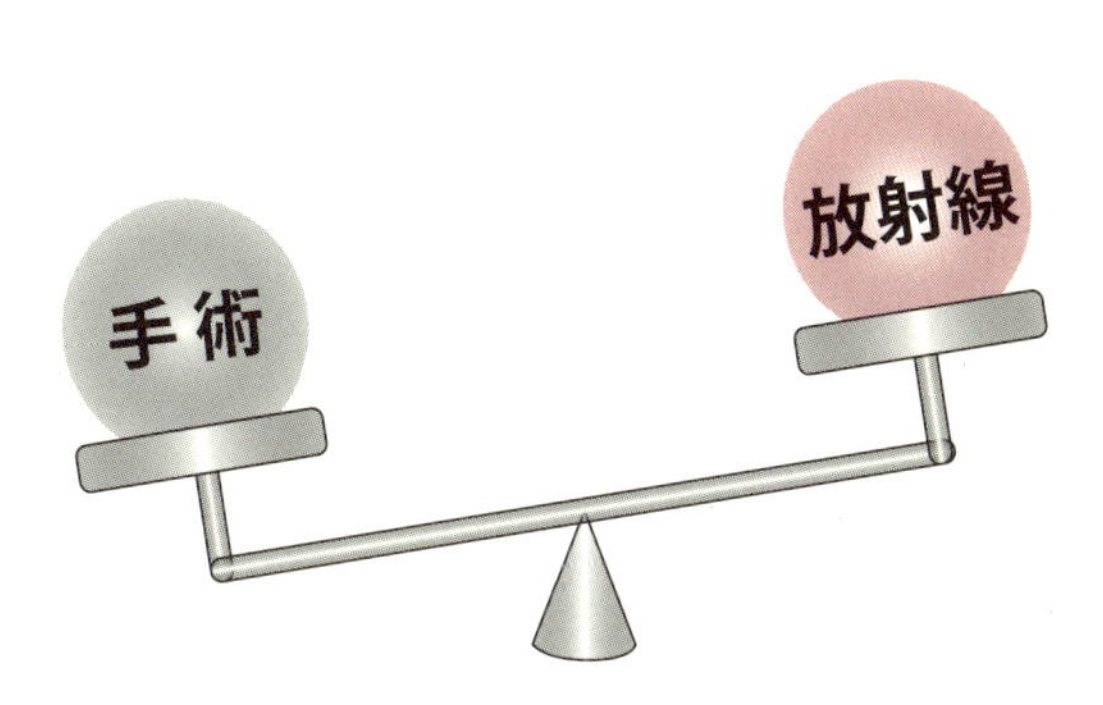

態はほぼ良好だと推測されます。前述した要素の詳細が不明なので明確な回答はできませんが、泌尿器科の医師が上記の検査結果を一通り見れば、どの治療が最も成績がよいか分かるはずです。その上ですすめられているお話ですので、どちらをとっても成績には大きな差がない状態と思われます。

手術、放射線とも、それぞれに長所、短所があります。さらに放射線治療にも、体の外から放射線を当てる外照射と、前立腺内部に放射線を出す小さなチップを埋め込む密封小線源治療があります。

それぞれについて、まずは担当医の話を詳しく聞き、患者さんの希望に近い治療を選ぶのがよいでしょう。

●泌尿器科部長　中川　龍男・中沢　昌樹

尿管結石による急性腎盂腎炎？

Q

右脇腹の強い痛みと、39度の高熱で病院を受診したところ、尿管結石による急性腎盂腎炎と診断されました。今後の治療について教えてください。（60歳・男性）

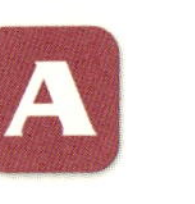

迅速に処置、解熱してから結石を砕く

尿管は腎臓と膀胱をつなぐ管です。腎臓結石は無症状ですが、結石が下降して尿管に詰まると激痛を伴います。**尿管結石**は痛みとともに、吐き気や嘔吐を伴うことがあります。

一般に、5ミリ以下の尿管結石で、発熱がなく、自然に出そうな場合は様子を見ます。しかし今回のように、尿管内に詰まった**結石**で**急性腎盂腎炎**になっている場合は、放置すると敗血症になりやすいので、迅速な処置が必要です。敗血症は、感染症を起こしている場所から血液中に病原体が入り込み、全身に広がって重い症状を引き起こす病気です。

結石の上流は、ばい菌と膿の混じった汚い尿が充満しています。このような場合は、抗生物質のみで完治させるのは困難で、**汚い尿を体外に出す必要**があります。具体的には、尿道

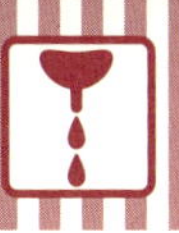

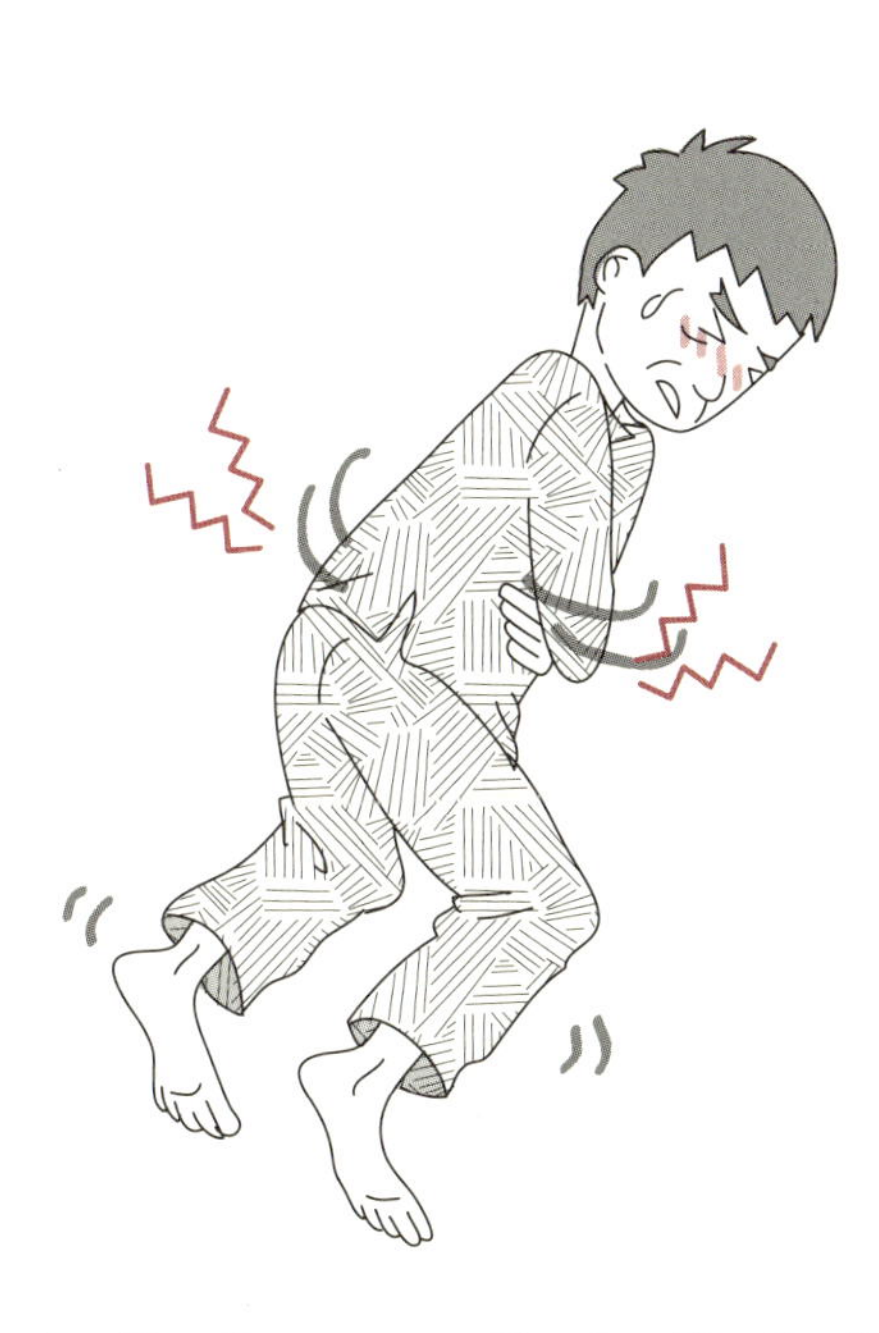

から膀胱を経由して尿管内に結石の脇を通してステントと呼ばれる細いバイパスの管を入れる方法と、背中から直接に腎臓内の汚い尿がたまっている場所に管を入れる方法があります。通常は、抗生物質の投与と前述の処置で改善が見られますが、ときに重症化することがあります。重症例では、ばい菌から放出された毒素の吸着療法を行う場合があります。

今回の場合、結石に対する治療は、炎症が落ち着き、解熱してから開始します。最近は**体外から衝撃波を当てて結石を砕く方法**や、**尿道から細い内視鏡を尿管内に入れてレーザーなどで結石を砕く方法**が主流です。

●泌尿器科部長　中川 龍男

尿管結石が再発—予防法は？

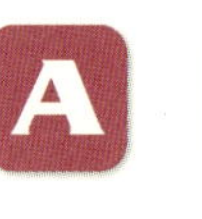

尿管結石の再発で大変な思いをしました。予防法を教えてください。（50歳・男性）

A

水分を摂取し、食生活をきちんと

一生のうち一度は**尿管結石**（尿路結石）になる確率は、男性では7人に1人、女性では15人に1人と、10年前の約1・6倍に増加しています。尿管結石症の**再発率は極めて高く**、5年で約半数の人が再発するといわれています。

遺伝も関係あるといわれていますが、**生活習慣病やメタボリック症候群との関連性**が指摘されています。

結石にはさまざまな種類がありますが、ここでは種類に関わらず有効と思われる予防法について述べます。**水分を多く摂取し**、**尿量を増加させることが再発予防の基本**です。水分の補給源としては、清涼飲料水、ジュースなどの甘い飲みもの、コーヒー、紅茶、アルコール

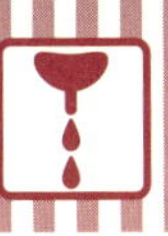

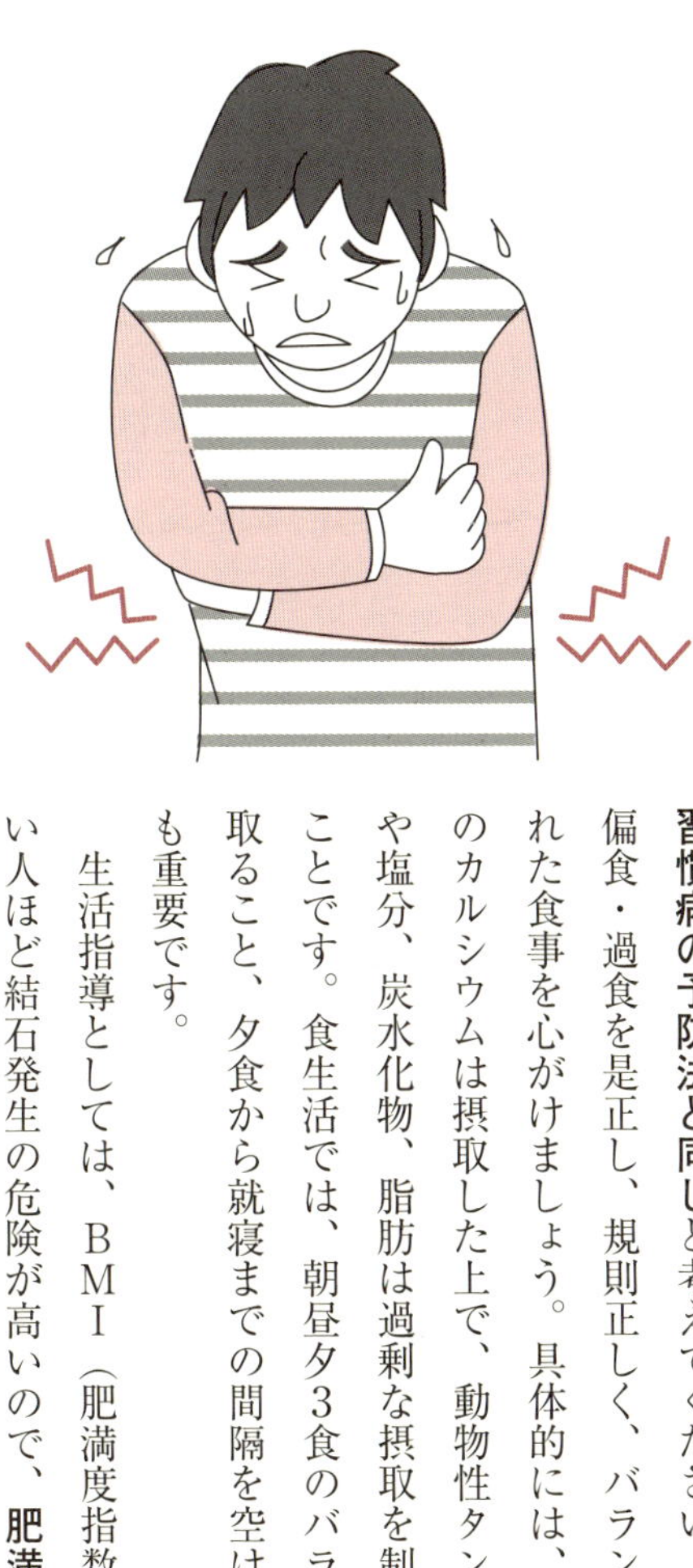

の過剰摂取は避けます。**水道水、麦茶、ほうじ茶など**が適しています。

再発予防のための食事療法や生活指導は、**生活習慣病の予防法と同じ**と考えてください。食事は偏食・過食を是正し、規則正しく、バランスの取れた食事を心がけましょう。具体的には、一定量のカルシウムは摂取した上で、動物性タンパク質や塩分、炭水化物、脂肪は過剰な摂取を制限することです。食生活では、朝昼夕3食のバランスを取ること、夕食から就寝までの間隔を空けることも重要です。

生活指導としては、BMI（肥満度指数）が高い人ほど結石発生の危険が高いので、**肥満にならないよう注意**することも大切です。

●泌尿器科部長　中川 龍男

尿管結石を確実に砕く方法

体外衝撃波結石破砕術で尿管結石を治療しましたが、石が硬くてよく割れませんでした。確実に割れる方法はないでしょうか。（50歳・男性）

A

内視鏡を挿入してレーザーで砕く方法

尿管結石は**体外衝撃波**で治療する場合が多いと思います。体に手術（侵襲）による傷ができない点が最大の長所です。短所は、破砕された結石が排出される時に痛みを伴ったり、結石の位置や硬さによっては一回で砕けない点などです。また、結石がレントゲンで見えないと狙いをつけられないので、治療できません。

確実に砕く方法としては、尿道経由で尿管まで軟らかい内視鏡を挿入し、**レーザーで破砕する方法**（**f-TUL**）があります。レーザーは破砕力が強いので、硬い石でも割れる場合が多いでしょう。この長所は、結石をモニターで見ながらレーザーで細かく割るので破砕効果を確認できる上、砕かれた結石はバスケットカテーテル（結石をつかむ器具）で回収する

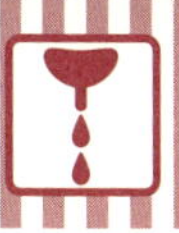

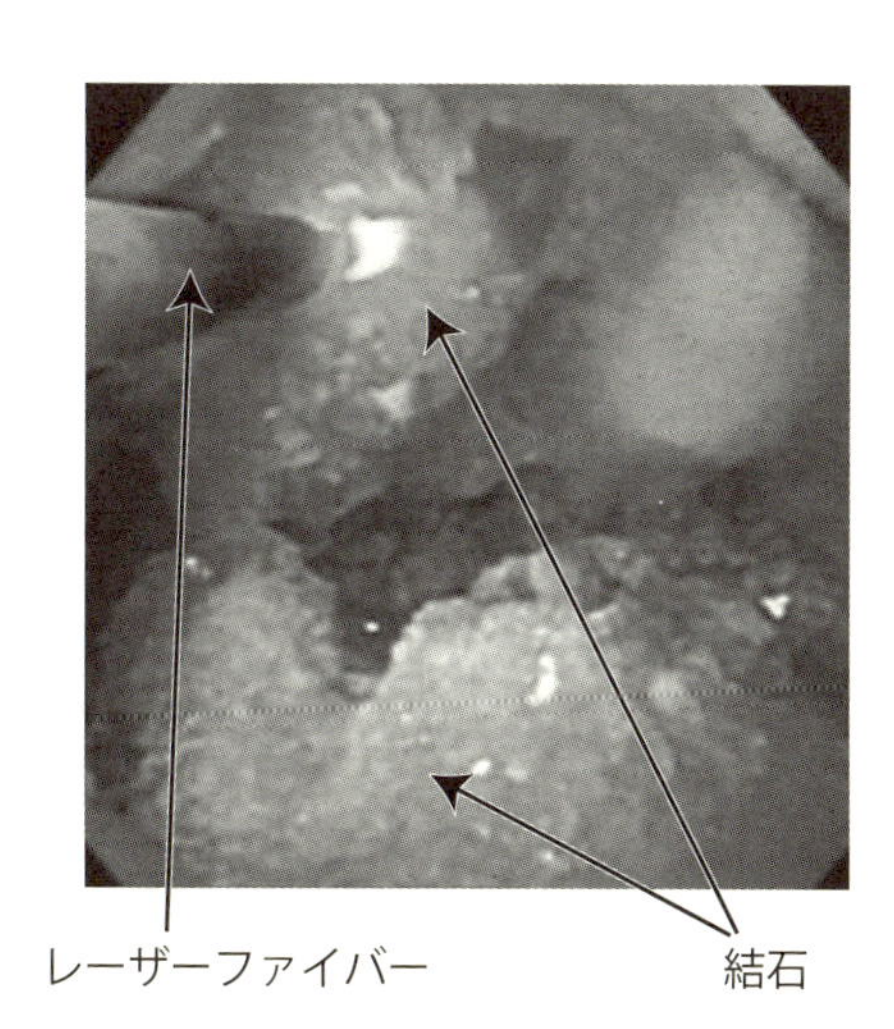

ため、その場で体外に取り出すことができる点です。しかし、短所としては、麻酔が必要であり、大きな結石だとやはり一回で破砕・摘出できなかったり、尿管狭窄だと内視鏡が挿入できない点、また、手術中に尿管の浮腫が起こるので術後に尿がスムーズに流れるよう一定期間は尿管ステントと呼ばれる細い管を留置する点などがあります。

とはいえ、f-TULは最近注目されている低侵襲な手術ですから、次回は試してはどうでしょうか。当院でも行っています。

●泌尿器科部長　中川　龍男

過活動膀胱について

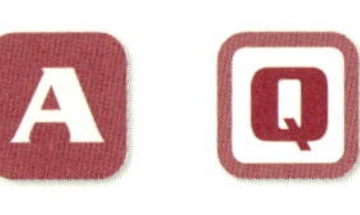

最近、テレビや広告で過活動膀胱（ぼうこう）という言葉を見掛けますが、どのような症状ですか。（67歳・女性）

尿意切迫感のある症状。副作用が少ない薬も

「昼も夜もおしっこが近い。急激におしっこがしたくなって我慢が利かない。トイレまで間に合わずに漏れてしまう」というのが**過活動膀胱**の典型的な症状です。

専門的には「**尿意切迫感**を必須とし、通常は頻尿と夜間頻尿も伴う症状症候群」と定義されます。尿意切迫感とは「急に起こる、抑えられないような強い尿意で、我慢することが困難なもの」です。これは、正常者が排尿を我慢した時の尿意とは違う病的な感覚で、尿意切迫感があっても、失禁せずにトイレまで間に合う方もいます。また、排尿のたびにこのような症状が起こるわけではなく、週に数回程度ということもあります。

治療としては、**抗コリン薬**という薬が一般的に使われており、数種類の薬があります。副

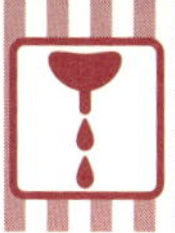

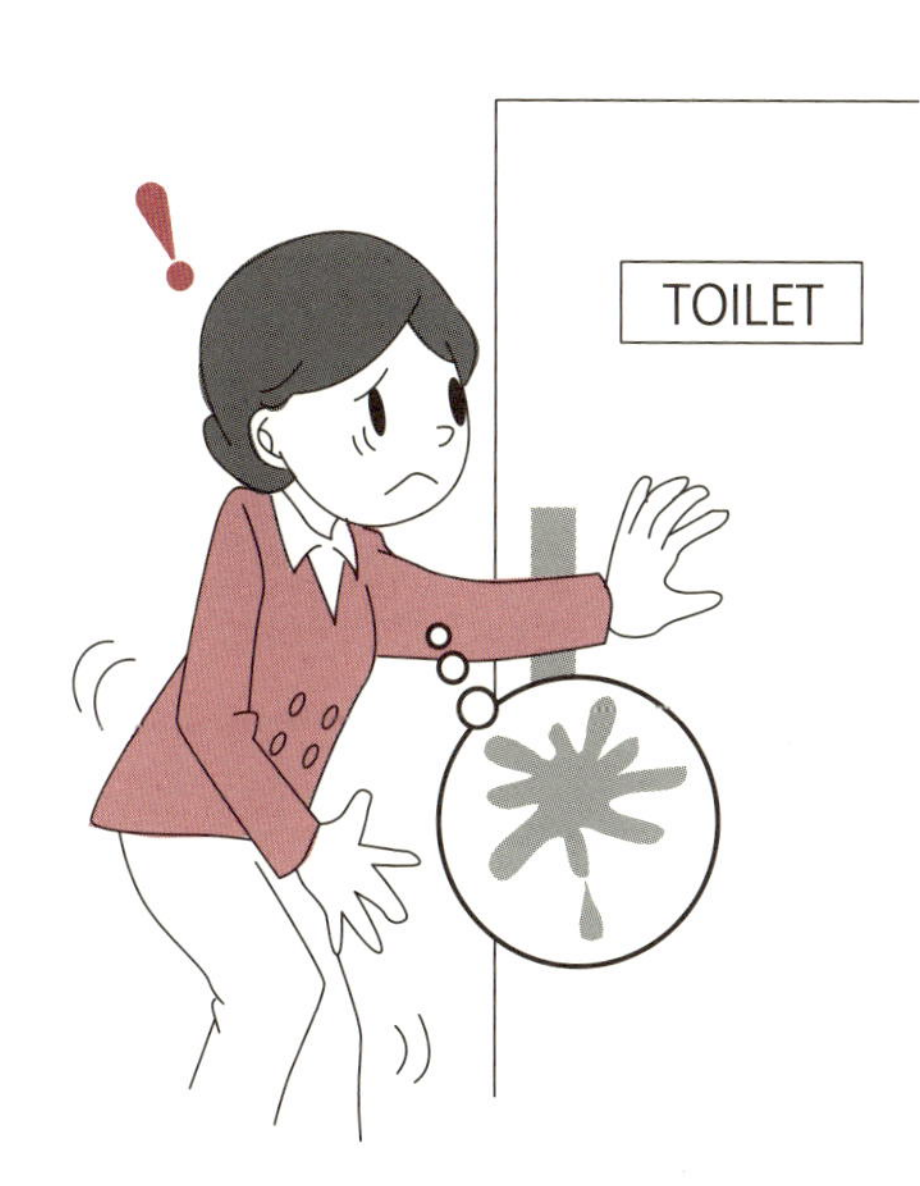

作用として多く見られるのは、喉が渇く、便秘などの症状です。メカニズムが異なる新しいタイプの薬（β3作動薬（ベータスリー））も発売されましたが、これには前述のような副作用が少ないと期待されています。

ただし治療の前に、同じような症状を引き起こす他の病気（膀胱のがん、結石、炎症や、男性の場合には前立腺のがんなど）がないかどうかを調べておくことが重要です。これらがある場合は、まずその治療が優先です。症状が気になるようでしたら一度専門医を受診してください。

●泌尿器科部長　中川　龍男・中沢　昌樹

夜間頻尿で悩む

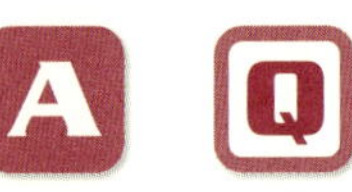

最近、夜間頻尿で悩んでいます。年のせいでしょうか。（65歳・男性）

高血圧も原因の一つ。不眠との関係も

夜間頻尿の原因の一つは**夜間尿量が多い**場合です。その原因には、水分の過剰摂取、糖尿病、高血圧、薬の影響などがあります。また**年齢とともに膀胱（ぼうこう）は敏感になる**ことが知られており、少しの尿でもトイレに行きたくなってしまいます。その代表的な病気が、**男性では前立腺肥大症**、**女性では過活動膀胱**です。

夜間多尿の場合は、アルコールやカフェインは尿量を増やすので避けた方がよいとされています。水分の過剰摂取が血液サラサラ効果で脳梗塞の予防になる――という明らかな証拠はないようではありますが、脱水は脳梗塞の発症因子であると報告されているので、夜間は適度に水分を取るのがよさそうです。

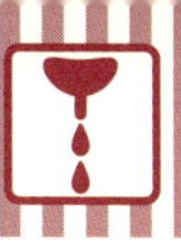

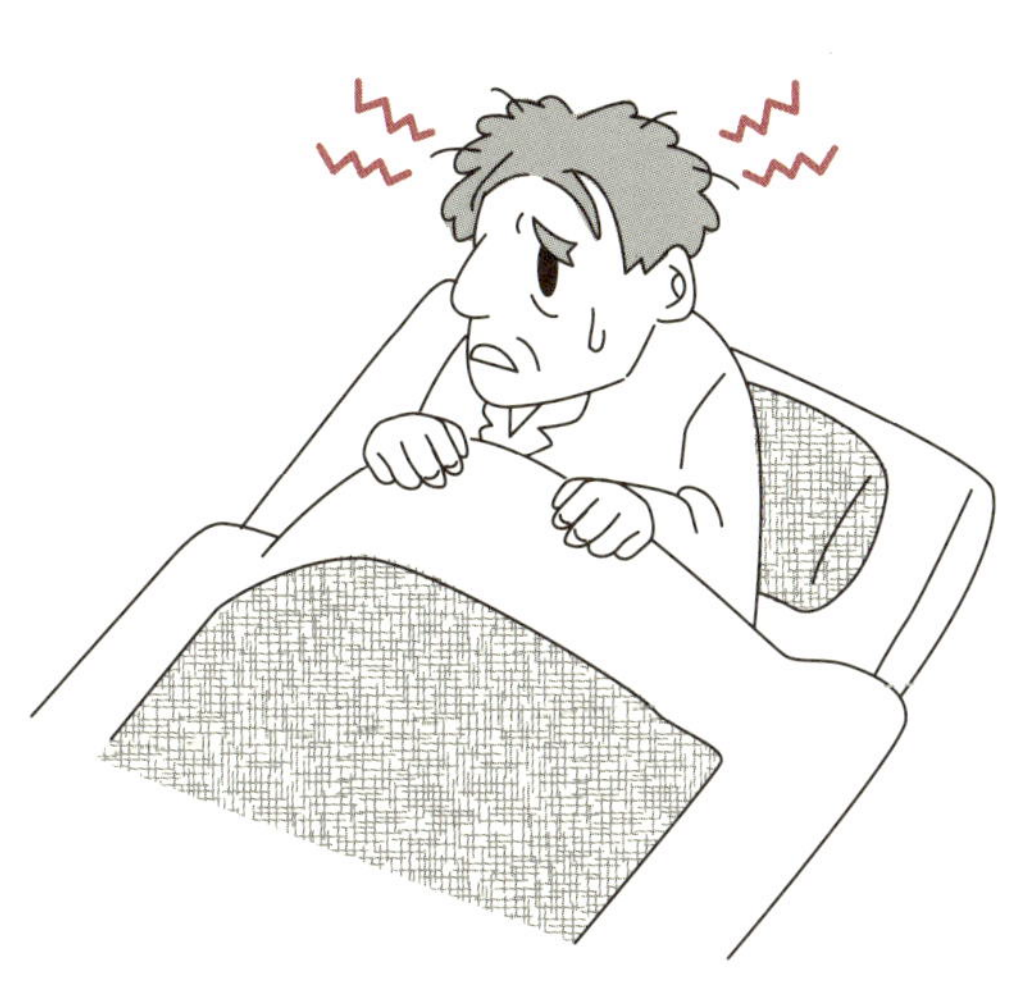

夜間多尿の原因の一つには**高血圧**があり、高血圧の治療は夜間頻尿の治療にもなります。前立腺肥大症に伴う夜間頻尿の治療は、薬物療法が主体ですが手術療法もあります。しかし、手術でも夜間頻尿に関しては、改善が得られにくいとされています。過活動膀胱に伴う夜間頻尿に対しては薬物療法がかなり有効です。

近年、夜間頻尿と**不眠**の関係が問題となっています。不眠があるから夜間頻尿になるのか、あるいはその逆なのかは明確ではありませんが、悪循環を来すことは間違いありません。夜間頻尿の治療とともに、不眠の原因の診断や治療も重要でしょう。

●泌尿器科部長　中川 龍男

おなかに力が入った時の尿漏れ

Q

咳（せき）をしたり、重い物を持ち上げた時に尿が漏れてしまい、困っています。治療法はありますか。（75歳・女性）

A

骨盤体操や薬物、さらには手術で

咳やくしゃみ、立ち上がった拍子など、おなかに力が入った時に尿が漏れてしまう現象を**腹圧性尿失禁**といいます。中年以降の女性では3人に1人ぐらいの人が、この現象で悩んでいます。

原因は、骨盤底筋という尿道を支える筋肉が緩むために起こります。加齢や出産をきっかけに出現します。尿失禁の程度が軽い場合には、**骨盤底筋体操**と**薬物治療**を行います。骨盤底筋体操は肛門の辺りの筋肉を鍛える体操です。体操や薬物でも改善が見られない場合や、漏れる量が多い場合には**手術**を行います。

従来は**TVT手術**といわれる方法が中心でしたが、ごくまれに骨盤内の血管や腸を傷付け

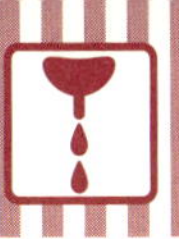

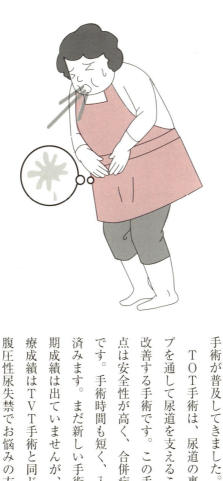

て重大な合併症を起こすことがあったため、欧米では最近、**TOT手術**が主流になってきています。日本でも最近、この手術が普及してきました。

ＴＯＴ手術は、尿道の裏側に人工テープを通して尿道を支えることで尿漏れを改善する手術です。この手術の最大の利点は安全性が高く、合併症が少ないことです。手術時間も短く、入院も短期間で済みます。まだ新しい手術方法なので長期成績は出ていませんが、現時点での治療成績はＴＶＴ手術と同じくらいです。腹圧性尿失禁でお悩みの方は泌尿器科を受診してください。

●泌尿器科部長　中川 龍男

どのような乳がん検診がよい？

Q

母方の叔母が乳がんと診断されました。これを機に65歳の母と乳がん検診を受けようと思います、どのような検査を受ければよいでしょうか。（34歳・女性）

A

年齢に合わせた検査方法を

最近のデータでは、乳がんの年間罹患数（かかった人の数）は約6万人、年間死亡数は約1万3000人と年々増加傾向にあります。女性の約16人に1人が罹患するといわれています。そのうち40歳未満の罹患率は10万人当たり約40人以下ですが、40代以上では約100人以上となり、特に40代後半と60代後半が約170人とピークになります。このため40歳未満の住民検診は行われていませんが、40歳以上では積極的な乳がん検診がすすめられています。

一般に乳がんの検査としては、エックス線検査である**マンモグラフィー**、**超音波検査**、**視触診**があります、40歳未満の方は乳腺が発達しているため、マンモグラフィーではなく超音波検査が有効です。乳腺が少なくなってくる40歳以上の方は、マンモグラフィーが有効とさ

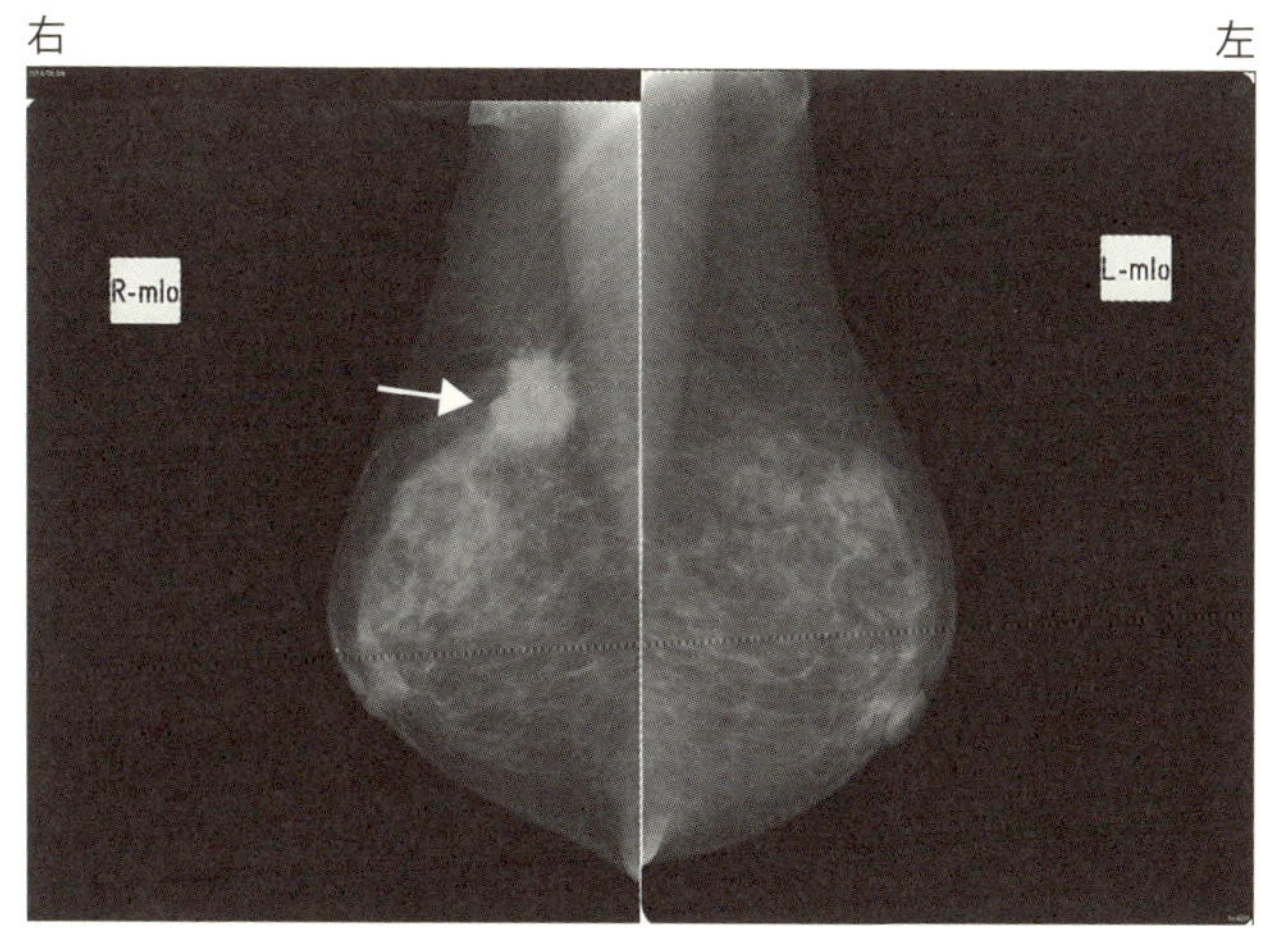

マンモグラフィー画像（矢印は右乳がん）

れています。

よって、ご質問の方は、40歳までは超音波、40歳以降はマンモグラフィーによる検診、お母さんはマンモグラフィーによる検診を受けるのがよいでしょう。

なお、叔母さんが乳がんとのことですが、日本では遺伝性乳がんは5～10％と少なく、ほとんどが散発的なものです。1年に1回は乳がん検診を受けることをおすすめします。ただし、しこりや乳頭分泌物などの自覚症状がある場合は検診の対象外ですので、乳腺専門医を受診してください。

●副院長　春日 好雄・原田 道彦

遺伝性乳がんの実態

Q

最近、米国の有名女優が乳がんの原因遺伝子検査後に、予防的乳房切除術を行ったとの告白が話題になりましたが、私も親族に乳がん患者がいて心配です。家族性の遺伝性乳がんについて教えてください。（45歳・女性）

A

それほど多くない。検診で対処可能

遺伝性乳がんは、日本では全乳がんの5〜10％といわれ、それほど多いものではありません。

原因遺伝子（BRCA1と2が有名）は約20年前に同定されており、欧米を中心に遺伝子解析を利用した**予防的乳房切除術**が行われてきました。日本では予防的治療は保険の適用がないため、実態は把握できていません。

遺伝性乳がんの家系を強く考える場合は、第一度近親者（親、兄弟姉妹、子供）に3人以上の乳がん患者がいるか、2人以上の乳がん患者がいてどちらかが40歳未満の発症、あるい

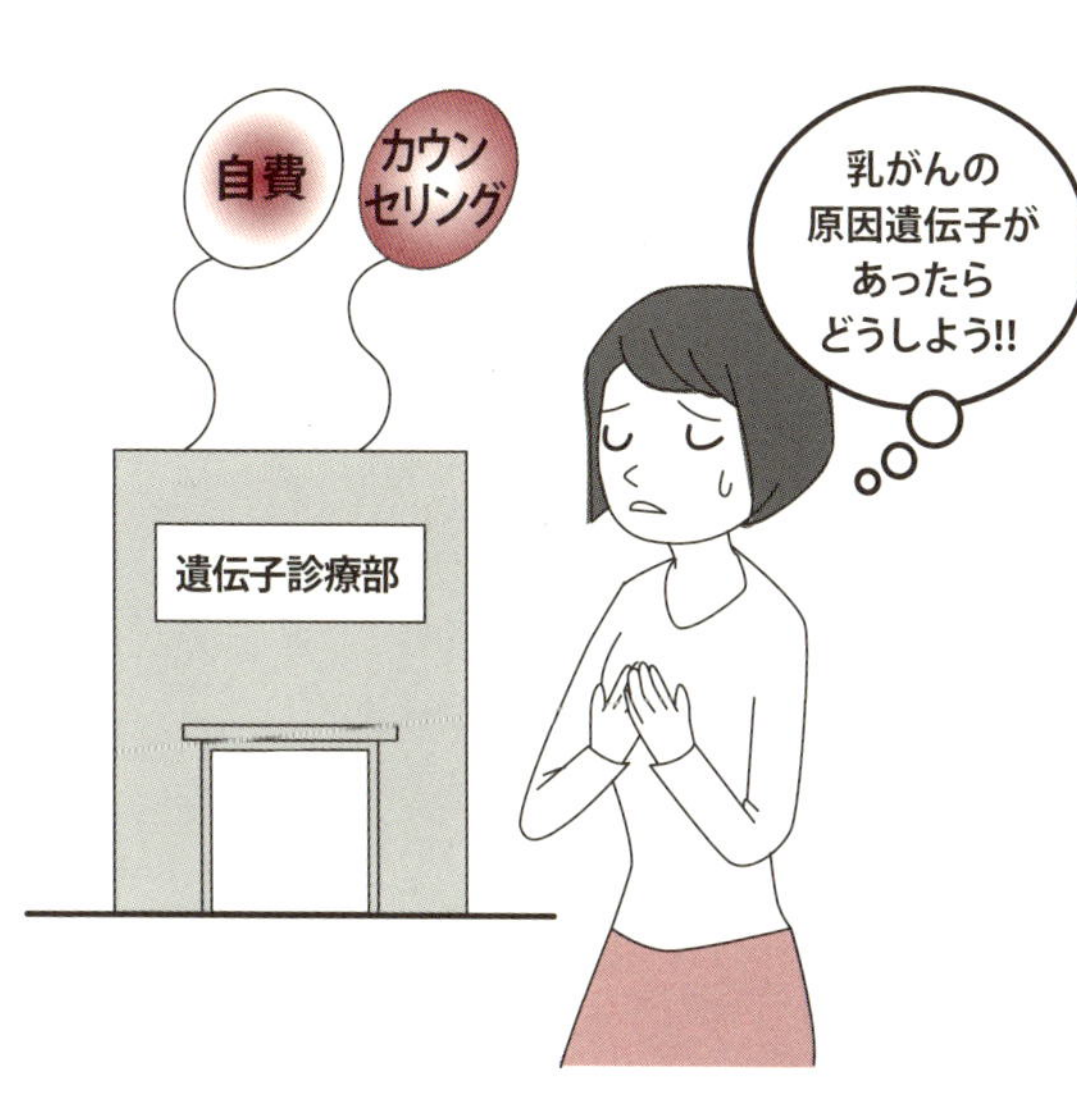
自費
カウンセリング
乳がんの原因遺伝子があったらどうしよう!!
遺伝子診療部

は両側発症、あるいは多臓器重複がん（卵巣がん、胃がんなど）があるとき――と提唱されています。

ところで、原因遺伝子を持っている人の予防的乳房切除術では、100％がんの発症を予防できるわけではありません。定期的な乳がん検診で十分対処できるとの考えが一般的です。

すなわち、一般の乳がんと同様の検診、治療でよいと考えます。どうしても遺伝子検査を希望する場合は、自費で約20～30万円の経費と、結果についての精神科医によるカウンセリングが必要です。●副院長　春日　好雄

手術前の抗がん剤治療について

Q

進行性乳がんと診断されました。すぐに手術を、と思っていましたが、手術前の抗がん剤治療をすすめられました。どういう治療ですか。（38歳・女性）

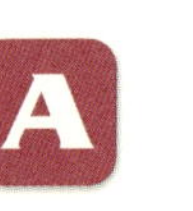

乳がんでは術前化学療法の効果が高い

がんの治療というと、まず手術と考える方が多いと思います。乳がんでも、以前はかなり大きくても手術を行ってから抗がん剤治療などを行うのが一般的でした。しかし、**乳がんは他のがんに比べて抗がん剤治療の効果が非常に高く**、手術前に抗がん剤治療を行う場合も多くなっています。この治療を**術前化学療法**と呼んでいます。メリットとして次の点が挙げられます。

①乳がんが大きい場合には乳房全摘手術となりますが、術前化学療法で小さくなった場合には**乳房温存手術**への変更の可能性が高くなります。

②手術は乳房局所の治療ですが、明らかな腋窩リンパ節（脇の下）や他臓器に転移がある

進行性乳がんでは、先に乳がんを含めた全身治療が可能となります。

③先に手術を行うと抗がん剤の効果判定は難しくなりますが、術前化学療法では乳がんの縮小の程度から抗がん剤の効果判定が可能となります。

また、先に抗がん剤治療を行っても、手術を行っても生存率は同等とされていますし、術前化学療法で**がんが完全に消失した場合には予後が良い**ことも分かってきました。現在では、大きさが3センチ以上の進行性乳がんを中心に、術前化学療法は広く一般的な治療法の一つとなっています。

●副院長　春日　好雄・原田　道彦

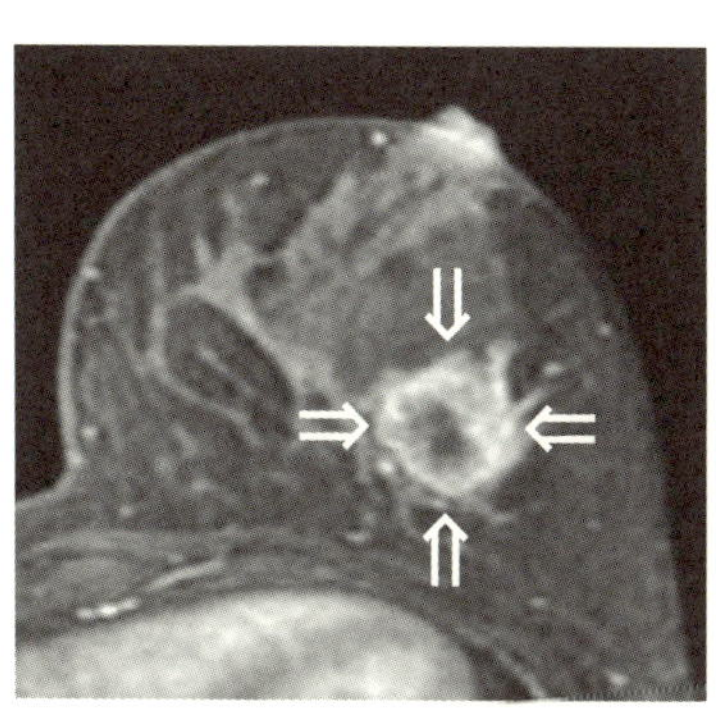

抗がん剤治療前の MRI 画像：
矢印が乳がん

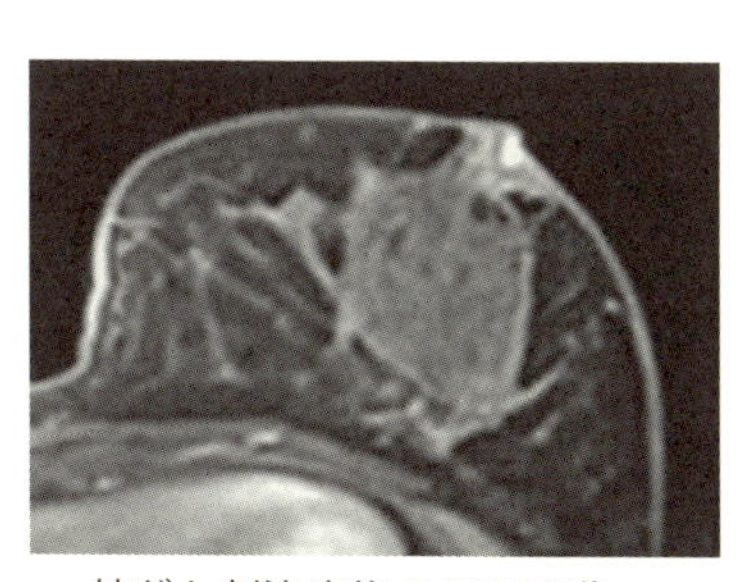

抗がん剤治療後の MRI 画像：
乳がんが完全に消失している

乳がんの分子標的療法

Q

1年前に乳がんの手術を受けましたが、進行していたため抗がん剤の投与を続けていました。しかし最近、肝臓に再発が見つかり、主治医の先生から「分子標的療法をします」と言われました。どんな治療でしょうか。（48歳・女性）

A

増殖経路を薬剤で阻止。有効性を期待

乳がんの手術以外の補助療法は以前から、**抗がん剤を使用する化学療法**と、**内分泌療法**が行われています。しかし最近は、ヒト上皮増殖因子受容体（レセプター）の一つであり、乳がんの予後および治療効果を予測する重要な因子として**HER2**（ハーツー）**（遺伝子タンパク）**に関連する治療が注目され、実際に使用され始めました。

HER2が過剰に発現している乳がんは悪性度が高く、病状の見通しが良くないといわれていますが、このHER2の増殖経路を阻止する方法として、レセプターに直接結合する薬剤が開発されました。これが**分子標的療法**（抗体療法）と呼ばれています。従来の抗がん剤

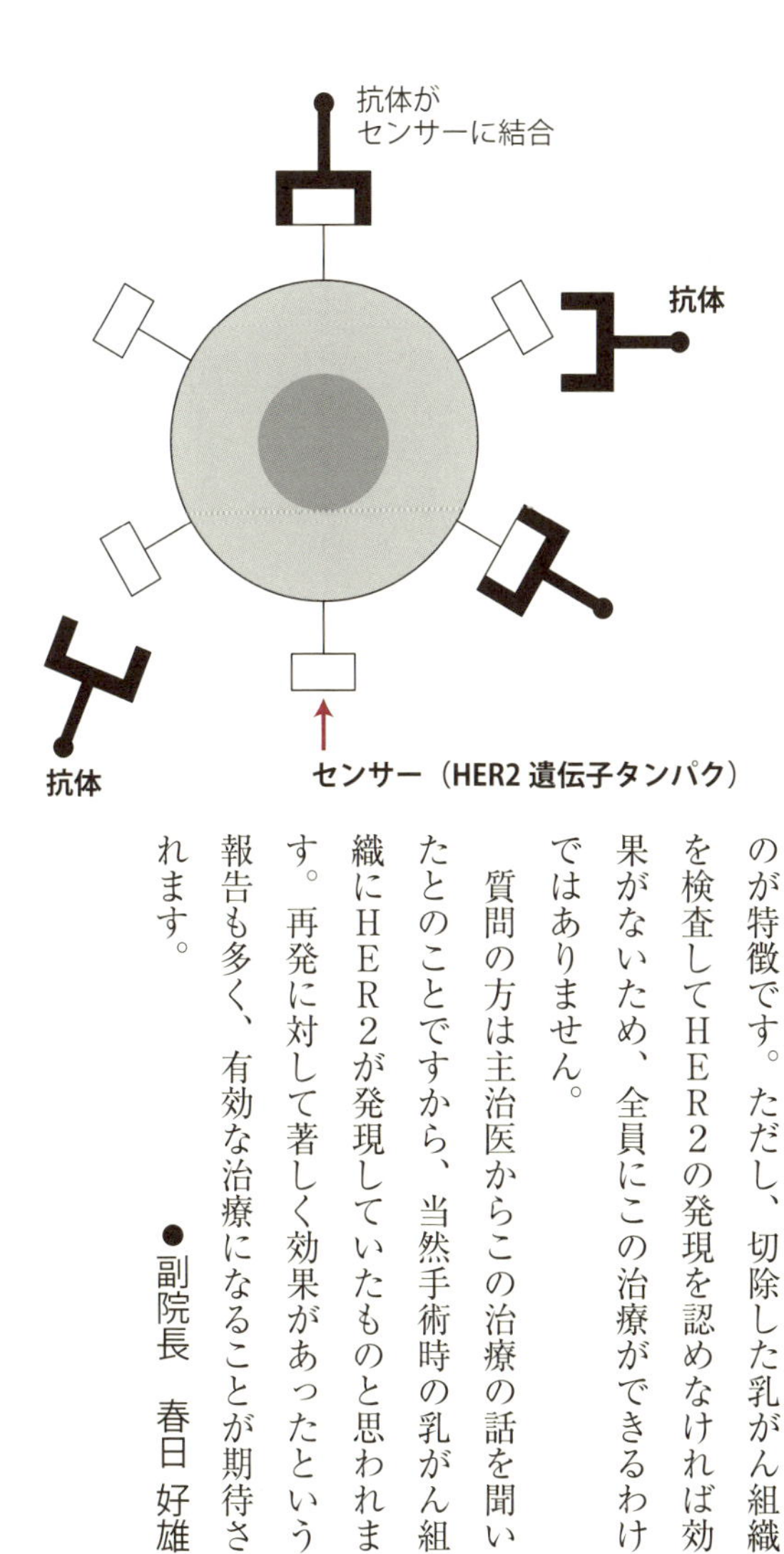

と違って、選択的な治療ですので、吐き気、脱毛、骨髄抑制などの副作用がほとんどないのが特徴です。ただし、切除した乳がん組織を検査してHER2の発現を認めなければ効果がないため、全員にこの治療ができるわけではありません。

質問の方は主治医からこの治療の話を聞いたとのことですから、当然手術時の乳がん組織にHER2が発現していたものと思われます。再発に対して著しく効果があったという報告も多く、有効な治療になることが期待されます。

●副院長　春日 好雄

乳がんのセンチネルリンパ節について

Q

57歳の妻が乳がんと診断され、手術時に腋窩（えきか）（脇の下）のリンパ節はセンチネルリンパ節生検を行うと説明されました。どういうことでしょうか。（61歳・男性）

A

転移の有無を知らせるリンパ節

乳がんの手術は、乳房全摘術、胸筋切除と**腋窩リンパ節郭清術**が長年行われてきました。しかし、早期発見の乳がんが増えるに従って腋窩リンパ節に転移のない症例が増えています。本来の手術は大きな傷跡、上肢のむくみ、挙上障害、痛みなどの**後遺症**の問題がありましたが、これを改善する乳房温存手術などの縮小手術が、日本でも増えています。

ところで、**腋窩のリンパ節**転移は乳がんからリンパ管を経由して進行しますので、腫瘍に最も近いリンパ節に転移がなければ、その先のリンパ節転移はなく、手術の省略が可能と考えられました。そのリンパ節を**センチネルリンパ節**（見張りのリンパ節）と呼んでいます。

手術は、執刀前に腫瘍の近くの皮下のリンパ管に色素などを注入してリンパ管、センチネ

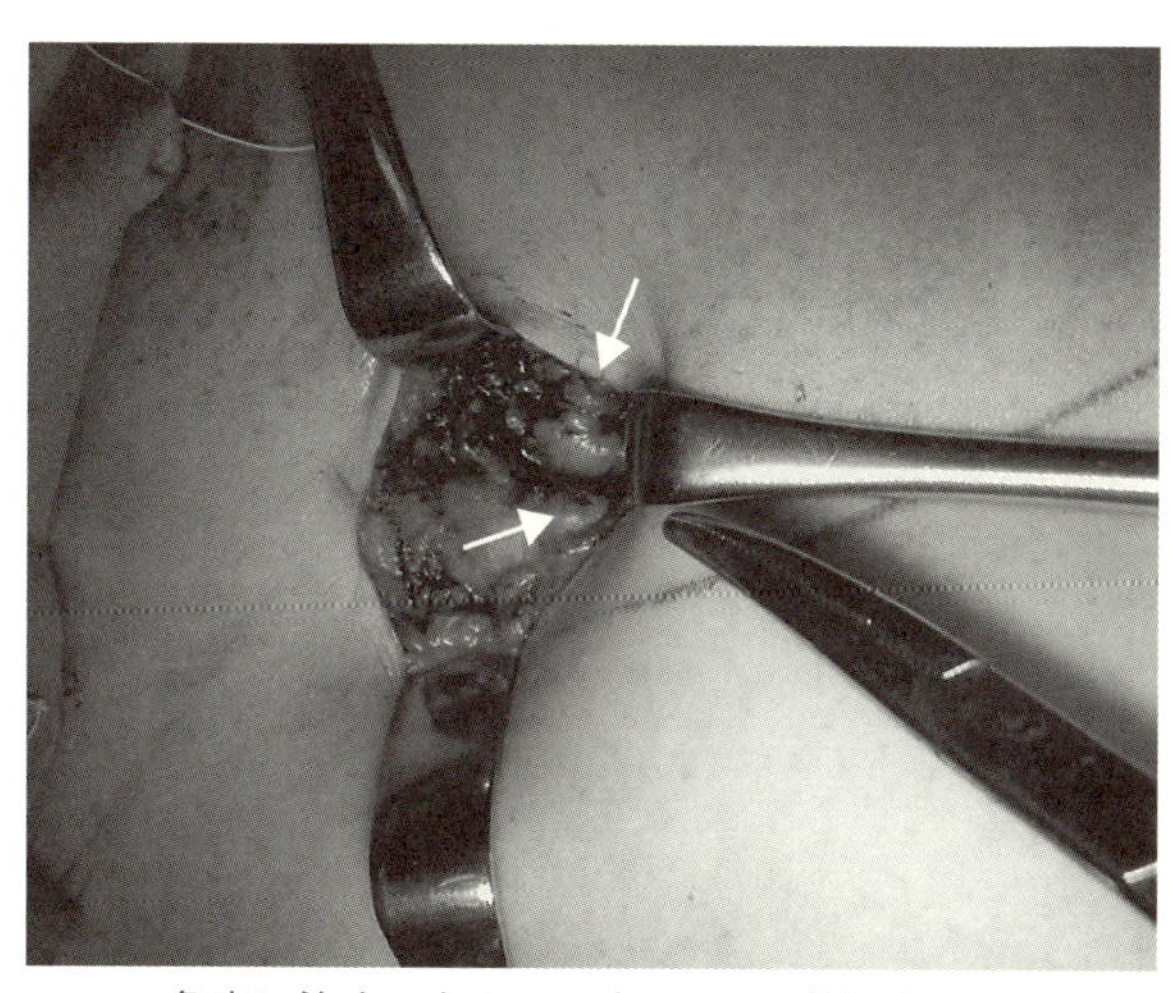

色素に染まったセンチネルリンパ節（矢印）

ルリンパ節を染めて正確に切除し、転移の有無を手術中に病理医が診断します。その結果、リンパ節転移がなければ腋窩全体のリンパ節切除は省略しますが、転移があれば追加のリンパ節切除を行います。

センチネルリンパ節生検の話があったということは、進行がんではないと思われます。最近、保険診療が認められて標準的な治療法になりましたが、当院では以前からセンチネルリンパ節生検を行い、手術後の後遺症の軽減に大いに役立っています。

●副院長　春日　好雄

子宮がん術後に出たリンパ浮腫の治療

Q

14年前の子宮がん手術の後に脚がむくみ、リンパ浮腫（ふしゅ）を認めています。詳しい治療法やケアの仕方がよく分かりません。どこへ受診をすればよいですか。（65歳・女性）

A

術後経過を把握する受診医療機関へ

リンパ浮腫は、先天的なリンパ管の機能異常や子宮がんや乳がんの手術、放射線治療、化学療法などにより、リンパ管が損傷されることによって上肢や下肢に発症します。リンパ管は大部分が皮下組織に分布しているため、その皮下組織を中心に浮腫（むくみ）が見られることが、最大の特徴です。

治療は、①障害しているリンパ管系から、正常な機能を有するリンパ管系に向かう側副路を発達させる②毛細血管から組織間への漏出を減少させる③重力による患肢末梢（まっしょう）への組織間液の貯留を減少させる——などが挙げられます。

治療の実際は、複合的理学療法が中心となり、①スキンケア②用手的リンパドレナージ③

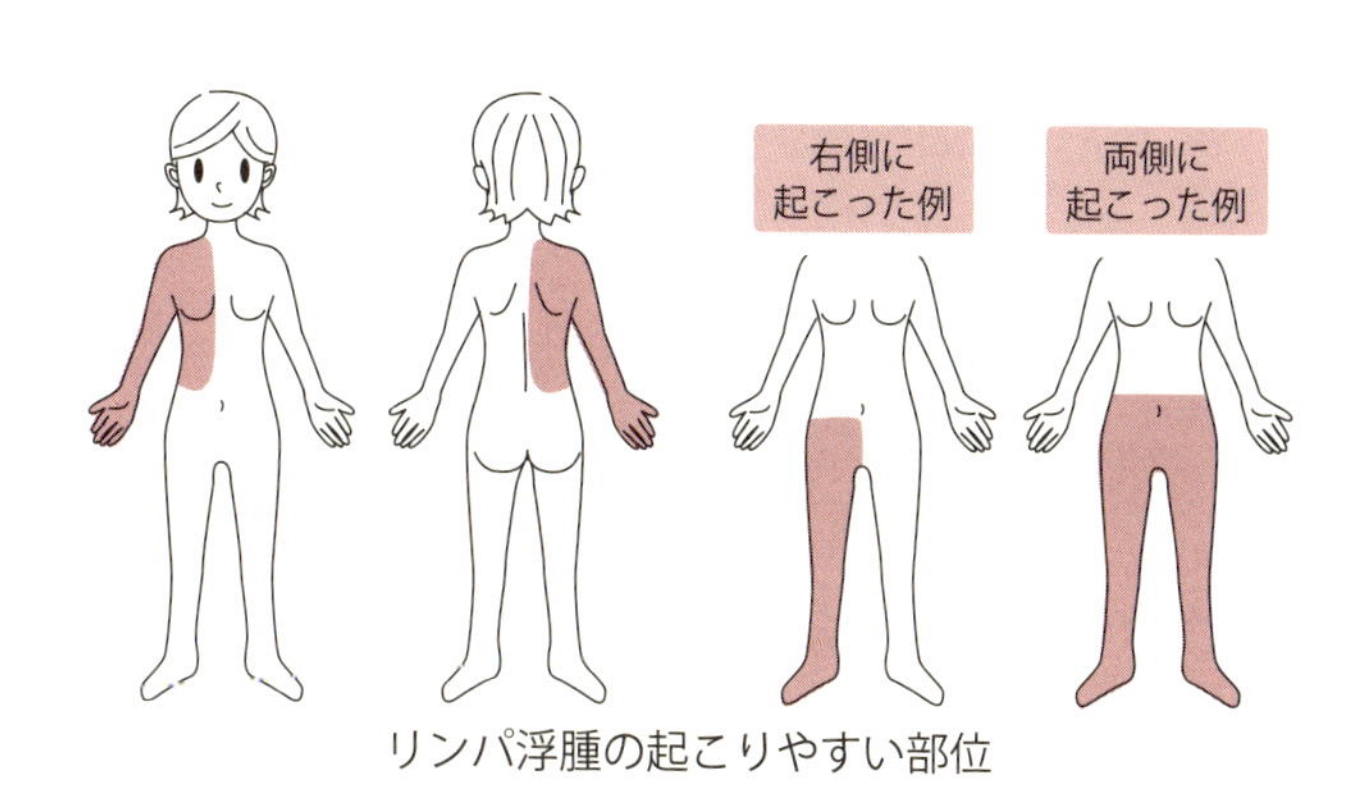

リンパ浮腫の起こりやすい部位

圧迫療法④圧迫下での運動療法――の四つが挙げられます。

質問では14年前の手術後からリンパ浮腫が発症されたとのことで、具体的な発症時期や浮腫の程度・経過、術後治療の有無などが分かりませんが、皮下組織の変化が軽度である発症早期に治療を始めることが重要です。術後の経過を把握できることから、手術した病院で相談するのがよいでしょう。

●消化器外科統括部長
中田　岳成・林　卓也・松下　明正

月経前症候群の治療法

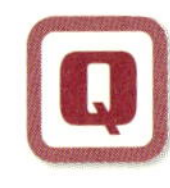

以前から生理前になるとイライラしたり、気分が落ち込んだりします。また、最近では手足のむくみも出てきて心配です。インターネットで調べたら「月経前症候群」という病気がありましたが、治療法はありますか。(32歳・女性)

A

症状に応じて対処を考える

月経前の身体的・精神的不快な症状を総じて**月経前症候群**(ＰＭＳ＝premenstrual syndrome)といいます。

何らかの月経前症状は約80％の女性が経験しているといわれ、その中で日常生活に支障を来すほどのＰＭＳは約５％と報告されてます。女性ホルモンが原因とされてきましたが、最近の研究では神経伝達物質のセロトニンが直接的な誘因と考えられています。

精神的あるいは肉体的症状が月経前３～10日間続き、月経発来とともに減弱、消失します。イライラ、のぼせ、下腹部膨満感、下腹痛、腰痛、頭重感、怒りっぽくなる、頭痛、乳房痛、

落ち着きがない、憂鬱(ゆううつ)——の順に多いとされてます。

治療では、**身体的症状や精神的症状の強さを考慮**します。薬物療法としては精神安定剤、鎮痛剤、利尿剤、低用量ピルを使い、また欧米では精神的症状の強い場合には抗うつ剤である選択的セロトニン再取り込み阻害薬（ＳＳＲＩ）が第一に選択されます。その他、漢方薬や、はり・きゅうでの療法があります。さらにカウンセリング、生活指導が必要な場合もあります。

●産婦人科部長　澤口 啓造

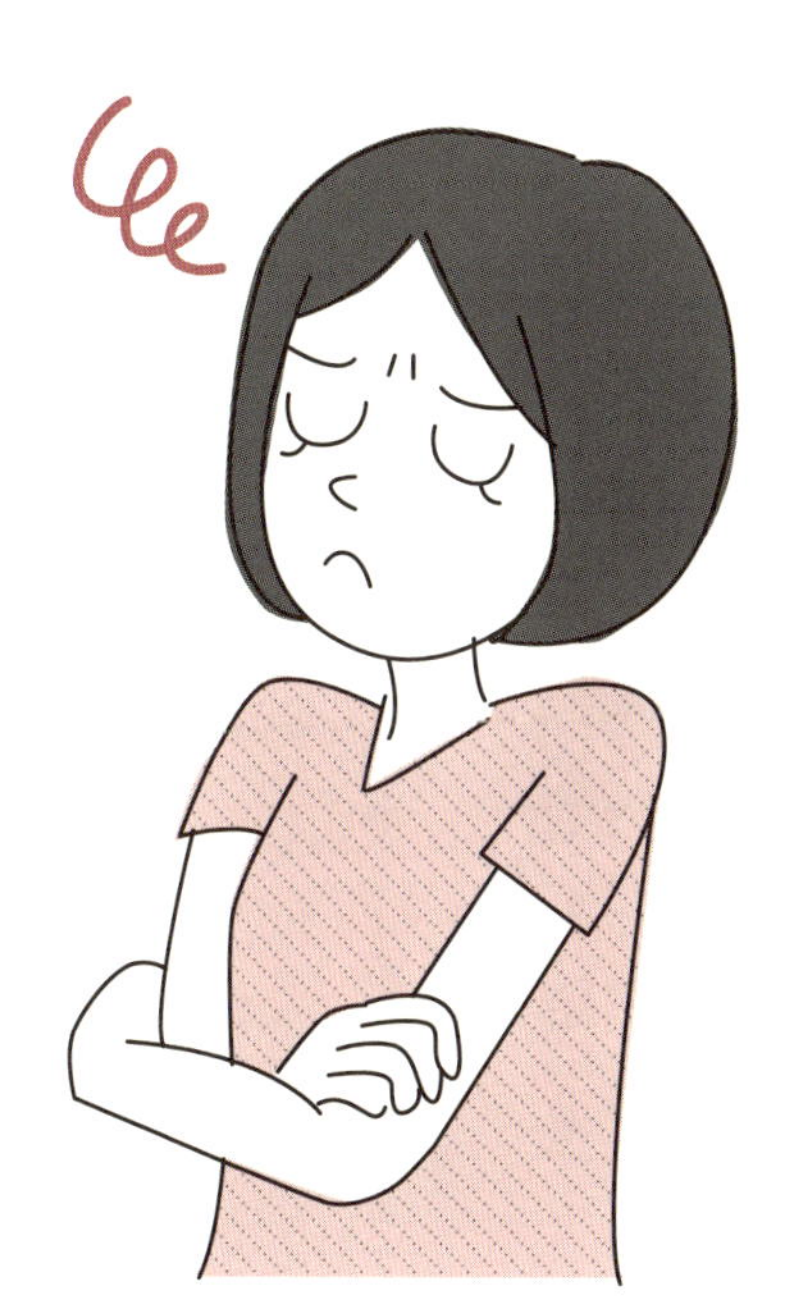

生理の量がすごく多い

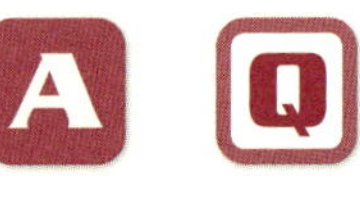

生理の量がすごく多く、レバーのような血の塊が出るのですが、どんな原因が考えられますか。治療はどうすればよいでしょうか。（30歳・女性）

原因を精査し、それに合った治療を

過多月経の原因は、器質的なものと機能的なものがあります。器質的な原因は通常、**子宮筋腫**や**子宮内膜症**が考えられます。機能的な原因としては、無排卵性月経の頻度の多さが考えられます。無排卵の場合、通常の月経に比べて速やかな子宮内膜の剥離が起こりにくく、不規則な剥離が起こるため、出血期間も長くなり過多月経が起こりやすくなります。

原因によって過多月経の治療方法も異なるため、まずその原因を詳しく調べる必要があります。子宮筋腫や子宮内膜症が原因の場合は、一般的な治療方法として薬物療法や手術療法があります。無排卵性月経が原因の場合は、ホルモン療法として卵胞ホルモンと黄体ホルモンの周期的投与が行われます。また、有効な治療方法として排卵誘発剤の投与を行う場合も

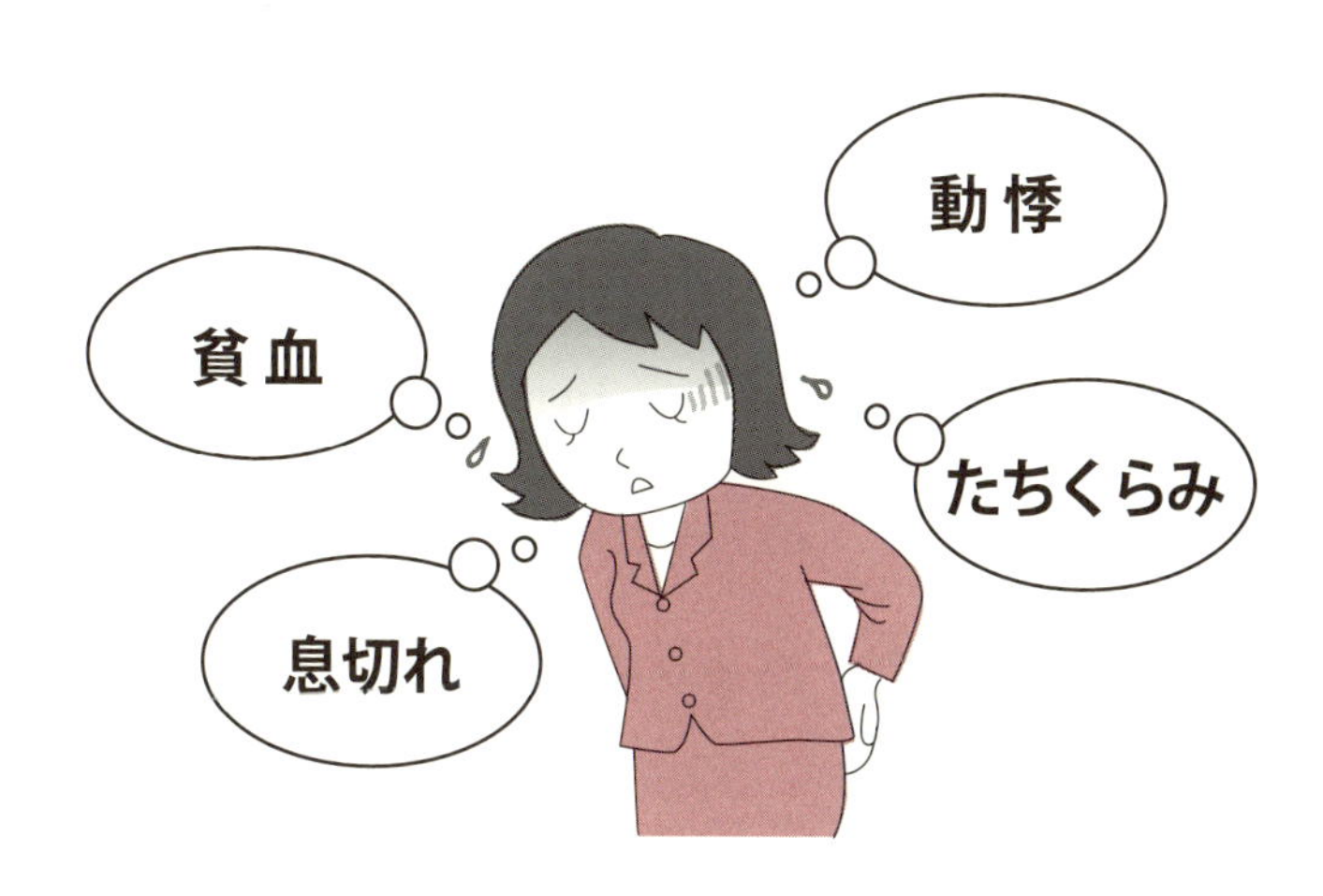

あります。

なお、月経周期が順調な場合でも無排卵性の場合があるので、注意が必要です。基礎体温表を数ヵ月記録しておくと排卵の有無が分かり、状態の把握に有用です。

特に、思春期や更年期前後の年代の方の場合、過多月経の原因をよく調べて、その原因に合った治療を受けることが大切でしょう。

●産婦人科部長　澤口　啓造・林　卓也

膣から下がってくる感じがする

この頃、何だか膣から下がってくる感じがして、おしっこも出にくく残った感じがします。どういう症状で、どの科にかかったらいいのでしょうか。（64歳・女性）

A

性器脱の可能性。婦人科受診で見極めを

性器脱の可能性があります。これは骨盤の中にある臓器、子宮や膀胱、直腸、小腸などが、骨盤の底を支える筋肉や靭帯の緩みによって、だんだん膣の中に落ち込んでくる状態をいいます。**子宮脱**や**膀胱瘤**、**直腸瘤**などが含まれます。

けっして珍しい疾患ではなく、症状としては下垂感や脱出感、おしっこが出にくいとか残尿感、ひどくなると膀胱炎や腎盂腎炎を繰り返す方もいます。

原因である骨盤底の緩みは、年齢、特に更年期過ぎの筋力の低下に加え、お産の回数や大きな赤ちゃんをお産された時の負担や肥満、重いものを持つ職業的な要素が関わるとされています。

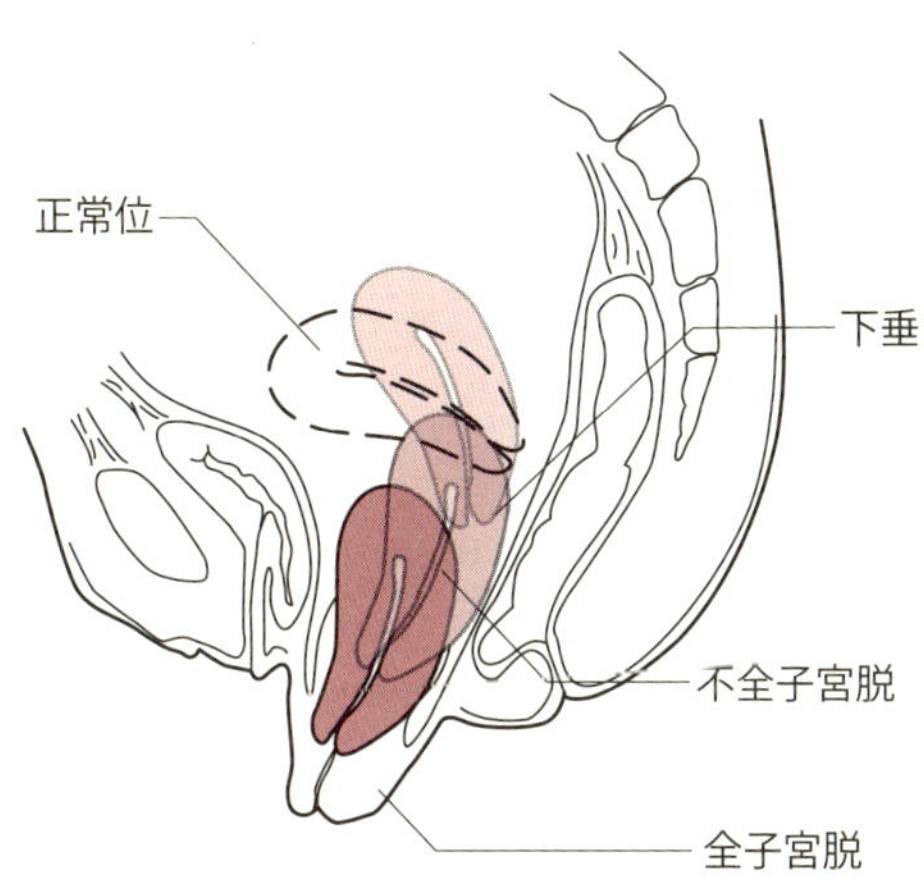

子宮脱の女性骨盤断面図

治療法には、リングペッサリーという丸い器具を腟内に装着して下がってくるのを防ぐ方法や、手術があります。手術は、子宮を摘出して緩んだ膀胱の壁を切除して修復する方法、伸びてしまった子宮の入り口を切断して固定する方法があります。

最近では、子宮も腟も温存し、負担も少ないとされる**TVM**（Tension Free Vaginal Mesh）という、人工的な布でつり上げて固定する方法も導入されています。いずれにしても、婦人科で診てもらい、性器脱の症状かどうか見極めて治療法を選んでください。

●産婦人科部長　澤口　啓造

排尿時に痛い感じがする

Q

膀胱(ぼうこう)炎を治療し、おしっこする時の痛みとか残った感じはよくなりましたが、その後かゆみと白っぽいおりものがあり、最近はまた、おしっこをするとピリピリ痛い感じがあります。まだ膀胱炎が治っていないのでしょうか。（36歳・女性）

A

自浄作用の低下で起こる膣・外陰炎

もともと女性の膣内には**デーデルライン桿菌**(かんきん)という、乳酸を産生する菌が常在してます。そのために膣内の酸性度が保たれて雑病原菌の侵入を防いでいます。これを**膣の自浄作用**といいます。

ところが抗生物質をあまり長期にわたって服用すると、デーデルライン桿菌による膣の自浄作用も低下します。その結果よく起こる膣炎が**カンジダ膣炎**です。教科書的には豆腐滓(かす)とかカッテージチーズのような……と表現する、おりものが特徴的です。また、外陰部に波及すると**カンジダ外陰炎**となり、強いかゆみと発赤、痛みが出てくることもあります。それが

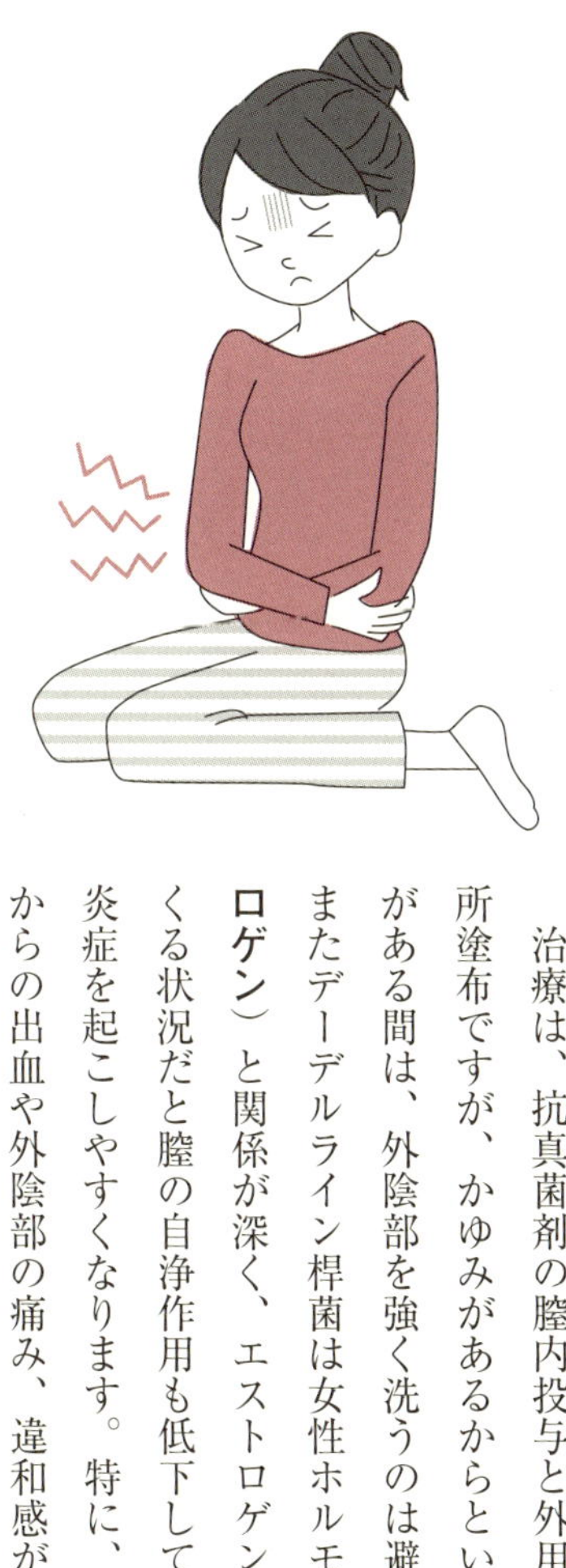

「おしっこをするとピリピリ痛い感じ」と表現されます。抗生剤以外にも、免疫機能（抵抗力）の低下する妊婦さんや、糖尿病の方によく見られます。

治療は、抗真菌剤の膣内投与と外用薬による局所塗布ですが、かゆみがあるからといっても症状がある間は、外陰部を強く洗うのは避けましょう。

またデーデルライン桿菌は女性ホルモン（**エストロゲン**）と関係が深く、エストロゲンが不足してくる状況だと膣の自浄作用も低下して雑病原菌の炎症を起こしやすくなります。特に、閉経されてからの出血や外陰部の痛み、違和感がある場合の炎症は**萎縮性膣炎**と表現します。治療は自浄作用向上のためのエストロゲン製剤と抗生剤の膣内投与、場合によってはエストロゲン製剤の内服を併用します。

●産婦人科部長　澤口 啓造

尖圭コンジローマか心配

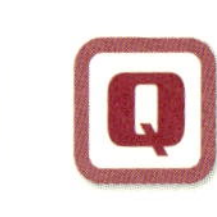

最近陰部が痛がゆく、触ってみると小さいイボみたいなものがたくさんあります。ネットで調べたら尖圭コンジローマという病気と似ているようですが、心配です。(28歳・女性)

A

診断を受けて根気よく治療を

尖圭コンジローマとは、ヒトパピローマウイルス（HPV）感染が原因で、外陰部や膣に生ずるイボのことです。主にHPV感染者との性行為によって感染します。感染後、平均2・8ヵ月の潜伏期間を経て、発症するとされています。

症状は、小さいイボや乳頭状、鶏冠状と表現される大きな腫瘤ができたり、痛みやかゆみを感じたりしますが、全く無症状の場合もあります。

診断は、症状や肉眼的所見で可能な場合が多く、不確実な時は組織診断で確定できます。治療方法は、病変の広がりや発症部位などによりますが、一般的に外陰部病変には、2007年に日本でも承認されたイミキモドクリームが使用されています。

その他の治療としては冷凍療法、外科切除、レーザーや電気メスによる蒸散があります。尖圭コンジローマは**難治性のウイルス感染症**ですから、根気よく治療しないと再発を繰り返したり、パートナーにうつすことにもなります。治療には1～2ヵ月を要することが多く、再発率は約25％といわれています。なお、子宮頸(けい)がんの主な原因となるウイルスもＨＰＶですが、本疾患の原因になるＨＰＶとはタイプが異なり、直接的には子宮頸がんの心配はありません。

●産婦人科部長　澤口 啓造

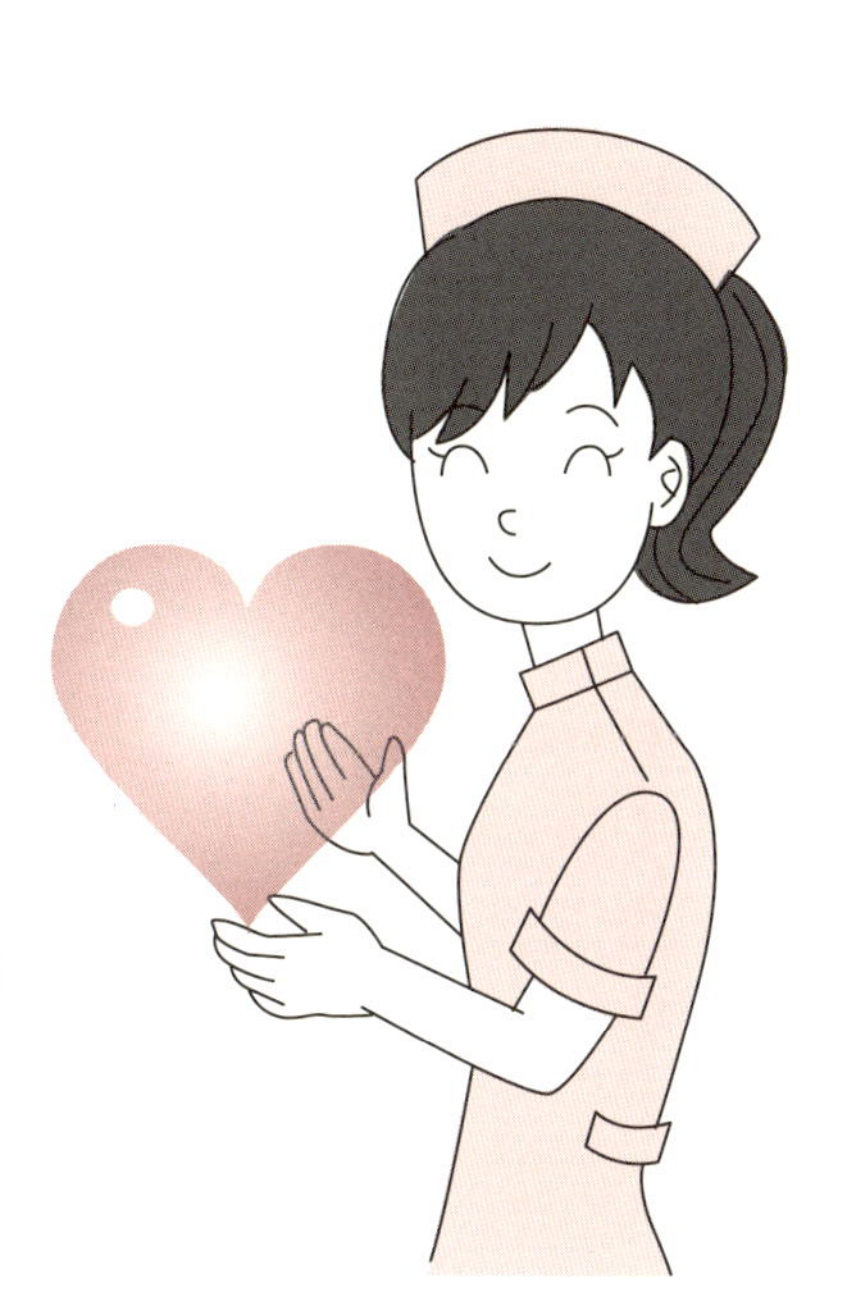

妊婦の新型インフルエンザへの対応

Q 妊婦が新型インフルエンザに感染した場合の治療法は。ワクチンを受けても安全なのでしょうか。（30歳・女性）

A **健康成人と同様。胎児にも影響はない**

治療法については、**抗インフルエンザ薬**（**タミフル**、あるいは**リレンザ**）の早期服用開始がすすめられます。**症状発現後48時間以内のタミフル服用開始**が、重症化防止に最も効果があります。タミフル、リレンザの胎児に対する安全性に関しては、米国のガイドラインにて「抗インフルエンザ薬を投与された妊婦、および出生した児に有害事象の報告はない」とされています。また、催奇形性に関して、タミフルは安全であることが報告されています

感染が確認された場合ではなく、妊婦さんが新型インフルエンザ患者と濃厚接触した場合にも、タミフル、あるいはリレンザの予防的服用がすすめられます。

現在国内で使用されている**新型インフルエンザワクチン**は、生ワクチンではなく不活化ワ

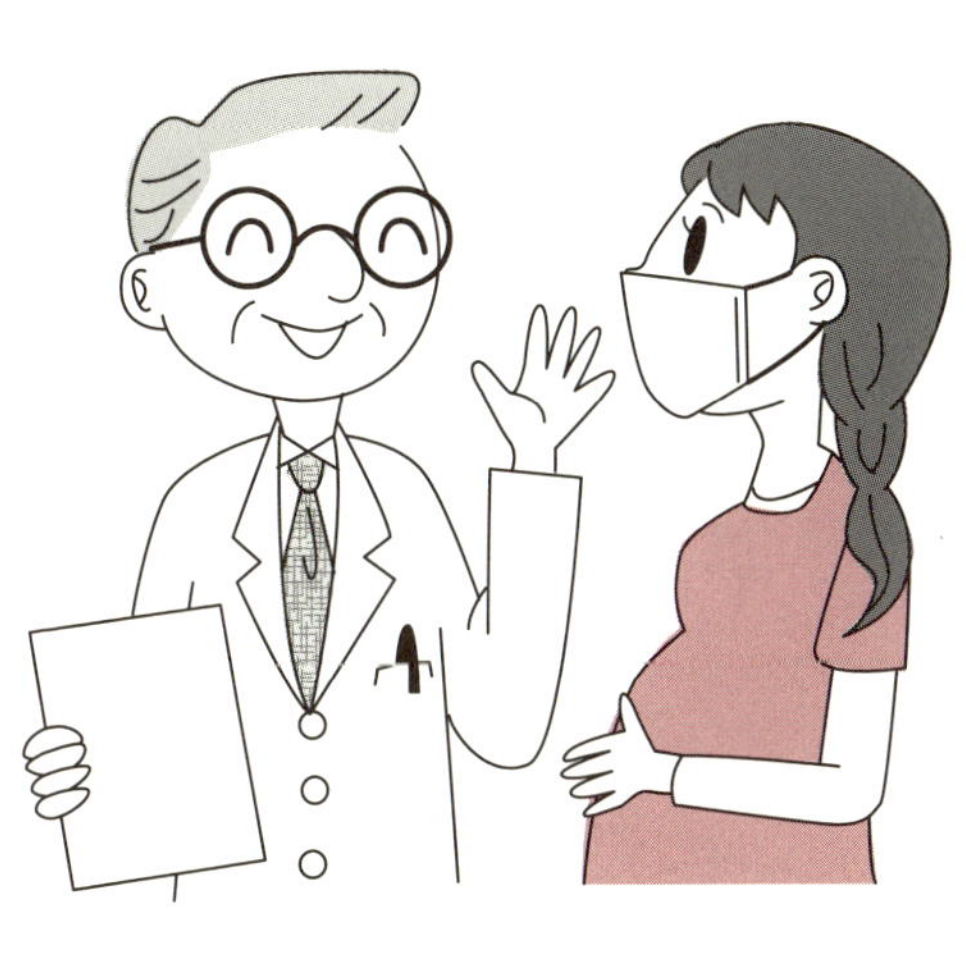

クチンという種類のもので、安全・有効と考えられます。また、妊婦さんに対する接種回数に関しては、2009年11月に厚生労働省から「健康成人と同様、1回接種とする」と発表がありました。

なお、妊婦さんにインフルエンザのような症状が見られた場合、他の妊婦さんや褥婦(じょくふ)さん(出産後間もない女性)への感染拡大を防ぐために、かかりつけの産婦人科医を直接受診するのは避け、地域の一般病院を受診してください。この際は、あらかじめ受診する一般病院を決めておき、電話予約をしてからの早期受診をおすすめします。

●産婦人科部長　澤口　啓造・林　卓也

急性喉頭蓋炎と言われて入院

のどが痛くてご飯も食べられなかったので、病院に行ったところ急性喉頭蓋炎と言われて即入院しました。恐ろしい病気と聞いたのですが。（35歳・女性）

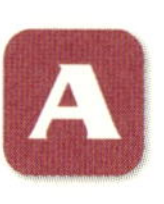

窒息の恐れも。呼吸苦などがあったらすぐ受診

喉頭蓋は気管上部にある軟骨の蓋のようなもので、食物が気管に入らないよう弁の役割をしています。**急性喉頭蓋炎**は、喉頭蓋が炎症で腫れ上がる病気です。初期であれば入院して薬で治せますが、場合によっては気管切開術等の緊急手術を要します。

この病気の問題点は2点あります。一つ目は、病気の初期に自覚するのがのどの痛みだけなので、耳鼻咽喉科以外の診療科（内科、小児科、外科など）を受診することが多くありますが、その場合、その病変部を直接診ることが困難なために**診断が遅れる場合**が多いこと。二つ目は、発症から短時間で急速に進行し、腫れ上がった喉頭蓋が気道を閉塞して**窒息死に至ることがある**こと。

のどの痛み以外の症状としては嚥下（飲み込み）障害、ふくみ声、喘鳴、呼吸苦などですが、喘鳴や呼吸苦が生じている場合は窒息の手前まで来ている証拠なので、要注意です。いずれにせよ痛み以外の症状がある場合には、風邪をこじらせたなどと思い込まず、耳鼻咽喉科専門医を受診してください。

●耳鼻咽喉科部長　福岡 久邦・伊藤 岳朗

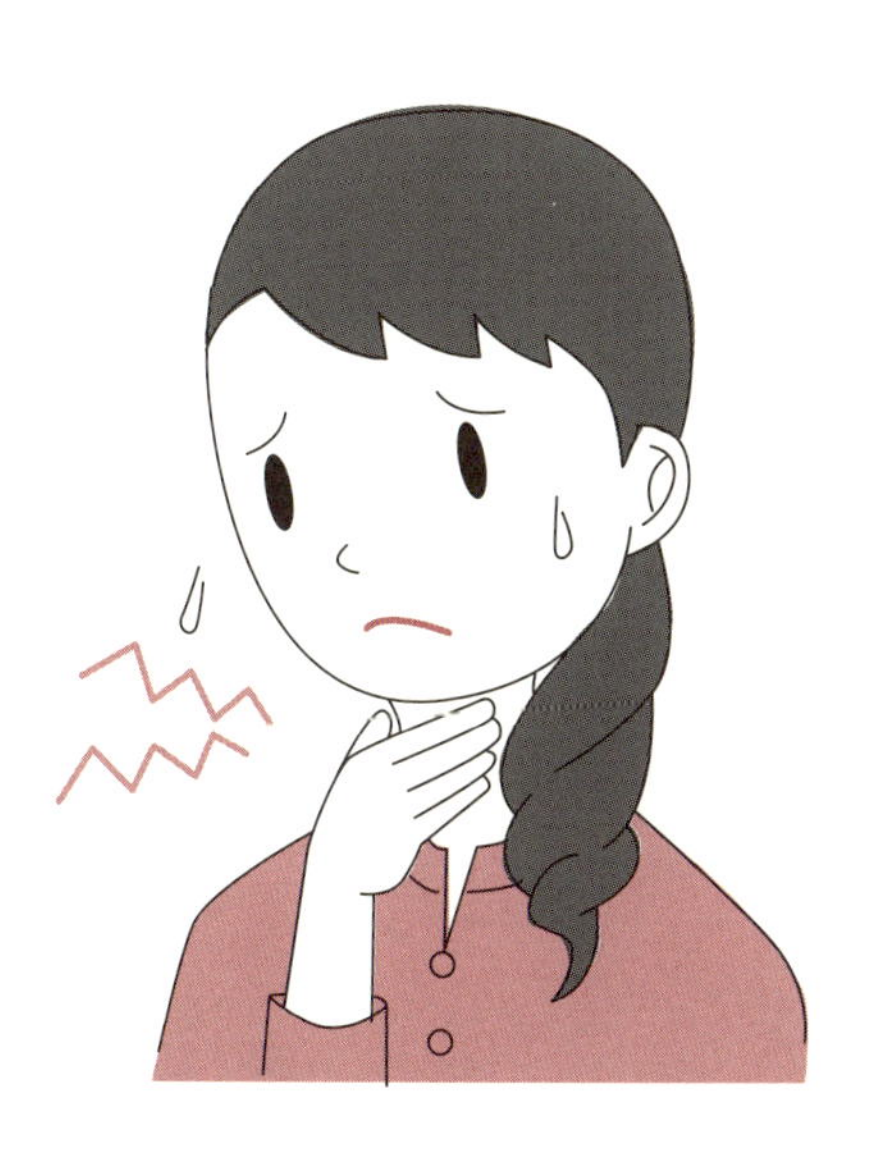

副鼻腔炎の手術が心配

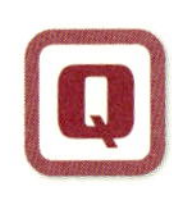

副鼻腔炎（ふくびくう）、いわゆる蓄膿症（ちくのう）の手術を予定しています。主治医から、合併症として目や頭の障害があると説明されましたが、心配で手術を迷っています。（55歳・女性）

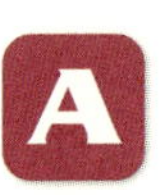

最新機器が登場。より安全かつ正確に

副鼻腔炎の手術は、現在ほとんどの施設で**内視鏡**を用いて鼻の中から行われています。以前の手術に比べ、患者さんに対する侵襲（傷を付ける範囲）や負担が少なくなっています。しかし、副鼻腔の構造は複雑で眼球、頭蓋底、視神経などに近く、それらを損傷することによる複視（ものが二重に見える）、視力障害、髄液漏、髄膜炎などの**合併症**が、頻度は低いものの毎年報告されています。

これらの合併症の予防対策として、数年前より当院のように**ナビゲーション**という新しい手術機材（保険適用）を用いる施設が増えてきました。術中の器具の位置を、術前に撮影した精密なＣＴ画像上に表示させるもので、カーナビゲーションで現在の位置が分かるのと同

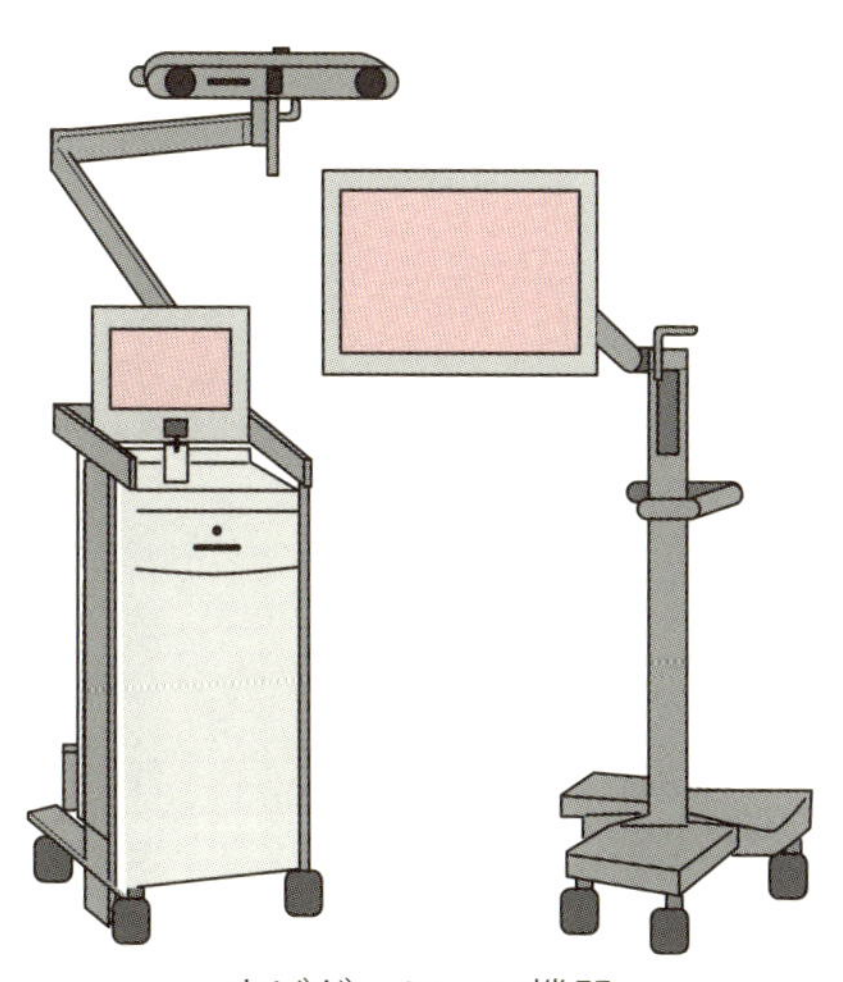

ナビゲーション機器

じシステムです。手術場でリアルタイムに副鼻腔内での手術器具の正確な位置を知ることができ、より安全で正確に手術が行えるようになっています。

目や頭の合併症の頻度はとても低く、ある程度の手術経験がある医師であれば問題になることはありませんが、より安全性を求めるのであればナビゲーションの使用について主治医に相談してみましょう。ナビゲーション手術のできる病院を紹介してもらうのもよいかもしれません。

●耳鼻咽喉科部長　福岡 久邦

鼻のポリープ手術が不安

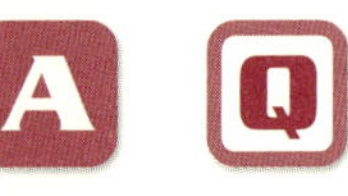

一年中鼻づまりがあります。アレルギーではなく、鼻の中にポリープがあると言われました。手術をすすめられましたが心配です。（45歳・男性）

最新機器の導入で合併症も減少

一年中鼻づまりや鼻汁が続く場合に考えられる病気は、**アレルギー性鼻炎**や**慢性副鼻腔炎**（いわゆる蓄膿症）、良性や悪性（がん）を含めた**鼻腔腫瘍**などが考えられます。あなたの先生の診断ではアレルギーではなく、鼻の中にポリープがあるということですので、慢性副鼻腔炎や、それに類似した炎症性の疾患や腫瘍と思われます。

恐らく薬の内服で治すことは難しいケースでしょう。今後**単純エックス線撮影**や**副鼻腔CT撮影**が必要になります。

手術では、鼻の中のポリープをきれいに切除するのと同時に、鼻の奥の空洞である副鼻腔まで処置をします。また、手術と同時に病理検査を行い、がん細胞が混じっていないか、摘

出したものを顕微鏡で詳しく調べます。病理検査の結果によっては、追加の治療が必要になります。

現在の鼻の手術は、**内視鏡**を使うようになって入院期間もずいぶん短縮されました。鼻の手術では、手術操作が脳や眼球に近くになるため、合併症が多く報告されていましたが、患者さんのＣＴ画像情報をコンピューターで合成して表示し、危険部位を避けて安全に手術を進める最新のシステム（**ナビゲーションシステム**）を併用することで、合併症は減少しています。主治医の先生に紹介状を書いてもらい、手術できる病院を受診してみてください。

●前耳鼻咽喉科部長　鈴木伸嘉

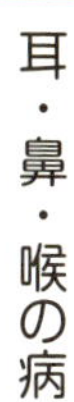

鼻血で日常生活に支障

Q

小学生のころから鼻血が出やすく、鼻をかんだり洗顔の時に毎日のように出血します。最近、突然出血することが多くなり、日常生活にも支障が出ています。（28歳・女性）

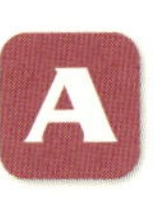

原因と出血部位を確認し、治療を

鼻の出血を繰り返す場合、原因と出血部位の確認が大切です。アレルギー性鼻炎のある人は**粘膜が弱くなる**ので出血しやすく、副鼻腔炎や上顎がん等の**鼻副鼻腔腫瘍**で出血を繰り返すことがあります。また、白血病や血友病等の血液疾患や、肝機能障害等の出血しやすい全身性疾患がある場合もあり、鼻出血の陰に大きな病気が隠れていることもあるため、要注意です。女性では**代償出血**といって、生理の際に鼻出血が起こりやすくなる人もいます。

これらの要因がないのに出血する場合は、鼻の穴の入り口から2センチ程度までの**キーゼルバッハ部位**から出血していることが多いのですが、適切に圧迫することで止血することができます。両側の小鼻（鼻翼）を指で強く摘まんで、最低でも10分間はしっかり押さえるよ

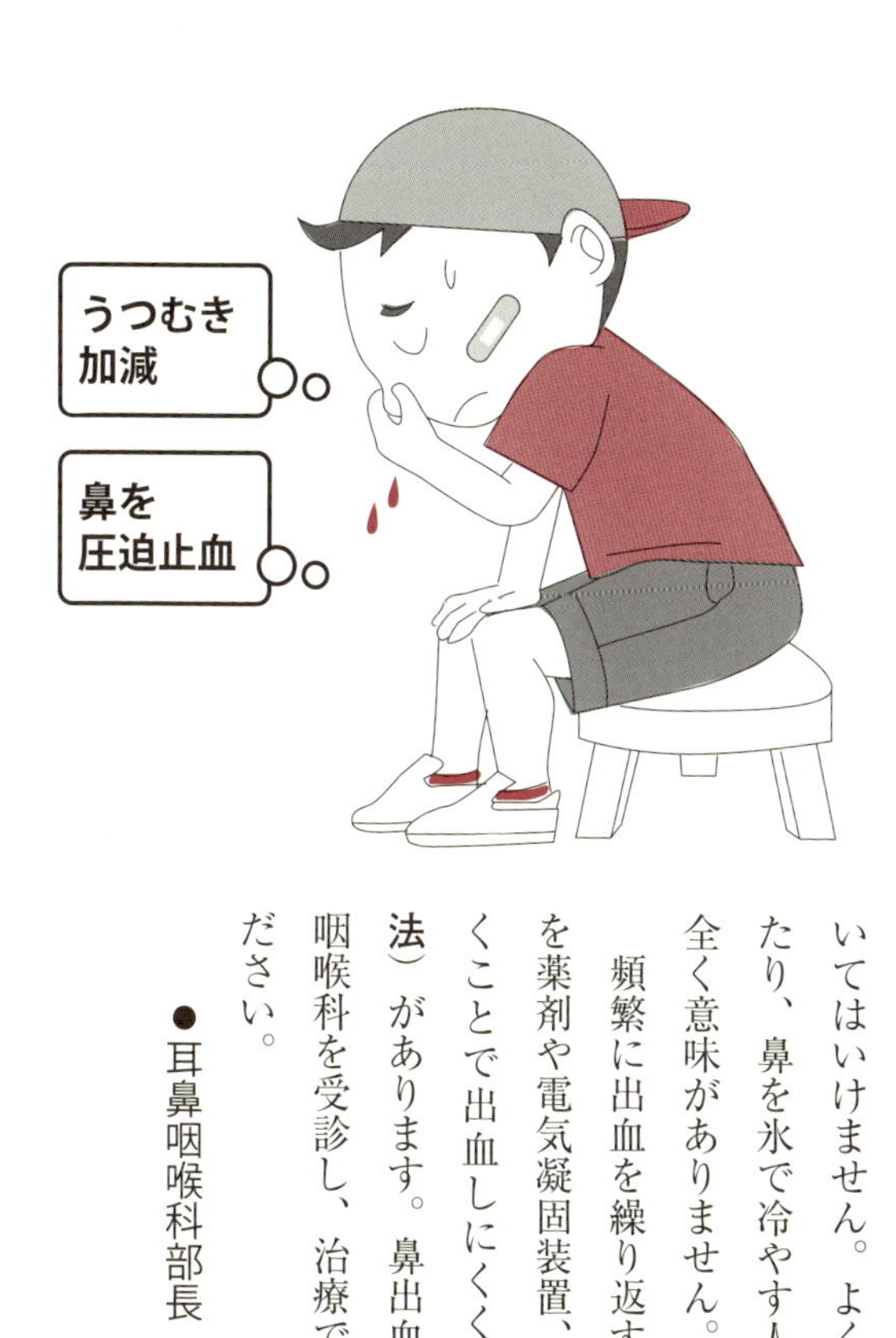

うにします。その際、座った姿勢でやや下方を向くことが大切で、あおむけに寝たり、上を向いてはいけません。よく首筋をトントンたたいたり、鼻を氷で冷やす人がいますが、これらは全く意味がありません。

頻繁に出血を繰り返す場合、出血部位の血管を薬剤や電気凝固装置、レーザー等を用いて焼くことで出血しにくくする治療（**焼灼止血法**）があります。鼻出血でお困りであれば耳鼻咽喉科を受診し、治療できるか相談してみてください。

●耳鼻咽喉科部長　福岡　久邦・伊藤　岳朗

良性発作性頭位めまい症について

最近、寝たり起きたりするときに目が回るので、病院に行ったところ良性発作性頭位めまい症と言われました。三半規管の調子が悪いとのことでしたが、どのような病気か教えてください。（58歳・女性）

A

内耳前庭の異常が原因とされる

良性発作性頭位めまい症とは、頭の位置を変えたときに「ぐるぐる」回るような**回転性めまい**が起きる病気です。一般病院の耳鼻咽喉科を受診するめまい患者の4割近くが、この病気であるという報告があるほど、多く見られるめまいの病気です。

私たちの耳の中には内耳という部分があり、聞こえをつかさどっている蝸牛と、平衡感覚をつかさどっている前庭という部分に分けられます。前庭の中には耳石器という部位と、**三半規管**という部位があり、両方とも頭がどのように動いているかを感じる働きをしています。三半規管の中には内リンパ液という液体しか入っていないのですが、耳石器の耳石が迷

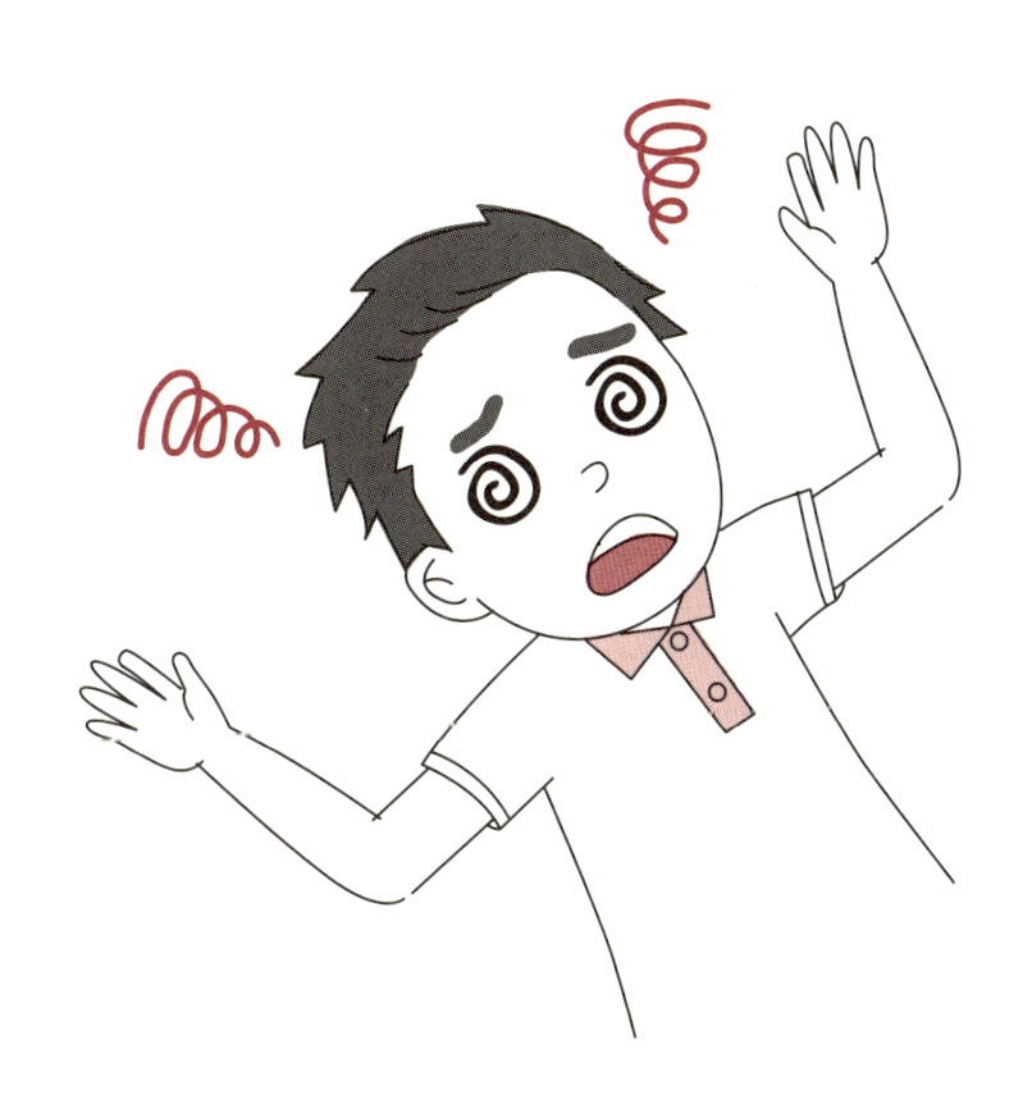

い込んで正常な反応ができなくなっていることが、この病気の原因だといわれています。

自然に良くなるケースも多く見られますが、三半規管のどの部位に異常が起きているかを判断することによって**耳石置換法**（耳石を三半規管から出す方法）が行えたり、聴力やＭＲＩなどの検査によって他の病気の有無も診断できます。専門医の下で適切な治療を受けましょう。

●耳鼻咽喉科部長　福岡 久邦・小口 智啓

メニエール病の原因と治療

Q

メニエール病と言われました。原因、治療、予防について教えてください。また春先に多いと聞きますが、なぜでしょうか。（女性）

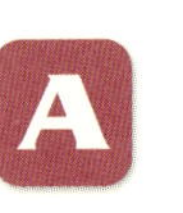

過労やストレスが主な原因。薬物で症状改善

メニエール病とは、**発作的にめまいを生じる病気**です。女性は30代、男性は40代にピークがあり、加齢とともに減少、高齢者にはほとんど見られない特徴があります。また日本での有病率は、人口10万人当たり16人とされ、比較的まれな病気です。

めまい発作は数分から1～2時間で、耳鳴り、耳閉塞感（へいそく）、難聴を伴うこともあります。耳の奥にある内耳という場所の内側は、内リンパ液で満たされていますが、この液量の調節がうまくいかないと症状が出現します。なぜそうなるのか、はっきりした原因は分かっていませんが、**過労やストレス**、**神経質やきちょうめんといった性格が誘因になる**とされています。

厚生省（当時）の診断基準に沿って耳鼻咽喉科で専門的検査を行って診断しますが、残念ながら根治的治療がなく症状改善のための薬物療法が主体となります。

予防は過労、ストレス、睡眠不足を避け、喫煙や飲酒を制限するといったところですが、深く考えず病気と気楽に付き合っていくぐらいの姿勢が必要かもしれません。春に多いという統計はありませんが、働き盛りの方に多い病気なので、年度末・年度初めは過労やストレスが蓄積しやすい時期であり影響があるかもしれません。

●耳鼻咽喉科部長　福岡　久邦・伊藤　岳朗

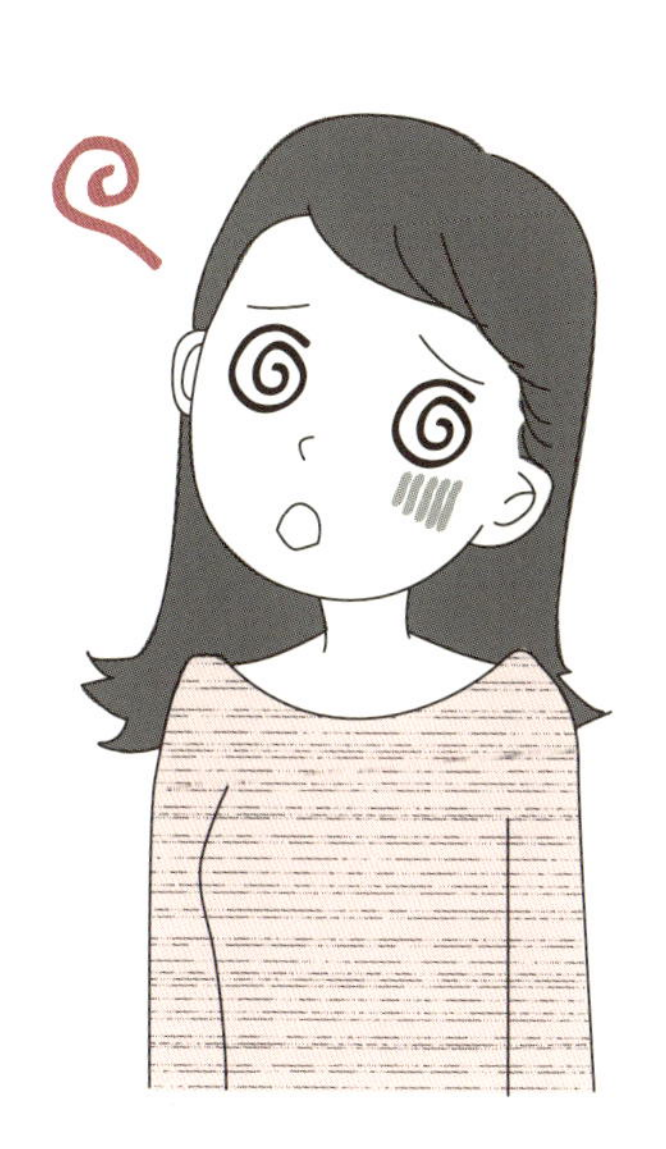

心因性難聴への対処法

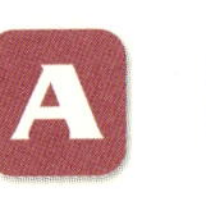

Q 小学5年生になる長女が心因性難聴の可能性があると言われました。どんな病気で、どのようにしたらよいでしょうか。（42歳・女性）

A **過度の原因検索は逆効果。周囲の理解で**

耳に病気がなく「こころ」が原因で起きる難聴を、**心因性難聴**といいます。自覚症状がなくて学校検診で初めて疑われる場合と、難聴の訴えで医療機関を受診し、診断される場合があります。年齢的には6～12歳に多く、**男児より女児に多い傾向**があります。

心因性難聴は、子どもの周囲環境から来るストレスと、子ども自身の性格との関係で起こるようです。具体的には学習の遅れ、友人関係、転校、いじめ、両親の離婚、親子・兄弟関係、父親が単身赴任で不在がち、手の掛かる兄弟がいて構ってもらえない、親が子どもに構いすぎる……など、学校生活と家庭での問題に関する**ストレスがほとんど**です。親から見て「こんなことで」というような比較的単純な原因から、さまざまな問題が複雑に絡み合い、

原因が把握できない場合もあります。

心因性難聴は子どもの悩みや葛藤から来る心理状態のＳＯＳと捉え、治療が円滑に進むよう本人、家族のみならず、学校関係者にも理解と協力が必要です。まずは本人に耳に病気がないことを理解させ、本人とのコミュニケーションと心理状態の分析が重要ですが、過度の原因検索はかえって逆効果を来すことがあり、要注意です。改善傾向がなければカウンセリングなどの精神・心理療法が必要なこともあります。

●耳鼻咽喉科部長　福岡　久邦・伊藤　岳朗

神経ブロックについて

Q

膝の手術をする際、全身麻酔と併用して神経ブロックをするといわれました。どのようなものなのですか。（68歳・男性）

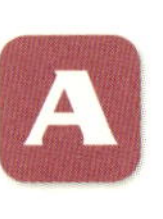

術後のリハビリを見越した措置

整形外科の手術では、術後の痛み対策と術後早期からのリハビリテーションが、機能の回復のために重要な役割を果たしています。そのため、手術を受ける際には、全身麻酔と併用して、**硬膜外ブロック**が鎮痛方法として行われています。これは、脊髄を覆っている硬膜の外側にある空間へ局所麻酔薬などを注入する方法で、優れた鎮痛効果を示しています。

しかし、腰の手術をした場合や、抗凝固・抗血小板薬を服用している場合など、硬膜外ブロックが行えない症例も増えています。また、肺静脈血栓予防のために術後早期より抗凝固療法を行うため、硬膜外ブロックを早期に終了する場合もあります。

このような患者さんの増加により、近年、超音波診断装置（エコー）を用いる**末梢（まっしょう）神経**

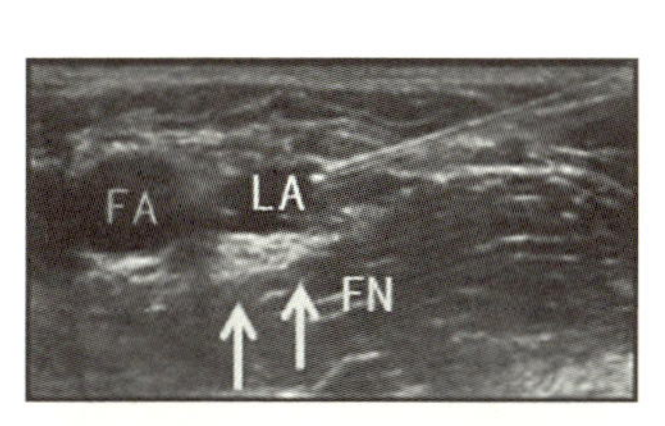

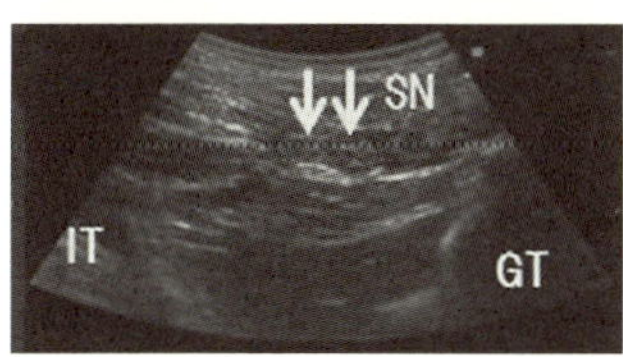

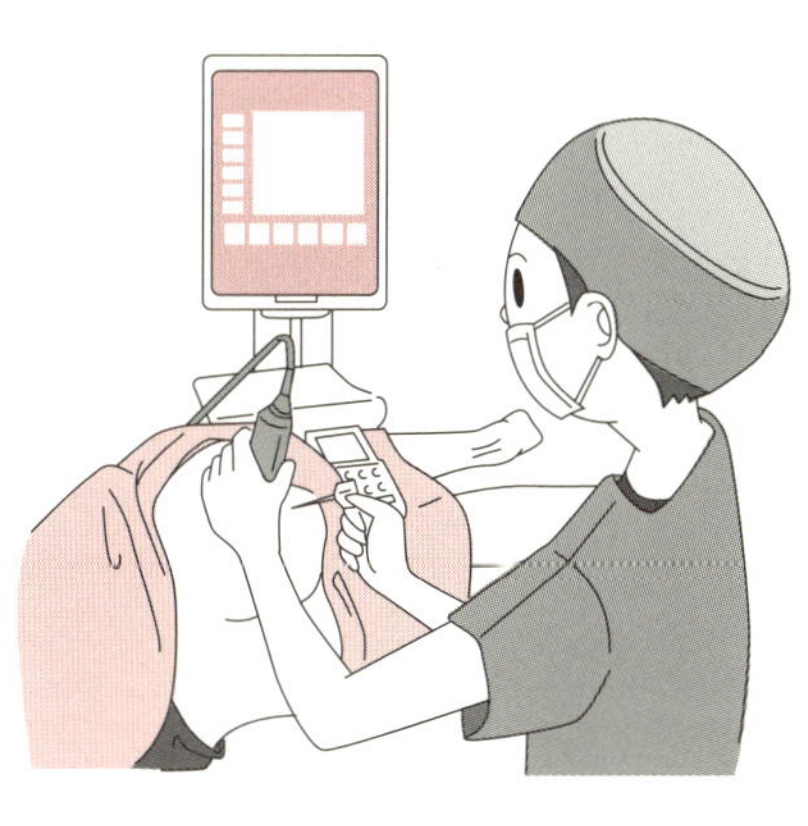

ブロック（超音波ガイド下末梢神経ブロック）が行われています。これには、①神経をエコーや神経刺激装置で確認して行うため鎮痛効果が安定する②硬膜外ブロックができない患者にも十分な鎮痛効果がある③ブロックによる血圧・心拍数への影響が少ない④上肢にも行うことができる――などの利点があります。ただし、非常にまれですが、神経損傷や局所麻酔中毒といった欠点もあります。

当院では手術担当科と連携して、患者さんに最適な術後鎮痛方法を選択するよう努めています。

●麻酔科主任医師　伊藤　真騎

開腹手術後の鎮痛方法

Q

肝臓に腫瘍が発見され、全身麻酔で開腹手術を受けることになりました。手術を受けた知り合いから、強い術後の痛みで痰を出すことができず、肺炎の合併で入院が長引き、大変だったと聞きました。術後の鎮痛はどう行うのでしょうか。（58歳・男性）

硬膜外鎮痛法など。不安あれば担当麻酔医に

全身麻酔から**覚醒**して病室へ戻るとき、傷の痛みの強さや持続は手術部位によっても異なり、上腹部や胸部の手術では比較的強いとされています。術後の痛みは、肺炎などの**呼吸器系合併症**や、心筋梗塞などの**循環器系合併症**の発生頻度を増加させ、在院日数にも影響します。

一般に術後の痛みに対しては、**消炎鎮痛薬**や、モルヒネなど**麻薬系鎮痛薬**の投与（坐薬、筋肉注射、点滴）が必要に応じて行われます。その効果が不十分な場合、痛みによってストレスホルモンが分泌され、血圧上昇、脈拍数の増加や不整脈、血糖値の上昇など、術後回復

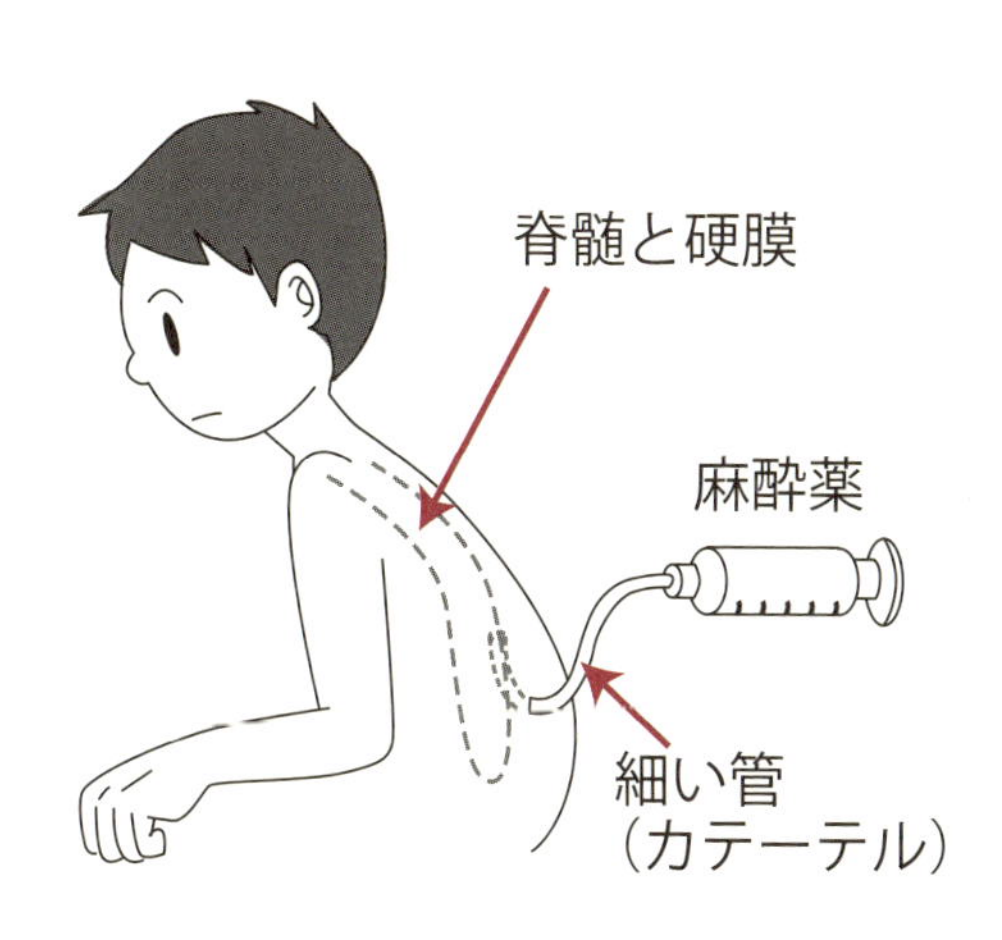

に良くない反応が起こります。

従来から広く行われているのが**硬膜外鎮痛法**（こうまくがいちんつうほう）です。硬膜外腔（がいくう）とは、脊髄神経の通っている袋（くも膜下腔）の背中側にある空間で、そこにビニールの細い管を留置しておき、術中から術後にポンプを使って鎮痛薬を持続注入します。硬膜外鎮痛が有効に作用すると、患者さんは麻酔から覚醒した時にほとんど痛みを感じることはなく、夜もぐっすり眠れます。

術後の痛みに関して、もし疑問や不安があれば、術前診察時に担当麻酔医に遠慮なく聞いてください。

●診療部長　鬼頭　剛

服薬中の全身麻酔手術

Q

脳梗塞の後で何種類か薬を飲んでいますが、今度、全身麻酔で手術を受けることになりました。薬に関して特に注意することはありますか。（81歳・女性）

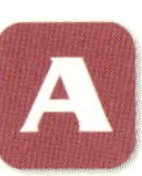

適切な休薬期間を医師に確認する

脳梗塞の後とのことなので、恐らく**抗血栓作用のある薬**（**抗血小板剤**）も服用していると思われます。このような薬は、血液の流れを良くするため、逆に血液を固まりにくくします。服用したまま手術を行うと、術中の出血が止まりにくくなる可能性がありますので、手術の前には一定期間服用を中止（**休薬**）する必要があります。

例えば、抗血小板剤にはアスピリン（商品名**バファリン**ほか）や、塩酸チクロピジン（商品名**パナルジン**ほか）があります。その効果は血小板の寿命である7～10日間持続します。したがって、これらの薬は手術前の7～14日間は飲まないようにするのが一般的です。

また、抗凝固剤のワルファリンカリウム（商品名**ワルファリン**ほか）は、1回の服用によ

る抗凝固効果は投与してから12～24時間後から48～72時間後まで持続します。したがって手術5～7日前から休むのが望ましいと考えられます。
ただし、外科的侵襲（切る範囲）の大きさや、服薬中止によるリスクによって服薬を休む期間も変わってきますので、適切な期間を医師に確認することが大切です。薬を処方しているかかりつけ医と、手術科の医師の双方に、よく相談してください。

●麻酔科医師　榊　純太郎

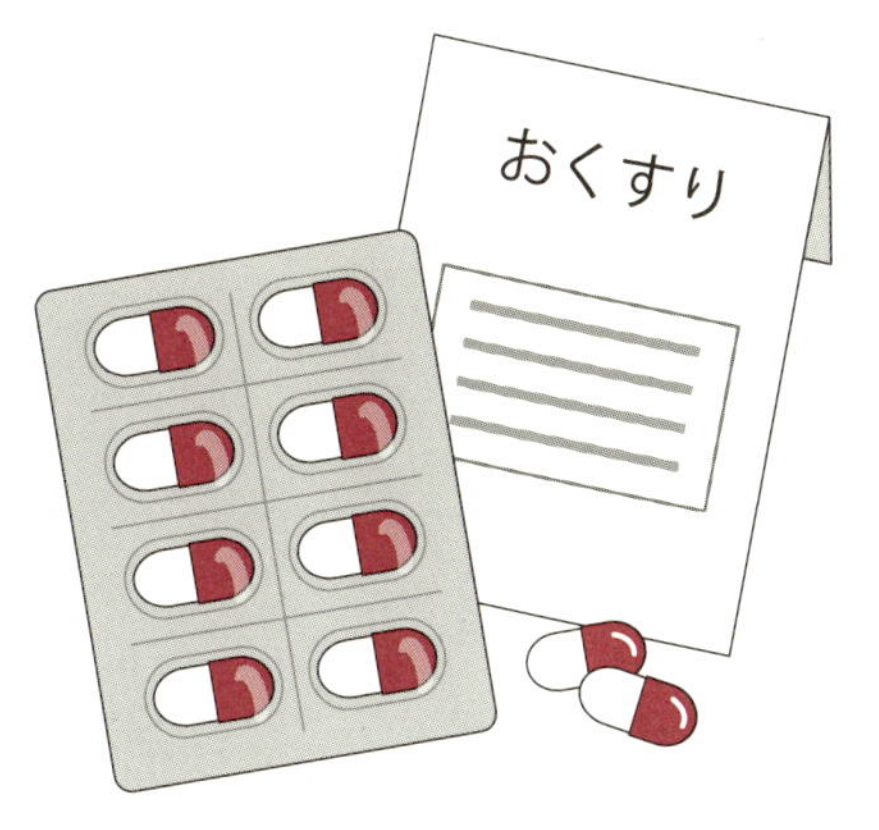

手術への糖尿病の影響が心配

検診で便潜血を指摘され、検査の結果、直腸がんの手術が必要になりました。身長155センチ、体重75キロ、10年来の糖尿病で現在インスリンを1日3回注射しています。糖尿病性網膜症と腎症もあり、眼科や内科にもかかっています。コントロールが悪いと周術期にさまざまな合併症を来しやすく、術後の成績や生存率も悪くなると聞きました。どのような危険があるか教えてください。（70歳・女性）

A

万全の準備と術中・後の管理が重要

生活習慣の変化や高齢化に伴い、糖尿病の患者さんが全身麻酔の手術を受ける頻度も年々高くなっています。周術期（手術中や前後）は痛みなどの各種ストレスが加わり、糖代謝にも悪影響をもたらします。

具体的には以下が挙げられます。

①微少血管障害の悪化……**網膜症**（**眼症**）、**腎症**、**末梢神経障害**は三大合併症ですが、悪

糖尿病の主な合併症

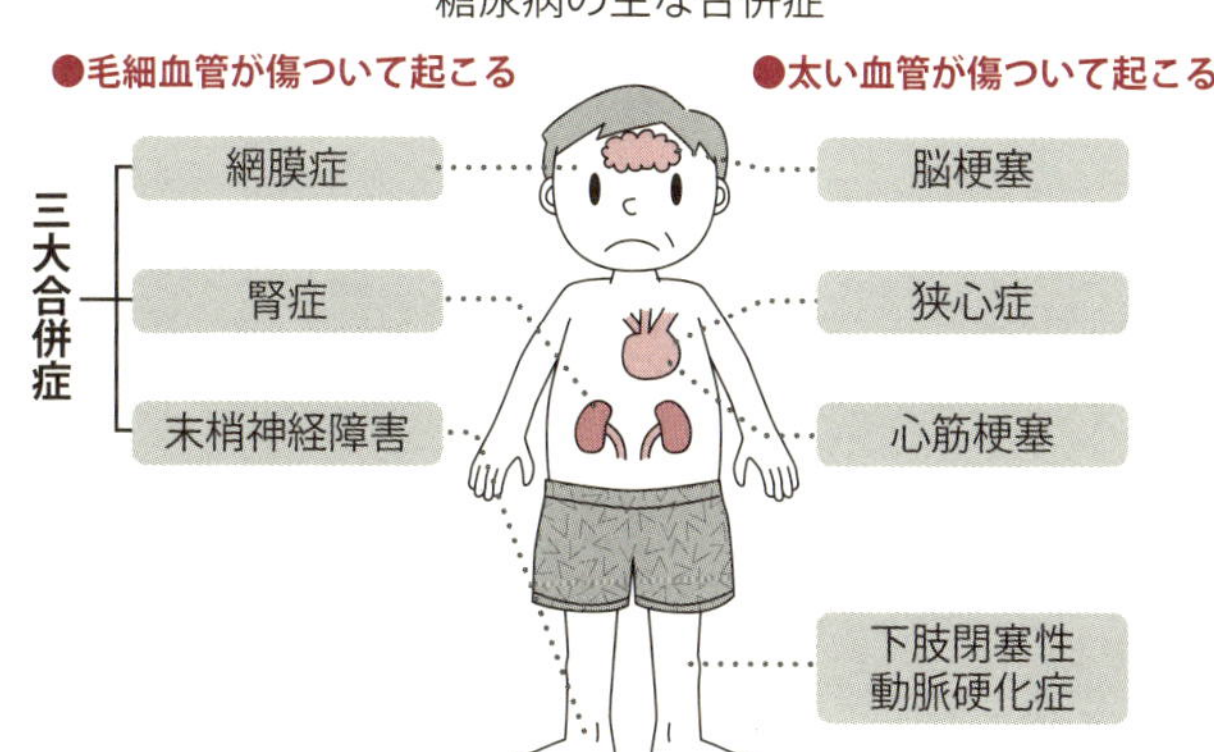

化する可能性があります。

②**易感染性**……術後感染症を起こしやすくなります。

③**低血糖や高血糖あるいは昏睡**……低血糖が続くと脳障害を、高血糖やケトン症では昏睡を引き起こします。

④**心筋梗塞や脳梗塞**……他に肥満、高血圧症、高脂血症、喫煙などの因子が重なると、より危険が高くなります。

⑤**電解質異常**や**血圧低下**など。

対策としては十分な術前評価と準備、周術期の注意深い管理が重要です。麻酔科医師は適切なブドウ糖投与とインスリン使用・血糖値の管理、十分な疼痛管理などを行い、周術期の危険性を減らすよう努めています。

●診療部長　鬼頭　剛

肺疾患があるが、がん手術は大丈夫？

Q

50年間、毎日20本以上の喫煙を続けていました。現在100メートルくらい歩くと息切れがして、内科では肺気腫（慢性閉塞性肺疾患）と診断されています。今回は大腸がんの手術が必要になりましたが、大丈夫でしょうか。（78歳・男性）

合併症あっても術前検査と術後措置で対応

高齢化に伴い、さまざまな肺疾患を持つ患者さんが手術を受ける頻度が増えています。全身管理が発達した現在でも、術後に**呼吸器合併症**（肺炎、無気肺、肺塞栓、呼吸不全）が生じると、治療成績や在院日数に大きく影響します。

危険因子として、①術前からの肺疾患の存在（**肺気腫**、**気管支喘息**、肺炎、古い結核など）②手術部位や手術侵襲（傷つける程度）の大きさ＝胸部や上腹部手術③**喫煙歴**④**肥満**⑤高齢（70歳以上）⑥長時間手術――が挙げられます。術前検査としては、①胸部エックス線・CT検査②呼吸機能検査（肺活量など）③血液ガス検査――を行います。検査結果や普

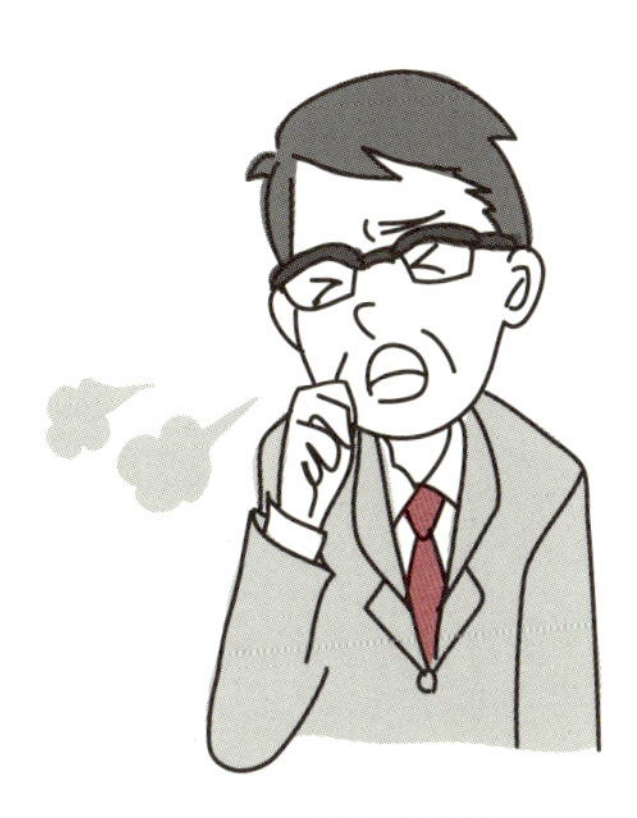

咳や痰が多い

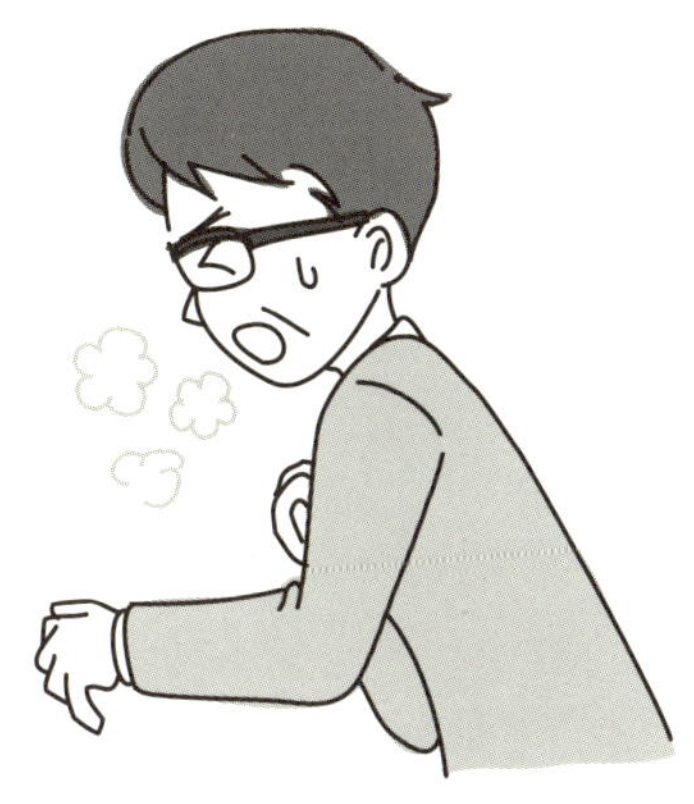

坂道や階段を上ると
息切れする

慢性閉塞性肺疾患の症状

段の呼吸困難の程度により、手術の可否や危険度を総合的に判断します。

もし合併症があっても、手術1ヵ月以上前から必ず**禁煙**し、術前は**呼吸機能訓練**を、術後も硬膜外麻酔による鎮痛法を併用して、早期に**肺リハビリテーション**と**離床**を進めて、肺合併症の発生頻度を少なくします。

当院でも手術担当科・呼吸器内科との連携により、患者さんができるだけ安全に手術・麻酔を受けられるよう努めています。

●診療部長　鬼頭　剛

人工関節の手術前に血栓が見つかった

Q

右股関節症で痛みが強く、人工関節の手術を受けることになりました。手術前の検査で、下肢の静脈に血栓が見つかりました。手術や麻酔は可能でしょうか。（75歳・女性）

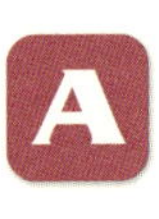

対応処置の上、可能なら手術

深部静脈血栓症、いわゆる**エコノミークラス症候群**は、特に下肢の静脈に血栓（血の塊）ができる疾患で、原因には脱水、感染、旅行、長期の寝たきり、手術などによる血流の停滞があります。この血栓が肺の動脈に詰まると**肺塞栓症**（そくせん）となり、酸素の取り込みができなくなって低酸素症や低血圧・ショック、さらに重症例では生命に危険を及ぼす場合もあります。

血栓の有無を検査するには、超音波検査、静脈造影、ＣＴ、ＭＲＩがあります。もし血栓が見つかった場合には、その部位や範囲によって血栓を捕捉するためのフィルターを下大静脈に挿入したり、抗凝固薬（血液を固まりにくくする薬）の内服・点滴を行った上で、可能ならば手術を行います。

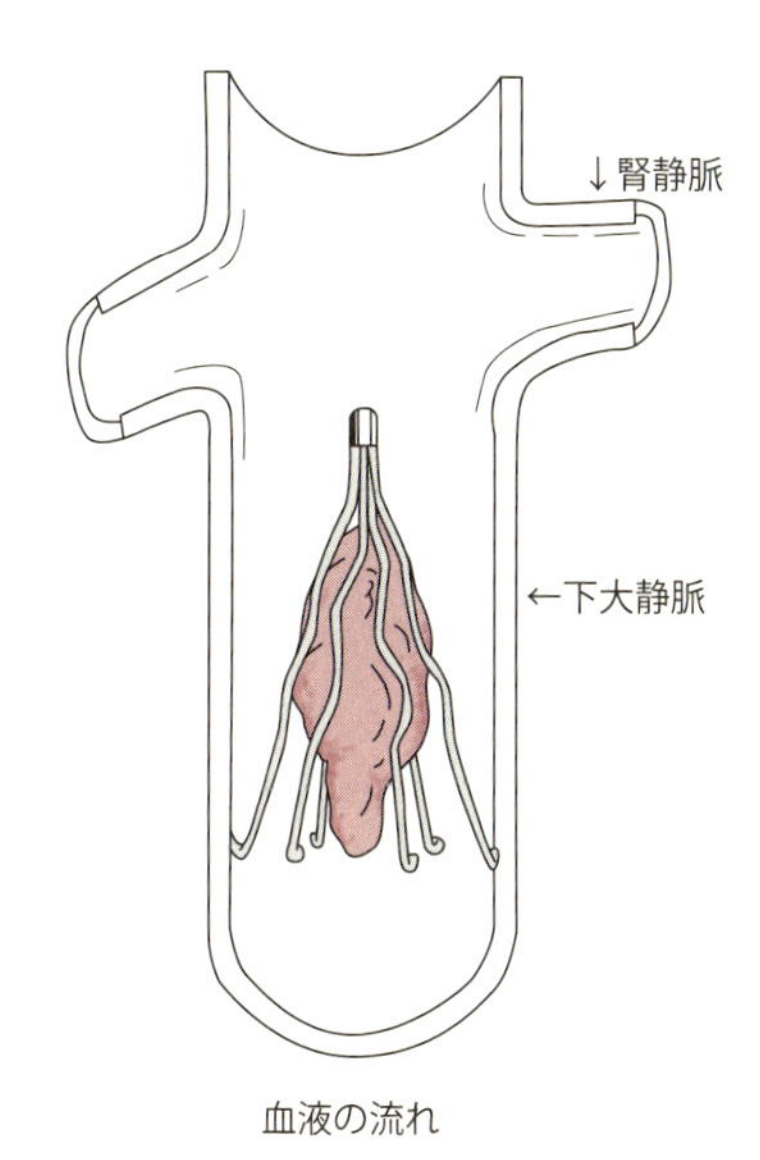

下大静脈フィルターで血栓を補足

元来血栓がない患者さんでも、近年の食生活の変化などの影響もあって、血栓塞栓症は術中術後に最も注意すべき合併症の一つとなってきました。危険因子は高齢、肥満、喫煙、長時間手術、手術部位（骨盤内臓器や下肢の手術）などです。

手術に際しては、下肢に弾性包帯（ストッキング）や間欠的空気マッサージ装置を使用し、術後早期に離床（ベッドから起き上がって歩く）、抗凝固薬の投与を行います。当院では手術担当科、内科、リハビリテーション科と連携し、ガイドラインに沿って管理しています。　●麻酔科部長　森 研也

狭心症だが膝手術は大丈夫？

Q

持病で狭心症がありますが、人工膝関節手術を受けたいと思います。手術や麻酔の危険性や必要な検査について教えてください。（67歳・男性）

A

疾患の度合いなどで方法を検討

高齢化に伴い、いわゆる**虚血性心疾患**（**狭心症や心筋梗塞**）を持つ患者さんが心臓以外の手術を受ける頻度が年々増加しています。6ヵ月以内の心筋梗塞、日常生活に制限がある狭心症、不整脈や心不全がある、糖尿病や腎・肝機能障害を合併している場合、手術の危険度はやや高くなります。

手術の際は、まず心疾患の種類・程度や、日常生活の制限の有無、治療薬剤や過去の発作歴などを参考にします。検査には①心電図②心臓超音波検査（心エコー）③ホルター心電図④冠動脈CT⑤負荷心電図⑥心筋シンチグラフィー⑦心臓カテーテル検査――があり、何が必要かは疾患の重症度によって決まります。⑦では、同時に心臓の血管が狭くなっている部

位を拡張させる内科的治療（ステント留置術）も行うことができます。
検査結果により、手術・麻酔の可否、心臓に負担の少ない麻酔方法の選択、各種薬剤の使用、術前からのステント留置、より短時間で出血量の少ない術式への変更などを考えます。当院でも手術担当科・循環器内科との連携で、術後管理も含めて患者さんができるだけ安全に手術・麻酔を受けられるよう努めています。

●麻酔科部長　森　研也

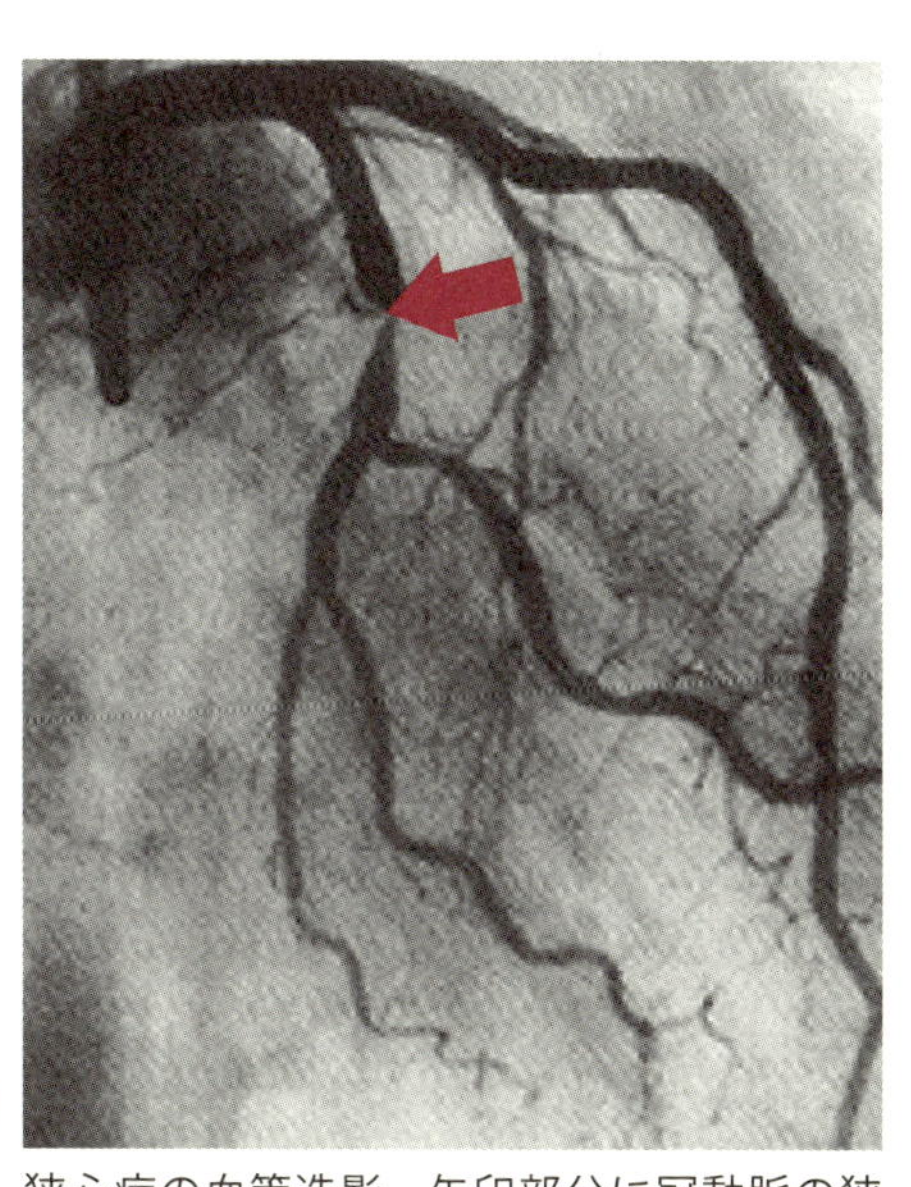

狭心症の血管造影。矢印部分に冠動脈の狭窄がある

腎機能が悪く手術や麻酔が心配

20年来の糖尿病が原因で慢性腎不全と診断され、2年前から週3回の透析を受けています。今回内科にて胃がんと診断され、手術が必要になりました。手術・麻酔の危険性はどうでしょうか。（70歳・男性）

A

部門連携の高い病院で、より安全確実に

人口の高齢化に伴い、さまざまな合併症を有する患者さんが手術・麻酔を受ける頻度も増加しつつあります。腎臓の機能が悪い、いわゆる**慢性腎不全**の患者さんもその一例で、重症になると生命維持のために**透析**が必要になります。

通常は**週3回程度の透析**を行い、体内からの老廃物、過剰な水分・電解質（カリウムイオンなど）を除去します。透析患者さんでは貧血・低蛋白（たんぱく）血症、腎不全の原因疾患（糖尿病、動脈硬化や高血圧症、腎炎など）、電解質異常（高カリウム血症）、虚血性心疾患や心不全、出血傾向・凝固異常、免疫力の低下（感染を起こしやすい）などの問題点があり、手術に際

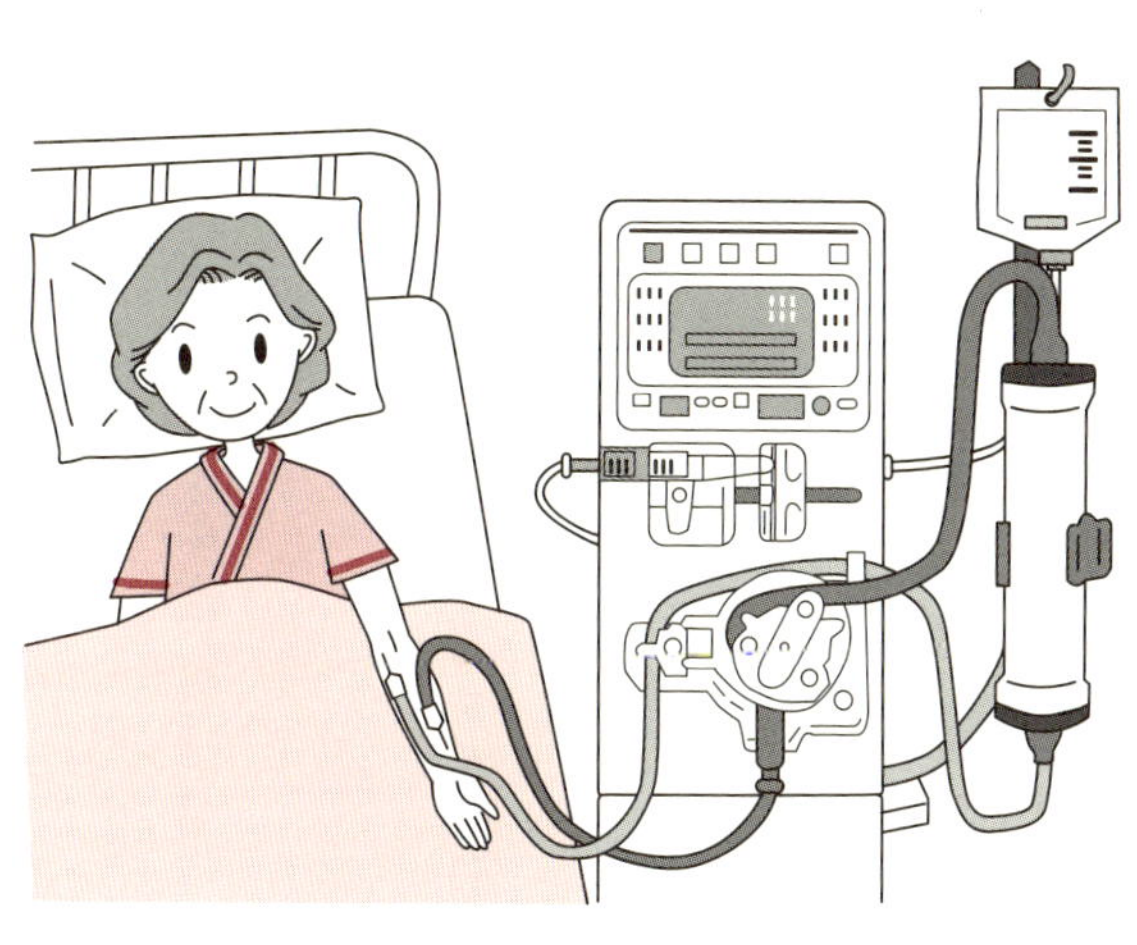

しては慎重な周術期（手術や前後を含めた期間）や麻酔管理が必要となります。

術後早期は**高カリウム血症**、**心不全**、**肺水腫**、**敗血症**、さらに創部感染、肺炎などの発生率が高くなります。侵襲（切る範囲）の大きい手術や緊急手術ではさらに危険度が高く、術後早期の死亡例も見られます。

管理は容易ではありませんが、手術担当科、麻酔科、内科、透析技師、看護師、リハビリテーション技師などの連携が確立されている病院では、より安全確実に手術が受けられると思われます。

●診療部長　鬼頭　剛

骨粗しょう症薬服用者の抜歯は難しい？

Q 骨粗しょう症の薬を飲んでいると、すぐに抜歯できないと言われました。本当ですか。（63歳・女性）

A **休薬など、副作用の予防処置が必要**

骨粗しょう症の薬に**ビスフォスフォネート製剤（BP剤）**があります。この薬は骨粗しょう症治療の第1選択薬であり、そのほかにも、がん患者や関節リウマチなど、骨量が減少する病気に対して非常に有効な治療法として使われています。

近年、BP剤を投与している患者さんが抜歯などの外科的歯科治療を受けた後、また歯周病などの感染により、**顎骨壊死**（がっこつえし）したとの報告が相次いでいます。実際にこのような症状が現れた場合、治療は非常に困難で、長期間の通院が必要となります。

この副作用の発生はまれで、必ず起こるものではありませんが、BP剤を長期服用されている方や、短期であってもステロイドの内服、糖尿病、喫煙者などは顎骨壊死の発生率が高

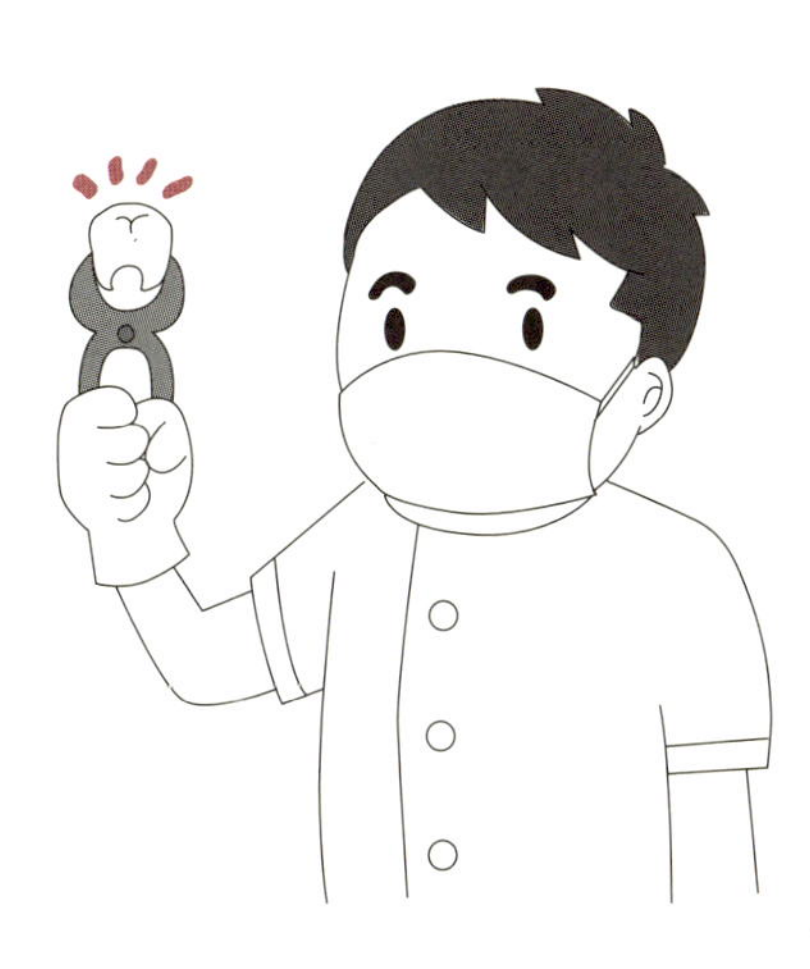

まります。
大切なのは、このような重篤な副作用を予防することです、BP剤の内服や注射が予定されている場合は、外科的な歯科処置をできるだけ治療前に終わらせておくことです。既に内服や注射を受けている方は、その治療期間や症状によって、外科処置前の3～6ヵ月間、BP剤を**休薬**する必要があります。
BP剤を使用している方の歯科治療や休薬の可否では、歯科医師と内科、整形外科医との連携が必要です。BP剤を内服している方は、必ず担当の歯科医師に申し出てください。

●歯科口腔外科部長　齋藤 知之

インプラント希望だがトラブルが心配

Q

入れ歯が苦手なのでインプラントを希望しています。最近インプラントのトラブルなどが報道されていますが、大丈夫ですか。（68歳・女性）

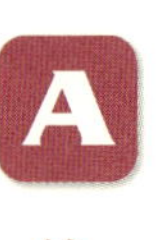

治療が難しいケースも。利点と欠点を見極めて

インプラント（デンタルインプラント＝**人工歯根**）は「見た目」や「機能」などが天然の歯に近いことから、近年人気が高まっており、多くの大学病院や病院歯科口腔外科、歯科医院で治療が行われています。また、治療の成功率や患者さんの満足度も高く、今後さらに治療を希望する患者さんが**増加**することが予測されます。

しかし、全ての患者さんに治療できるわけではありません。インプラント治療はチタン製などの人工歯根を顎の骨に埋め込む必要があります。**従って顎の骨が少ない、薄いなどで骨の量が十分でない場合、治療ができません**。

また、解剖学的に顎の骨には神経や上顎洞（上顎の中の空洞）があり、損傷してしまう

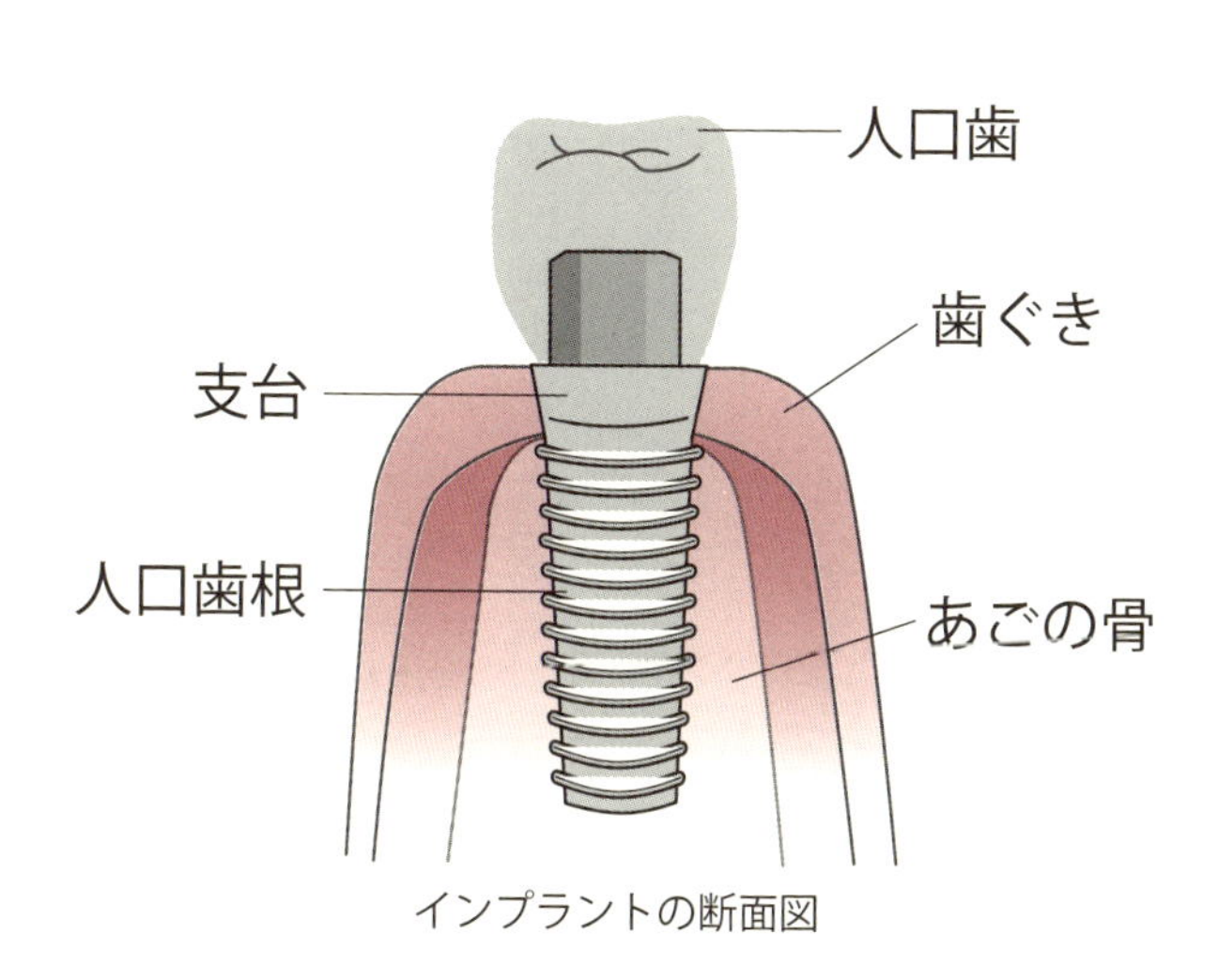

インプラントの断面図

と口唇の感覚異常や上顎洞炎を引き起こしてしまう可能性があります。日本顎顔面インプラント学会（東京）が実施したトラブルの実態調査でも、このようなケースが報告されています。

トラブルなく治療を成功させるには、**①エックス線やCTによって骨や歯周病の状態を診断する②歯科医師とよく相談して、リスクや合併症などについて理解する③インプラントを入れた後も定期的に検査を受ける**——などが最低限必要です。

●歯科口腔外科部長　齋藤 知之

顎関節症の治療法

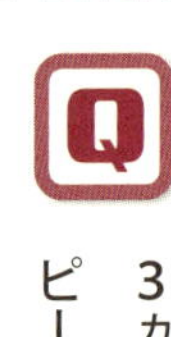

3ヵ月前から顎が痛くなり、口が開かなくなりました。歯科で顎関節症と言われ、マウスピースの治療をすすめられていますが、他に治療法はあるのですか。（42歳・女性）

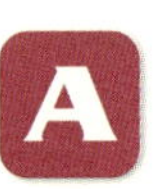

原因特定と症状の再燃防止が大切

顎関節症は、**咬み合わせの異常**、**筋肉のバランス**、**精神的ストレス**などが原因となり、筋肉の痛みや、機能障害（口が開かない）などの症状を引き起こすと考えられています。

一般的に顎関節症の治療は、**保存的治療**と**外科的治療**に大別されます。大部分の顎関節症患者さん（80〜90％）は、保存的治療（①筋肉マッサージなどの理学療法②マウスピースによる治療③鎮痛薬などの薬物療法）を**1〜3ヵ月**行うことで症状が消えていきます。その他にも、生活習慣に関する指導や、心身医学的なアプローチを行うこともあります。

保存的治療で治らない場合、**顎関節内視鏡手術**などの外科的治療を行うことにより、多くの患者さんに、症状の消退が認められますが、顎関節症は一時的に症状が改善しても、**再燃**

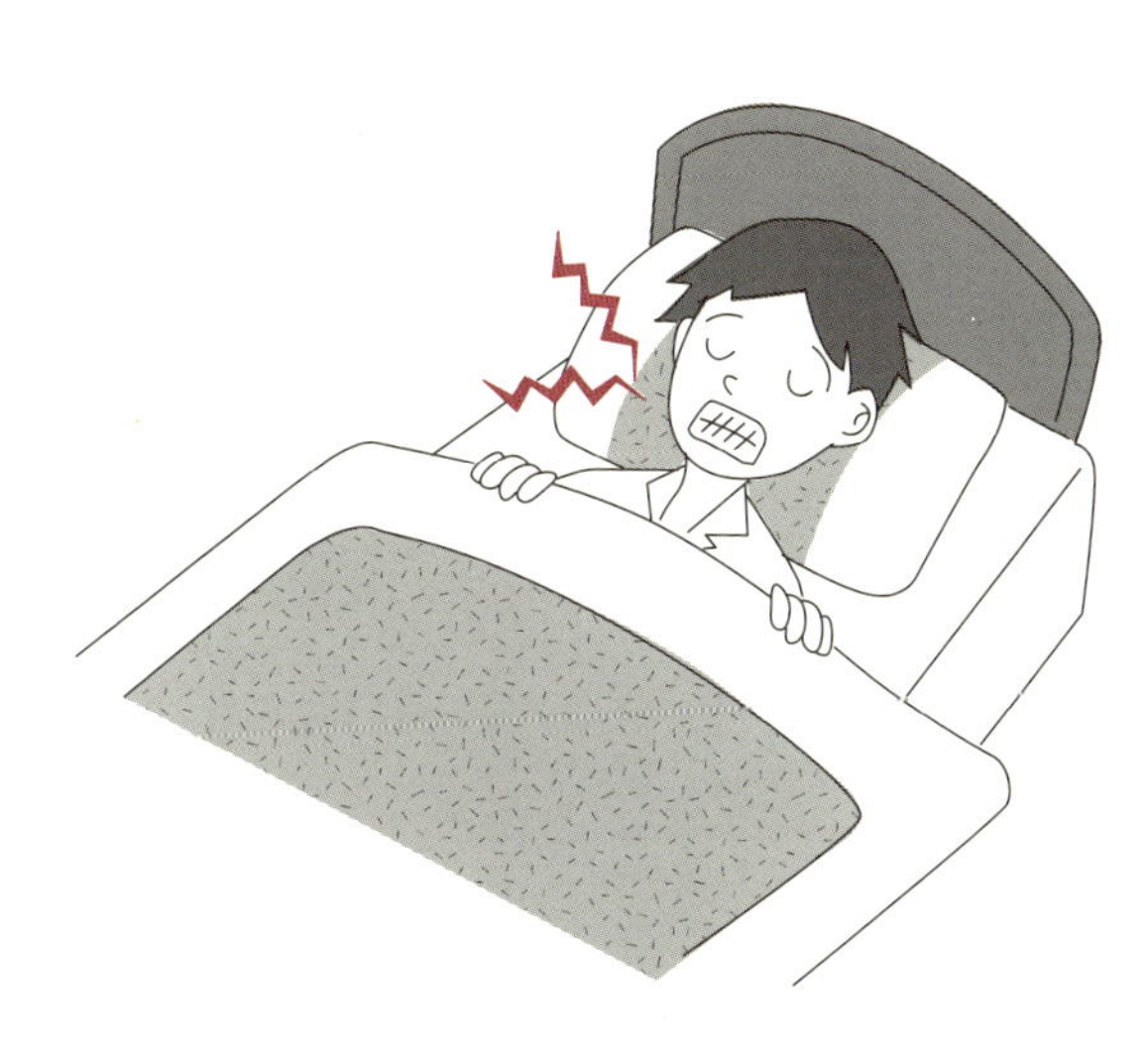

する可能性があります。治療後も筋マッサージやストレッチの習慣、自己管理ができていれば、症状が再燃する可能性を低くすることができます。

また、顎関節症の症状は、他の病気でも起こります。悪性腫瘍やリウマチ、三叉(さんさ)神経痛が関係していることもあります。長期間症状の改善が得られない場合、ＭＲＩやＣＴ検査を行い、**他の疾患との鑑別**が必要となります。

●歯科口腔外科部長　齋藤　知之

受け口が気になる

Q 高校生の頃から受け口が気になっています。友人に「手術で治るよ」と言われました。治療法について教えてください。（22歳・女性）

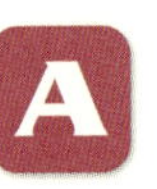

手術で咬み合わせを治すことも

最初に咬み合わせについて説明します。正常な咬み合わせは、上の歯が下の歯よりも前に出ています。これが前に出過ぎたものを出っ歯、つまり**上顎前突**で、反対に下の歯が出ているものを受け口、**下顎前突**といいます。

咬み合わせが悪いことを**不正咬合**といいますが、原因によって治療法が異なります。多くは歯の傾斜を修正する、いわゆる歯列矯正で治療が可能ですが、さらに顎の大きさや形に異常がある場合は、歯列矯正だけでは治りません。このような顎の骨格的異常があるものを**顎変形症**といいます。顎変形症の治療は、顎を切って前に出したり、後ろに下げたりする手術で咬み合わせを治します。

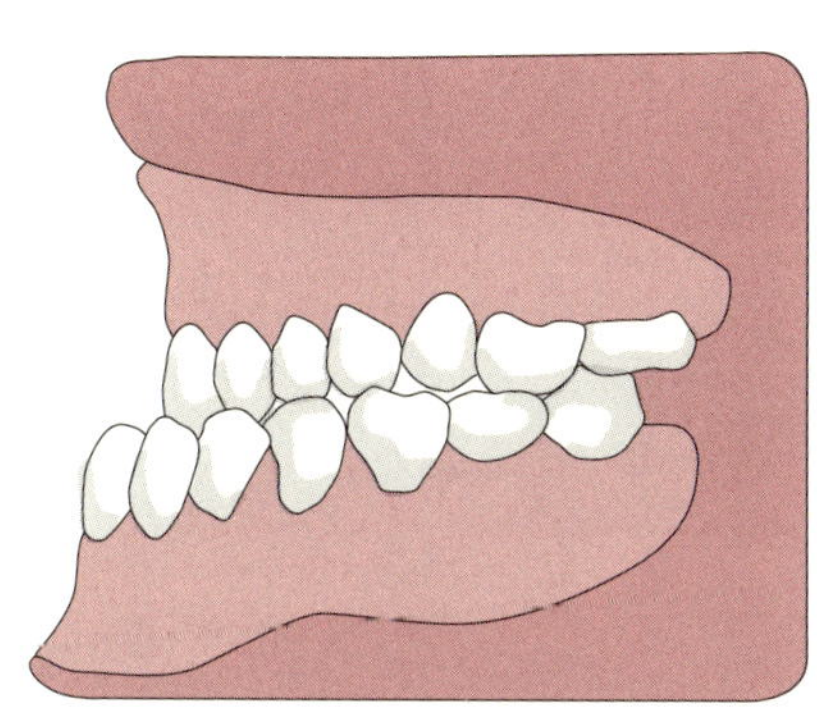

骨格性下顎前突（受け口）

質問は、受け口が気になるとのことですから診断の結果、骨格的異常があれば、下の顎を後ろに下げる手術で治すことができます。顎変形症の手術は、美容外科的な手術と異なり、**保険が使えます**。また、治療の目的が咬み合わせを治すことなので、通常はいきなり手術をすることはありません。**まず手術に向けた歯列矯正**（術前矯正）を始めて手術に備えます。手術を含めた治療期間は個人差があり、**通常1～2年**、難しい症例では**数年**かかることがあります。

治療は矯正歯科医と口腔外科医のチーム医療になりますので、矯正歯科医か、病院の口腔外科医に相談するといいでしょう。

●歯科口腔外科部長　齋藤 知之・野口 和秀

人間ドックの受診は必要？

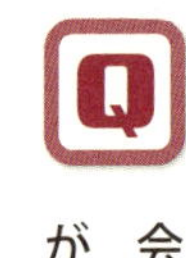

会社を定年になり、検診も受けなくなって心配です。自覚症状はありませんが……。友人が人間ドックに行ったと言っていました。人間ドックはどのような検査をするのですか。（65歳・男性）

A

内視鏡や超音波、採血などで異常や健康度を点検

人間ドックは、自覚症状の有無に関わらず検査し、表に出ない体の異常や疾患、健康度などをチェックする健康診断です。

当院を例に説明します。**日帰りと1泊**があります。共通する内容は▽問診と身体計測▽医師の診察▽胸部レントゲン▽心電図▽採血▽検尿▽便潜血▽胃検査▽腹部超音波▽肺機能▽眼底検査―です。血液検査では、貧血、肝機能、脂質異常症、腎機能、糖尿病などを調べます。オプション検査も充実しており、胸部ヘリカルCT、脳ドック、心臓ドック、腫瘍マーカー、動脈硬化検査などがあります。

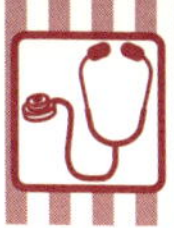

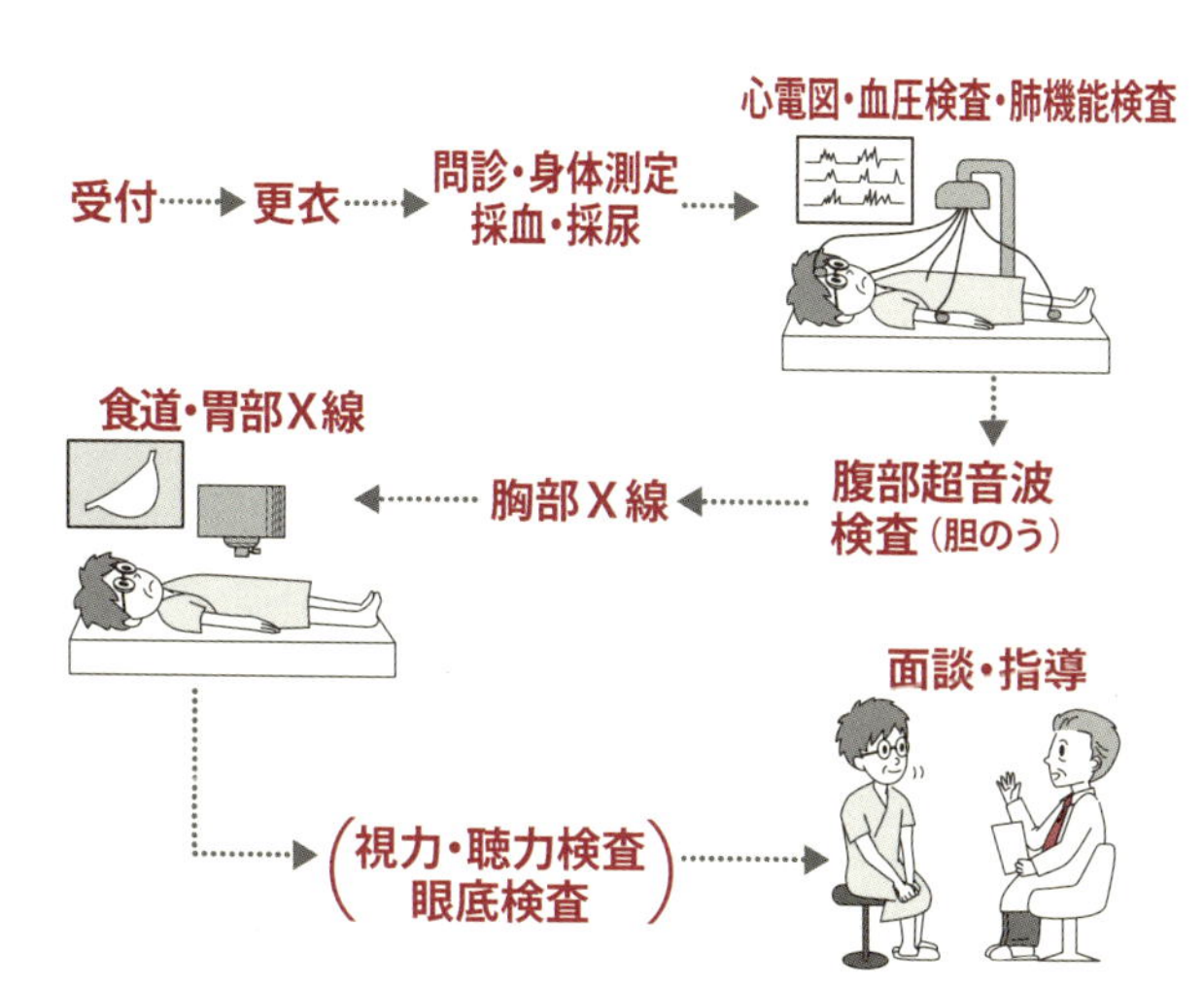

1泊ドックでは、時間に余裕があるため、胃を内視鏡（胃カメラ）で検査できます。血液中、尿中の糖分を調べて糖尿病を調べる糖負荷試験や、心臓負荷心電図も行います。ドックで見つかりやすい疾患は、脂質異常症、糖尿病、メタボリック症候群などの生活習慣病が主ですが、胃や大腸などの悪性腫瘍の早期発見にもつながります。

保険診療ではないので、料金は日帰り、1泊で基本5万～6万円台と高くなりますが、1泊2日では内視鏡、超音波、採血ができる上、ホテル宿泊も付くため、時間対費用を考えれば経済的です。

ご質問の方も自覚症状がなく、医療機関への受診をためらわれていることでしょう。ぜひ人間ドックをご利用ください。　●副院長　宮原　隆成

がん検査のPET／CTについて

Q がん検査に有用といわれるPET（ペット）／CT検査について教えてください。（60歳・男性）

A **薬を注射後に全身撮影。がんの場所を見つける**

PETとは「positron emission tomography（ポジトロン エミッション トモグラフィ）（陽電子放射断層撮影）」の略です。検査の前に、ブドウ糖に近い成分の放射性の薬FDG（フルオロ・デオキシ・グルコース）を静脈注射します。1時間ほど安静に休んだ後、20分ほど機器内に寝たまま撮影します。血中に回った薬は異常のある箇所に多く集まる性質があるため、がんを見つける手がかりになります。

長野PET・画像診断センターで用いられる装置は最新式であり、FDGも同センターで作製しているため時間経過による劣化も少なく、さらに、PETの撮影と同時にCTの撮影も行います。PETでは機能画像、CTでは形態画像が得られます。おのおの別の意味を持つ画像を同時に撮影して合成することで、個々に撮影するよりも精度の高い検査となってい

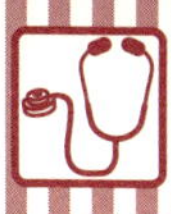

PET／CTとは？

Positron Emission Tomography（ポジトロン・エミッション・トモグラフィ）の略称で、微量の放射性物質とブドウ糖から合成した FDG（フルオロ・デオキシ・グルコース）という放射性医薬品を注射し、その体内分布を特殊なカメラで撮影する新しい画像診断法です。

PET／CT検査が優れている点

早期発見

最新鋭のＰＥＴ／ＣＴ装置は従来のＣＴ･ＭＲＩなどでは発見が難しかったがんも見つけられる場合が多くあります。

全身の画像診断

全身を一度に画像診断できます。がんの病期診断、転移、再発の診断に有効です。

短時間で終了

ＰＥＴとＣＴの一体型装置により、受付から検査終了まで 2 時間 30 分程度でお帰りいただけます。

ます。

PET／CTによって、ほぼ全身のがんが検査できますので、他の検査と比較して一度に得られる情報が多くなっています。ただし、PET／CTだけでなく、他の検査と併用することで精度は相乗的に向上します。

センターでは、PET／CTによるがん検診や、認知症検診も行っています。詳しくはセンター（電話026・269・0550）へお問い合わせください。

●長野PET・画像診断センター
宮川 国久

あとがき

信濃毎日新聞のＪＡ長野県の広報ページの中で平成8年6月より、「健康Ｑ＆Ａ」として連載されています病気や健康についての記事は大変好評で現在も続いています。その内容をまとめて平成14年と平成19年には『各科専門医が答える今必要な病気の知識』として2冊の本（2冊目は続編）として出版しました。単純明快な内容であり気軽に読める家庭の医学書として大変好評でした。今回、前作以後新たに掲載された約１５０編の話題をまとめ『新　今必要な病気の知識』として出版することになりました。

前作である続編の出版から約7年が経過して、医療情勢は当時と比べ大きく変化しています。今後まもなく訪れる超高齢者社会に備えて、医療費の削減を含めて病院・病棟の機能分化が、特に急性期病床の削減が強く求められています。そのかわりとして、地域包括ケアシステムの構築による在宅医療のさらなる充実が求められています。

こうした変化を受け、本書の内容も在宅患者を支える、地域包括支援センターや訪問リハビリテーションを含む訪問看護ステーションの活動なども紹介しています。さらに急性期医療として医療機器や医療技術の進歩についても紹介していますので、過去の2冊の本と比較するのも良いと思います。本書も家庭の医学書として気軽に利用していただければ幸いです。
　連載は今後も続けられますので、将来第4冊目の続編を出版する予定ですが、日本の医療がどう変化しているか興味津々です。最後に本書の発刊に際してご苦労いただきました多くの方々、特に内山郁夫さん（信濃毎日新聞社出版部）および当院編集事務担当者に特別の配慮をいただき、深謝いたします。

平成27年1月吉日

ＪＡ長野厚生連長野松代総合病院　副院長　春日　好雄

執筆者プロフィル

秋月　章（あきづき・しょう）　■統括院長・院長

専門領域　人工関節、関節外科（膝関節・股関節）、関節鏡手術、スポーツ外傷、慢性関節リウマチの治療

資　格　日本整形外科学会専門医、日本リウマチ学会指導医および専門医、日本リハビリテーション医学会指導医および専門医、日本整形外科学会認定脊椎脊髄病医、日本医師会認定産業医、日本整形外科学会スポーツ医、日本体育協会スポーツドクター、麻酔科標榜医
信州大学医学部整形外科臨床教授

所属学会役職等　日本人工関節学会（第44回会長、理事、評議員）、日本整形外科学会（代議員）、日本リウマチ学会（評議員）、日本臨床バイオメカニクス学会（評議員）、日本関節病学会（評議員）、日本関節鏡・膝・スポーツ整形外科学会（JOSKAS）（評議員）、中部日本整形外科災害外科学会（評議員）、中部リウマチ学会（評議員）、膝関節フォーラム（世話人）、TKAフォーラム（幹事）、国際整形外科学会（SICOT）正会員、国際関節鏡膝関節整形外科スポーツ医学会（ISAKOS）正会員、米国整形外科基礎学会（ORS）正会員、米国整形外科国際学会（AAOS）国際会員

担当ページ　P202、206、214、224

北澤　邦彦（きたざわ・くにひこ）　■若穂病院長

専門領域　呼吸器病学、感染症、内科一般

資　格　日本内科学会指導医および認定内科医、日本呼吸器学会指導医および専門医、日本医師会認定産業医、日本感染症学会ICD（感染制御医）、日本プライマリ・ケア連合学会認定医および指導医

担当ページ　P12、36、44、84、90

Voice!　内科の全ての分野の診療を行っていますが、特に呼吸器、感染症の診療を得意としています。

春日　好雄（かすが・よしお）　■副院長

専門領域　乳腺外科、内分泌外科（甲状腺・副甲状腺）、外科一般

資　格　日本外科学会指導医および専門医、日本乳癌学会乳腺指導医および専門医、日本甲状腺学会専門医、日本内分泌外科甲状腺外科学会専門医、マンモグラフィ認定読影医、日本がん治療認定医機構暫定教育医、日本医師会認定産業医、Endocrine Journal reviewer
信州大学医学部外科臨床教授

所属学会役職等　日本内分泌外科学会（評議員）、日本内分泌学会（評議員）、日本甲状腺学会（評議員）、日本甲状腺外科学会（評議員）、日本臨床外科学会（評議員）、万国外科学会正会員、国際内分泌外科学会正会員、アメリカ甲状腺学会正会員

担当ページ　P16、38、40、42、260、262、264、266、268

Voice!　甲状腺がん・副甲状腺疾患の手術は県内では信州大学に次いで多く施行しています。乳がんは1次、2次、3次検診まで行っています。

滝澤　秀敏（たきざわ・ひでとし）　■地域医療連携課長

資　格　社会福祉士、精神保健福祉士、介護支援専門員

担当ページ P19、28

Voice! 専門性を生かした相談支援業務や、関係機関との連携・ネットワークづくりに努めています。

熊木　俊成（くまき・としなり）　■若穂病院副院長代行

専門領域　消化器、肝・胆・膵外科、消化器化学療法、外科一般

資　格　消化器外科学会認定医、日本プライマリ・ケア連合学会指導医、日本人間ドック学会認定医

所属学会役職等　日本外科学会、日本臨床外科学会、日本癌治療学会

担当ページ P22、56、96、116

Voice! 外科医、総合医として、患者さんの話をよく聴くように心掛けています。

松井　克明（まつい・かつあき）　■リハビリテーション部技師長

資　格　理学療法士

担当ページ P24

Voice! 運動器・脳血管・呼吸器・循環器疾患の急性期から維持期、慢性期、在宅に至る幅広いリハビリテーションの経験があります。

秋山　厚美（あきやま・あつみ）　■訪問看護ステーションまつしろ所長

資　格　看護師、介護支援専門員

担当ページ P26

Voice! 2014年度長野県訪問看護ステーション連絡協議会会長を務めています。

石津　富久恵（いしづ・ふくえ）　■総合診療科・内科主任医師

専門領域　内科一般

資　格　日本内科学会認定医および専門医、日本プライマリ・ケア連合学会家庭医療指導医および専門医、日本医師会認定産業医

担当ページ P30、92

Voice! 高齢化社会の到来とともに、いくつもの健康問題を抱えた患者さん・社会背景も含めた対応が必要な患者さんが増えています。総合診療科では「訴え」を切り口として、皆さんの生活を支えていくことを目指しています。

土信田　文隆（としだ・ふみたか）
■内分泌代謝内科医師

専門領域　一般内科、糖尿病
資　　格　日本内科学会認定内科医
所属学会役職等　日本糖尿病学会

担当ページ　P32

三澤　卓夫（みさわ・たくお）
■循環器内科部長

専門領域　循環器疾患、内科一般
資　　格　日本内科学会指導医および総合内科専門医、日本循環器学会認定循環器専門医、日本心血管インターベンション治療学会専門医、日本プライマリ・ケア連合学会認定医および指導医
信州大学医学部循環器内科臨床教授

担当ページ　P34、60、62

Voice!　心臓カテーテル検査、経皮的冠動脈形成術・ステント留置術、ペースメーカー埋込み、心エコーなどを行ってきました。

田中　俊憲（たなか・としのり）
■内科（感染症）部長

専門領域　内科一般
資　　格　日本胸部外科学会認定医
所属学会役職等　日本呼吸器学会、日本胸部外科学会、日本感染症学会

担当ページ　P46、48、74、82

Voice!　1995年より2009年までの感染症病棟勤務。2003年から2009年まで長野県保健所感染症審査会の審査員長を務めました。得意分野は、感染症（特に結核）、呼吸器疾患です。

宮原　隆成（みやはら・たかしげ）
■副院長

専門領域　呼吸器病学
資　　格　日本内科学会指導医および総合内科専門医、日本呼吸器学会指導医および専門医、日本呼吸器内視鏡学会指導医および専門医、日本プライマリ・ケア連合学会認定医および指導医、日本禁煙学会専門医、日本呼吸器学会ICD、日本医師会認定産業医、日本人間ドック学会人間ドック健診専門医、日本がん治療認定医機構がん治療認定医、肺がんCT検診認定医師

担当ページ　P50、52、54、76、78、80、86、88、322

Voice!　少子高齢化社会でますます呼吸器疾患が増えています。内科全体でチーム医療を心がけています。

百瀬　智康（ももせ・ともやす）　■循環器内科統括部長

専門領域　循環器疾患

資　　格　日本内科学会認定内科医、日本循環器学会認定循環器専門医、日本心血管インターベンション治療学会専門医

担当ページ　P58、64、66、68

Voice!　狭心症のカテーテル治療を年間 100 件程度実施しています。

清水　剛（しみず・つよし）　■心臓血管外科部長

専門領域　心臓血管外科

資　　格　心臓血管外科修練指導医および専門医、日本外科学会指導医および専門医、日本循環器学会認定循環器専門医、日本脈管学会認定脈管専門医、下肢静脈瘤血管内焼灼術実施医

所属学会役職等　日本冠動脈学会（評議員）、日本冠疾患学会（評議員、FJCA）、日本心臓血管外科学会（国際会員）、日本胸部外科学会（正会員）

担当ページ　P70

Voice!　2012 年から下肢静脈瘤手術 250 件、2013 年からレーザー手術 150 件施行しました。

横関　万里（よこせき・まり）　■総合診療科・内科部長

専門領域　内科一般、総合診療科

資　　格　日本内科学会専門医および指導医、日本プライマリ・ケア連合学会認定医および指導医、肺がん CT 検診認定医師

担当ページ　P72

Voice!　呼吸器科疾患の診療が好きです。

中田　岳成（なかた・たけなり）　■消化器外科統括部長

専門領域　消化器、肝・胆・膵外科、外科一般

資　　格　日本外科学会指導医および専門医、日本消化器外科学会指導医および専門医、消化器がん外科治療認定医、日本肝臓学会肝臓専門医、日本消化器病学会専門医、日本がん治療認定医機構がん治療認定医

所属学会役職等　日本肝胆膵外科学会（評議員）

担当ページ　P94、98、100、104、106、108、120、124、126、270

Voice!　肝臓・胆道・膵臓領域の高難度手術について根治性と安全性の両立を心がけています。

新澤　真理（にいざわ・まこと）　■診療部長

専門領域 消化器病学、内科一般、超音波医学

資　　格 日本内科学会指導医および総合内科専門医、日本超音波医学会指導医および専門医、日本消化器病学会専門医、日本消化器内視鏡学会指導医および専門医、日本消化器がん検診学会認定医（胃、肝・胆・膵）、日本プライマリ・ケア連合学会認定医および指導医

担当ページ P102、110、112、114、118、122

Voice! 医学の進歩に伴い、治せる病気が増えてきました。最先端の知識を治療に生かせるよう努力しています。

関野　康（せきの・やすし）　■消化器内視鏡外科部長

専門領域 消化器外科、外科一般

資　　格 日本外科学会専門医、日本消化器外科学会指導医および専門医、消化器がん外科治療認定医、日本がん治療認定医機構がん治療認定医、日本内視鏡外科学会技術認定医、日本臨床腫瘍学会がん薬物療法専門医

担当ページ P128

Voice! 第 19 回・第 20 回日本消化器関連学会週間 ポスター優秀演題賞を受賞しました。

中村　裕一（なかむら・ゆういち）　■副院長

専門領域 脳腫瘍病理学、脳血管障害、脳神経外科一般

資　　格 日本脳神経外科学会専門医、日本頭痛学会頭痛専門医、日本高気圧環境医学会専門医、信州大学脳神経外科臨床准教授

所属学会役職等 日本脳神経外科漢方学会（評議員）

担当ページ P130、134、136、138、144、148、150、152

Voice! 脳腫瘍（特にグリオーマ）の治療、脳動脈瘤の手術、頸動脈狭窄の手術など脳血管障害全般について信頼されています。特に頸動脈内膜剥離術は約 10 年で 300 例行っています。また脳神経外科漢方治療についても学会評議員です。

村岡　尚（むらおか・ひさし）　■脳神経外科部長

専門領域 脳卒中、脳腫瘍、頭部外傷、脳神経外科一般

資　　格 日本脳神経外科学会専門医、日本脳卒中学会専門医、ISLS インストラクター

担当ページ P132、140、142、146

Voice! 脳卒中・脳腫瘍・頭部外傷の他、頭痛・認知症・漢方薬の治療も行っています。

酒井　寿明（さかい・としあき）

■神経内科部長

専門領域 神経内科疾患、多発性硬化症など免疫性神経疾患、内科一般

資　　格 日本神経学会指導医および専門医、日本内科学会認定内科医、日本プライマリ・ケア連合学会認定医および指導医

担当ページ P154、156、158、160

Voice! パーキンソン病や認知症など脳の病気を中心に診療しています。認知症や膠原病などの検査も行っています。お気軽にご相談ください。

伊東　勉（いとう・つとむ）

■心療内科・精神科医師

専門領域 心療内科・精神科

資　　格 日本総合病院精神医学会指導医

担当ページ P162、164、166、168

池野　一秀（いけの・かずひで）

■小児科部長

専門領域 小児科一般、アレルギー、漢方医療

資　　格 日本小児科学会専門医、日本東洋医学会漢方専門医、日本周産期・新生児医学会新生児蘇生法「専門」コース（A コース）修了、小児二次救命処置法 PALS プロバイダーコース修了

担当ページ P170、172、174、176、178、180

Voice! 2002 年から「須坂新聞」紙上、2012 年から「漢方と診療」誌上にコラム連載中。イラストも自作です。

山﨑　郁哉（やまざき・いくや）

■整形外科部長

専門領域 脊椎外科、関節リウマチ治療、小児整形、整形外科一般

資　　格 日本整形外科学会専門医、日本リウマチ学会専門医、日本整形外科学会認定脊椎脊髄病医、日本脊椎脊髄病学会認定脊椎脊髄外科指導医

担当ページ P182、184、186、210、212、226

Voice! 脊椎手術は年間で 120 例以上行っており、12 年間で 1500 例施行いたしました。手術は出来る限り最小の範囲で最良の結果を得るよう配慮して行っています。

鬼頭　剛（きとう・たけし）

■診療部長

専門領域 麻酔科一般、ペインクリニック

資　　格 日本麻酔科学会指導医、日本ペインクリニック学会専門医、麻酔科標榜医
信州大学医学部臨床教授

所属学会役職等 日本麻酔科学会（代議員）、日本ペインクリニック学会（評議員）

担当ページ P188、300、304、306、312

Voice! 全身麻酔件数は約 1 万件、外来ブロック件数は約 2 万件の実績があります。

中村　順之（なかむら・よしゆき）　■整形外科部長

専門領域　整形外科一般

資　格　日本整形外科学会専門医、日本整形外科学会リウマチ医、日本整形外科学会運動器リハビリテーション医、日本整形外科学会スポーツ医

担当ページ☞　P190、196

Voice!　多くの人工関節手術に携わり、若穂病院ではリハビリ中心の保存治療を行っています。

瀧澤　勉（たきざわ・つとむ）　■副院長

専門領域　上肢（肩・手）の外科、骨折、外傷、スポーツ外傷、関節鏡手術、関節リウマチの治療、整形外科一般

資　格　日本整形外科学会専門医、日本リウマチ学会指導医および専門医、日本リハビリテーション医学会専門医および認定臨床医、日本手外科学会認定手外科専門医、日本整形外科学会認定脊椎脊髄病医、麻酔科標榜医、信州大学医学部整形外科臨床教授

所属学会役職等　中部日本整形外科災害外科学会（評議員）

担当ページ☞　P192、194、198、200

Voice!　上肢の外科、外傷、下肢の外科、特に膝関節症の高位脛骨骨切り術を長期にわたって行っています。

堀内　博志（ほりうち・ひろし）　■整形外科部長

専門領域　関節リウマチ治療

資　格　日本整形外科学会専門医、日本整形外科学会認定リウマチ医、日本リウマチ学会指導医および専門医、日本リハビリテーション医学会専門医および認定臨床医、日本整形外科学会脊椎脊髄病医

所属学会役職等　日本リウマチ学会（評議員）、日本人工関節学会（評議員）、中部日本整形外科災害外科学会（評議員）、日本関節病学会（評議員）、膝フォーラム（世話人）、松本ボーンフォーラム（世話人）

担当ページ☞　P204、218、220、222

Voice!　年間約 300 件の人工関節を行っています。手術の待機期間を短くするため、昨年から手術日を 1 日増やしました。関節の痛みを除いて生活していただくため、日々努力しています。

松永　大吾（まつなが・だいご）　■スポーツ整形外科部長

専門領域 スポーツ医学、運動生理学

資　　格 日本整形外科学会専門医、日本整形外科学会スポーツ医、日本整形外科学会運動器リハビリテーション医、日本リウマチ学会専門医、日本体育協会公認スポーツドクター

所属学会役職等 全日本柔道連盟医科学委員会、日本オリンピック委員会（医科学スタッフ）、日本臨床スポーツ医学会

担当ページ P208、214、216

Voice! もと柔道選手（柔道五段・上級指導者）としての経験を生かし、精力善用・自他共栄の精神で診療にあたっています。

瀧澤　好廣（たきざわ・よしひろ）　■診療部長代行

専門領域 皮膚科悪性腫瘍、褥瘡、皮膚科一般、アレルギー性皮膚科疾患

資　　格 日本皮膚科学会専門医

担当ページ P228、230、232、234、236、238

Voice! 近年は、アレルギー性疾患（アトピー性皮膚炎・じんましんなど）の診断と診療、乾癬に対するバイオ製剤治療に力を入れています。

宮澤　季美江（みやざわ・きみえ）　■形成外科主任医師

専門領域 形成外科一般

資　　格 日本形成外科学会形成外科専門医

担当ページ P240

Voice! 得意分野は、創傷の治療（熱傷、難治性潰瘍　他）です。

中川　龍男（なかがわ・たつお）　■泌尿器科部長

専門領域 泌尿器科一般

資　　格 日本泌尿器科学会指導医および専門医、信州大学医学部泌尿器科臨床教授

担当ページ P242、244、246、248、250、252、254、256、258

Voice! 前立腺肥大症に対する、経尿道的前立腺核出術「HoLEP（ホーレップ）」を県内では最も多く施行しています。

澤口　啓造（さわぐち・けいぞう）

■産婦人科部長

専門領域　産婦人科一般
資　　格　日本産科婦人科学会専門医および認定医、母体保護法指定医

担当ページ　P272、274、276、278、280、282

Voice!　性器脱等の手術（膀胱瘤、子宮脱）、マンチェスター手術・膣壁形成術、年に 15 ～ 20 件施行しています。

福岡　久邦（ふくおか・ひさくに）

■耳鼻咽喉科部長

専門領域　耳鼻咽喉科一般
資　　格　日本耳鼻咽喉科学会専門医、日本耳鼻咽喉科学会補聴器相談医、日本めまい平衡医学会めまい相談医、日本耳鼻咽頭科学会補聴器適合判定医

担当ページ　P284、286、290、292、294、296

Voice!　第 72 回（2013 年）日本めまい平衡医学会総会・学術講演会でベストポスター賞を受賞しました。

鈴木　伸嘉（すずき・のぶよし）

■前耳鼻咽喉科部長

専門領域　耳鼻咽喉科一般
資　　格　日本耳鼻咽喉科学会専門医、日本耳鼻咽喉科学会補聴器相談医、日本耳鼻咽喉科学会補聴器適合判定医、日本めまい平衡医学会めまい相談医

担当ページ　P288

伊藤　真騎（いとう・まさき）

■麻酔科主任医師

専門領域　麻酔科一般
資　　格　日本麻酔科学会専門医、麻酔科標榜医

担当ページ　P298

Voice!　仕事と育児の両立を目指すパパさん麻酔科医。

榊　純太郎（さかき・じゅんたろう）

■麻酔科医師

専門領域　麻酔一般、ペインクリニック
資　　格　日本麻酔科学会専門医、日本ペインクリニック学会専門医、麻酔科標榜医

担当ページ　P302

森　研也（もり・けんや）　■麻酔科部長

専門領域　麻酔科一般

資　　格　日本麻酔科学会指導医、麻酔科標榜医

担当ページ P308、310

Voice!　安心できる麻酔を心がけています。

齋藤　知之（さいとう・ともゆき）　■歯科口腔外科部長

専門領域　口腔外科一般、顎変形症、顎関節症

資　　格　日本口腔外科学会専門医および認定医
鶴見大学歯学部口腔顎顔面外科学講座非常勤講師

担当ページ P314、316、318、320

Voice!　顎変形症手術（SSRO，TWO JOW，Wassmund，Kole 等）は 700 症例以上、顎関節手術（顎関節内視鏡手術，顎関節開放形成術 等）は 200 症例以上を経験しています。

宮川　国久（みやかわ・くにひさ）　■放射線科医師

専門領域　放射線診断一般

資　　格　日本医学放射線学会専門医、第一種放射線取扱主任者、日本核医学会専門医、気象予報士

担当ページ P324

Voice!　画像診断の重要性は増しています。CT、MRI を中心に正確な診断を心がけています。

病院の紹介

名　　　称：1）長野県厚生農業協同組合連合会　長野松代総合病院
2）長野県厚生農業協同組合連合会　長野松代総合病院附属若穂病院

所　在　地：1）長野市松代町松代183番地、2）長野市若穂綿内7615-1

開　設　者：1）、2）長野県厚生農業協同組合連合会
代表理事理事長　内堀　茂

管　理　者：1）長野県厚生農業協同組合連合会　長野松代総合病院
統括院長・院長　秋月　章
2）長野県厚生農業協同組合連合会　長野松代総合病院附属
若穂病院長　　北澤邦彦

開設年月日：昭和27年10月8日

診療科目：内科、心療内科、精神科、神経内科、呼吸器内科、消化器内科、循環器内科、アレルギー科、リウマチ科、小児科、外科、整形外科、形成外科、脳神経外科、呼吸器外科、心臓血管外科、皮膚科、泌尿器科、産婦人科、眼科、耳鼻咽喉科、リハビリテーション科、放射線科、麻酔科、歯科口腔外科、人間ドック（1泊2日・通院（2日）ドック・3時間ドック・1日ドック）

専門外来：肺がんセンター、循環器疾患センター、透析センター、消化器病センター、外来化学療法センター、人工関節センター、がんサポートセンター、顎機能再建・インプラントセンター、糖尿病代謝外来、糖尿病教室、在宅酸素療法外来、睡眠時無呼吸外来、禁煙外来、摂食障害・遺伝子研究協力外来、小児内分泌外来、小児循環器外来、予防接種外来、小児漢方外来、小児血液外来、内分泌（甲状腺）外来、乳腺外来、血管外来、肛門外来、胃腸外来、下肢静脈瘤外来、関節外科外来、痛風外来、手の外科外来、脊椎外来、スポーツ外来、一般外傷外来、難治性潰瘍、フットケア外来、眼瞼下垂外来、脳腫瘍外来、てんかん外来、脳卒中外来、頭痛外来、物忘れ外来、褥瘡外来、アレルギー性皮膚疾患外来、前立腺外来、尿失禁外来、婦人科腫瘍外来、妊娠外来、更年期外来、思春期外来、内視鏡外来（耳・鼻・咽喉頭）、補聴器外来、ペインクリニック（疼痛外来）、インプラント外来、顎関節外来

病　床　数：1）一般病床361床　感染症病床4床　計365床
：2）医療型療養病床　120床

認定施設：臨床研修病院（基幹型）指定
臨床研修病院（信州大学医学部附属病院の協力型）指定

日本内科学会認定医制度教育関連病院
日本神経学会専門医制度准教育施設
日本呼吸器学会認定施設
日本呼吸器内視鏡学会専門医制度関連認定施設
日本消化器病学会専門医制度関連施設
日本消化器内視鏡学会専門医制度指導施設
日本超音波医学会認定超音波専門医制度研修施設
日本循環器学会認定循環器専門医研修施設
日本心血管インターベンション治療学会研修関連施設
日本リウマチ学会認定教育施設
日本外科学会外科専門医制度修練施設
日本外科学会認定医制度修練施設
日本がん治療認定医機構認定研修施設
日本消化器外科学会専門医修練施設
呼吸器外科専門医合同委員会認定修練施設
日本乳癌学会認定医・専門医制度認定施設
マンモグラフィ検診制度管理中央委員会認定マンモグラフィ検診施設
日本内分泌外科学会内分泌・甲状腺外科専門医制度認定施設
日本甲状腺学会認定専門医施設
日本整形外科学会専門医制度研修施設
日本手外科学会認定研修施設
日本脳神経外科学会専門医研修プログラム研修施設
日本脳卒中学会専門医認定制度研修教育病院
日本皮膚科学会認定専門医研修施設
日本泌尿器科学会専門医教育施設
日本リハビリテーション医学会研修施設
日本麻酔学会麻酔認定病院
日本ペインクリニック学会指定研修施設
日本口腔外科学会専門医制度准研修施設
日本臨床細胞学会認定施設
日本病理学会病理専門医制度研修登録施設
痛風協力医療機関
信州大学医学部臨床教育協力病院
臨床研修病院（鶴見大学歯学部附属病院の協力型）指定
日本人間ドック学会人間ドック健診施設・機能評価委員会認定施設
日本人間ドック学会・日本病院会優良人間ドック・健診施設
日本病院会人間ドック指定施設一日・二日ドック施設
日本脳ドック学会脳ドック施設

日本静脈経腸栄養学会 NST 稼動施設
日本栄養療法推進協議会認定 NST 稼働施設
日本乳房オンコプラスティックサージャリー学会
認定インプラント実施施設
日本乳房オンコプラスティックサージャリー学会
認定エキスパンダー実施施設
日本医療機能評価機構一般病床審査体制区分 3　Ver.6 認定施設

ホームページ：http://www.nagano-matsushiro.or.jp/

周辺関連施設：長野県厚生農業協同組合連合会　長野松代総合病院附属ちくま診療所、訪問看護ステーションまつしろ、訪問リハビリテーション事業所長野松代総合病院、長野市在宅介護支援センター長野松代総合病院、長野県厚生農業協同組合連合会 JA 長野県ビル診療所、長野県厚生農業協同組合連合会 長野 PET・画像診断センター

■ま行

■な行

■は行

■た行

■さ行

■か行

さくいん

●ブックデザイン／庄村 友里
(tremolo design)

各科専門医が答える
新 今必要な病気の知識

2015年2月23日 初版発行

JA長野厚生連
編 者 長野松代総合病院

発 行 信濃毎日新聞社
〒380-8546 長野市南県町657番地
電話 026-236-3377
FAX 026-236-3096
https://shop.shinmai.co.jp/books/

印刷製本 大日本法令印刷株式会社

乱丁・落丁本は送料弊社負担でお取り替えいたします。

Printed in Japan
ISBN978-4-7840-7256-9 C0047